牙周病临床病例解读

丛书主编　李　昂
主　　编　苟建重　孙俊毅
副 主 编　苗　辉　司薇杭　刘　瑾　朱春晖
编　　者　（按姓氏笔画排序）

丁　睿　王宝彦　仇冬冬　司薇杭　朱春晖
刘　瑾　孙俊毅　李　昂　李　娜　李珏丹
李美文　杨宇轩　肖　刚　谷冬华　宋建玲
苗　棣　苗　辉　苟建重　孟兆理　赵珊梅
赵晓丹　南　茜　贺龙龙　贺望虹　钱晓薇
徐红艳　郭　晶　姬小婷　舒天羽　潘　洋

学术秘书　高金霞　司薇杭

中国出版集团有限公司

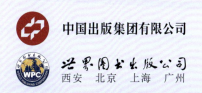

西安　北京　上海　广州

图书在版编目（CIP）数据

牙周病临床病例解读/苟建重,孙俊毅主编.—西安:世界图书出版西安有限公司,2023.5

(口腔临床病例解读丛书/李昂主编)

ISBN 978-7-5192-7580-8

Ⅰ.①牙… Ⅱ.①苟… ②孙… Ⅲ.①牙周病—病案—分析 Ⅳ.①R781.4

中国版本图书馆CIP数据核字(2022)第235689号

本书的内容旨在进一步促进科学研究,并不为特定患者推荐或推广特定的诊断、治疗方法。出版商、作者没有就本书内容的精确性和完整性作任何保证,并且明确否认任何负责任的保证,例如针对特定目的健康和疗效的保证。针对正在进行的研究、设备升级、仪器更新换代、政府法规的变化、设备和用药等信息的不断完善,有读者要求审查和评估其包含的详尽信息,例如每种药物、设备和装置的各种信息,并希望对部分问题提供详细的指示、警告和预防措施,对于这种情况读者应适当咨询专家。任何组织或网站在本书中被引用时,并不意味着作者或出版商认可该组织或网站提供或建议的任何信息。读者还应意识到,本书所列的互联网网站在著书和阅读时可能发生变化甚至消失,本作品的任何推广声明,不为其提供任何担保。无论是出版商还是作者,都不对由此产生的任何损害负责。

书　　名	牙周病临床病例解读
	YAZHOUBING LINCHUANG BINGLI JIEDU
主　　编	苟建重　孙俊毅
责任编辑	杨　菲
封面设计	新纪元文化传播
出版发行	世界图书出版西安有限公司
地　　址	西安市雁塔区曲江新区汇新路355号大夏国际中心B座
邮　　编	710065
电　　话	029-87214941　029-87233647(市场营销部)
	029-87234767(总编室)
网　　址	http://www.wpcxa.com
邮　　箱	xast@wpcxa.com
经　　销	新华书店
印　　刷	西安市久盛印务有限责任公司
开　　本	889mm×1194mm　1/16
印　　张	21.5
字　　数	420千字
版次印次	2023年5月第1版　2023年5月第1次印刷
国际书号	ISBN 978-7-5192-7580-8
定　　价	220.00元

(版权所有　翻印必究)

(如有印装错误,请寄回本公司更换)

编者名单

（按姓氏笔画排序）

丁　睿（西安交通大学口腔医学院）
王宝彦（西安交通大学口腔医学院）
仇冬冬（西安交通大学口腔医学院）
司薇杭（西安交通大学口腔医学院）
朱春晖（西安交通大学口腔医学院）
刘　瑾（西安交通大学口腔医学院）
孙俊毅（西安交通大学口腔医学院）
李　昂（西安交通大学口腔医学院）
李　娜（西安交通大学口腔医学院）
李珏丹（西安交通大学口腔医学院）
李美文（西安交通大学口腔医学院）
杨宇轩（西安交通大学口腔医学院）
肖　刚（西安交通大学口腔医学院）
谷冬华（西安交通大学口腔医学院）
宋建玲（西安交通大学口腔医学院）
苗　棣（西安交通大学口腔医学院）
苗　辉（空军军医大学口腔医学院）
苟建重（西安交通大学口腔医学院）
孟兆理（西安交通大学口腔医学院）
赵珊梅（西安交通大学口腔医学院）

赵晓丹（西安交通大学口腔医学院）

南　茜（西安电子科技大学校医院）

贺龙龙（西安交通大学口腔医学院）

贺望虹（西安交通大学口腔医学院）

钱晓薇（西安交通大学口腔医学院）

徐红艳（陕西省人民医院）

郭　晶（西安交通大学口腔医学院）

姬小婷（陕西省中医药大学附属医院）

舒天羽（西安交通大学口腔医学院）

潘　洋（西安交通大学口腔医学院）

序 一

Preface

目前的中国无疑处在一个伟大的"新时代",全面推进健康中国建设是新时代的要求之一。因此,时代对原有的医学专业教育也提出了新要求,即推进"新医科"建设,包括要加快培养"小病善治,大病善识,重病善转,慢病善管"的全科医学人才。"口腔健康、全身健康",口腔医学教育是"健康口腔"建设的基石。随着倡导"以受教育者认知规律为中心"的教学理念的推广,口腔医学教育也必然有所创新,必然成为一种让读者学会反思、讨论、跨学科思维、自学和掌握学习的、以受教育者为中心的教育。据此,作为从事口腔医学临床、科研、教育及管理近30年的从业者,当世界图书出版西安有限公司提出出版一套"口腔临床病例解读丛书"以配合口腔医学教育创新的邀约时,我本人深感认同,愿意尽最大努力将这件事做好。

2018年2月,项目正式启动。这套丛书计划由《牙体牙髓病临床病例解读》《牙周病临床病例解读》《口腔修复临床病例解读》《口腔正畸临床病例解读》《儿童口腔临床病例解读》组成。编辑首先发来了丛书策划思路与样章,提出"本套丛书旨在对口腔常见病、疑难病病例进行解读,重点在于讲授检查、治疗方法以及引导临床思维能力的构建;读者对象为口腔医学生和口腔医生;希望通过本书,读者能够领会临床的工作要点和工作技巧。"

"文章千古事,得失寸心知"。敢于接下这个任务的主要原因是我所在的教学医院有一批临床经验丰富、学术造诣精深的医生，同时，也有兄弟院校专家学者的大力支持。最终，本套丛书确定由西安交通大学口腔医学院、空军军医大学口腔医学院、四川大学华西口腔医学院、武汉大学口腔医学院、华中科技大学同济医学院附属协和医院口腔医学中心的同仁们协作撰写。《牙周病临床病例解读》的主编苟建重主任医师，是我27年前本科实习时的带教老师，医术精湛，极受患者信赖。我的另一位当年的带教老师蒋月桂主任医师，是《牙体牙髓病临床病例解读》的主编，特别"迷恋"根管治疗，临床技艺可谓"炉火纯青"。《口腔修复临床病例解读》的主编牛林主任医师，不但临床技术高超，也是我院修复专业教学、科研的核心骨干。《口腔正畸临床病例解读》的主编邹蕊博士是目前我院最年轻的主任医师，在数字化正畸领域成绩斐然。空军军医大学口腔医学院儿童口腔科的吴礼安教授，临床经验丰富，理论成果丰硕，教学水平高超，由他主编的《儿童口腔临床病例解读》一定能给读者带来全新的阅读体验。

经过一段时间的酝酿，2018年8月17日，我们召开了第一次座谈会，确定了全书的主要作者团队，完成了全书病例的系统设置，正式启动了编写工作。实际上，各位作者在临床实践中都已经积攒了丰富的典型病例库，一些病例在各级病例比赛中还获得过奖项。但为了将每种病例更好地展示给读者，我们还是进行了大量的补充和修订，力求尽善尽美。令人欣喜的是，经过2年多的艰苦努力，这套新颖、实用的病例解读丛书即将出版！

目前医学生的培养模式，推崇的是"以胜任力为导向的创新实践教学模式，培养应用型全科口腔医学人才"，因此，CBL（以临床病例为基础的学习方法）逐渐在医学教育中推广。但与之相应的教学资料仍然比较缺乏，尤其对以实践操作为主的口腔临床医学而言更是如此，希望本套丛书的出版，对口腔医学院校医学教育、住院医师培训、专科医师培训及继续医学教育阶段的医学生及医生带来一定的帮助。

李 昂

2020年3月11日

序 二

Preface

西安交通大学口腔医学院的前身西安医科大学口腔医学院，是我学习口腔医学的启蒙之地，我在这里完成了本科和硕士研究生的学习；同时作为我的第一个工作单位，我在这里工作了5年，完成了住院医师的工作和培训阶段。本书主编苟建重老师有深厚的专业积淀和敬业爱生的美德，在同行、学生、患者中均有极佳口碑；另一位主编孙俊毅老师医术精湛，特别是牙周组织再生及种植美容修复方面技术高超。能为此书作序是我的荣幸。

牙周病是人类最古老而又常见的口腔疾病；俗语说根基不牢地动山摇，牙周组织是否稳固决定着牙齿能否存留于口腔中及行使功能；全身健康状况也与牙周状况密切相关，体现在双向联系和相互影响；当然临床更多见的是口腔各专业治疗的效果与持久性常受制于牙周状况的改善程度。因此，中华口腔医学会提出了"健康口腔，牙周护航"的理念，旨在强调牙周健康在整体口腔诊疗环节中的重要性，即无论口腔全科还是各专科，在诊疗前、诊疗中、诊疗后的各阶段，如果忽视了牙周状况的检查判断，或没有及时进行干预，其疗效和质量是不可靠的，甚至可能前功尽弃。

本书由一个个实际临床病例按顺序编排而成，与教科书紧密联系相辅相成；如都有按牙龈病、牙周炎、伴发病变等相同称谓的顺序组合，方便读者进行对比归类；但教科书重在理论阐述和对治疗的原则性建议，而临床病例的魅力则在于通过实际病情介绍进行鉴别诊断，通过实际治疗过程体现个性化治疗方案，通过临床照片、检查参数等动态展示治疗效果，提供直视化的循证依据。

我认为本书有以下特点：首先，真实性。临床病例千差万别，尤其是影响因素众多，不可能都按教科书的标准满足多少就能直接识别或肯定达到什么治疗效果，需要医生从现象中去挖掘出共性和个体化差异，并根据局部解剖环境特点、患者主诉症状和主次要求、医疗技术条件、时间和经济花费等综合评判，并与患者充分细致沟通预期疗效、可能出现的意外或不足之处等，才能最终制订相应治疗计划，在实际执行过程中可能还需要多次调整；本书展示的就是这些真实的临床状况，而非标准化状态，读者从中可以联想到自己的临床实际，对比借鉴是否有及如何创造更理想的治疗选择。其次，逻辑性。每个病例均按概况、病史、检查、诊断、治疗等进行了全过程的详细描述，随后还都按2018年的最新牙周病和种植体周病国际分类推荐加以对应参照，进行了鉴别诊断和治疗分析，说明为什么如此治疗，选择某种药物或术式的理由，关键点是什么；值得一提的是，作者均有自己的体会总结于后，供读者理解和自行思考，体现出教学单位的系统性与严谨性。第三，合作性。本书的很多病例已经超出牙周专科的范畴或某一个专科已不能独立完全解决所有问题，需要不同学科间的合作，包括会诊或联合治疗，这里面既包含诊断是否全面没有遗漏，也包含治疗顺序与提高综合疗效的问题；带来的不仅是医患双赢、也是医医多赢的结果。最后，启迪性。对于每例临床病例，每位医生可能都有自己的想法与设计考虑，但医疗本身很多往往难达理想目标，常常是一个医患双方从需求与满足两方面尽量靠近而又相互妥协折衷的过程，治疗方案也常依据现实而调整；但只要遵守了基本的医疗准则，从患者的最大利益出发，充分沟通和相互理解后的治疗结果多数是满意的。

总之，这是一部实践性很强的牙周临床治疗参考书，有助于各科医生对牙周相关临床病例诊治过程的了解与思考，更适合于学生和青年医生的学习借鉴和精进提高。本书所展示的这些临床病例，均是我们日常医疗活动中所能接触到的，只要有目标、有计划、有恒心地去持续收集和整理，假以时日，就都会有自己的大量积累，自己平时翻阅查看都很有助益，更何况结集出书进行分享？

有心者集腋成裘，有志者利国利民，有良医者如此书作者。

王勤涛
2022年12月3日

序 三

Preface

12年前我有幸参加了在厦门召开的首届全球华人口腔医学大会，聆听了国外学者观察几年甚至几十年的不同类型牙外伤患牙疗效的临床病例报告，深受启发。这种以临床病例为导向结合基础理论的学习，可以开拓理论联系实际的逻辑思维能力，对口腔医学专业学生和口腔临床医生特别是青年医生应该是大有裨益的。

于是近10年来，我和团队成员共同积累了部分牙周病完整的临床病例资料，但仅用于本院的临床教学工作中。学生们普遍觉得这种学习效果很好，但出版这些病例还停留在梦想阶段。然而，也正是因为这些积累，当世界图书出版西安有限公司筹备编写出版"口腔临床病例解读丛书"，邀请我担任其中分册《牙周病临床病例解读》的主编时，天时地利人和齐备，梦想终要圆了。

我们编写小组成员，参照人民卫生出版社的全国统编教材孟焕新主编的第5版《牙周病学》，草拟了《牙周病临床病例解读》的目录，并以门诊病历格式起草现有病例，经责任编辑修改为样章。经过两年的病例收集和整理，初步组成10个部分78例病例；由于有的患者失访，有的部分信息遗失，有的临床图片不规范，有的部分纳入的病种不全等原因，我们最终将全书调整为7个部分58例病例。又经过近两年的努力，进行了部分病例患者的随访及空缺病种的补充。最后，根据国家卫生健康委员会的《病历书写基本规范》，完成规范的病历格式及内容，为每个关键步骤配上临床图片，为使Florida压力敏感探针检查图表显示清晰并与文字内容紧密衔接，责任编辑不厌其烦地反复调整图表的大小和在文中的位置,将版面图文尽可能相对应且连续;并在每例病例的结尾总结医者的临床经验。在丛书主编的带领下,历经9稿次的反复修改,这本书终于即将出版了。

《牙周病临床病例解读》中涵盖了牙周常见病、多发病、典型病、疑难病及罕见病等多种病例,完整而规范的牙周病历书写;系统的牙周基础治疗、牙周手术治疗,同时涉及以下新技术新疗法的应用:个性化牙周治疗,3D打印牙周夹板模板辅助松牙固定,牙周支持疗法,新兴的牙周炎激光治疗及光动力治疗,微创牙周手术,引导性骨组织再生术(GBR),引导性组织再生术(GTR),浓缩生长因子(CGF)促进牙周组织再生术,牙周炎微创拔牙术,拔牙位点保存术,游离结缔组织瓣移植术,牙周炎患者的种植义齿修复,种植体周黏膜炎及种植体周炎的治疗及维护,CBCT的辅助诊断,多学科(牙体牙髓、正畸、修复及种植)联合治疗,伴发糖尿病及血液病等全身疾病的牙周病患者在牙周治疗过程中的特殊处理等。

希望读者通过本书病例的启发,在牙周病治疗和维护的漫长征程上,严格执行首诊医师负责制,完整而规范地书写病历,不断地提高诊疗水平。在本书的编写出版中,我也深刻地感受到,坚持不懈地收集临床病例、积累丰富经验、在各级相关学科的学术会交流分享经验,在提高自身业务水平以及图书质量方面也是大有裨益的。

本书中仍留有很多遗憾:后续空军军医大学口腔医院苗辉老师又收集了牙周炎患牙拔除种植及角化龈移植等病例,由于版面有限未能刊登;10年前的病例采集的临床图片像素小、清晰度欠佳,且失访。文中难免有一些未能更正的错误,敬请读者提出宝贵意见。

最后感谢病例中患者的理解!感谢责任编辑的耐心指导和热情帮助!感谢副主编兢兢业业忘我的工作精神!感谢全体编者的积极努力及配合!感谢研究生的鼎力相助,特别感谢研究生马凌燕和彭静茹同学在书稿校对中的辛勤付出!感谢所有无私的帮助!

苟建重
2023年2月20日

前 言

Foreword

《牙周病临床病例解读》一书从最初的临床病例筛选、临床图片完善、资料整理，到继续随访患者，空缺病种补充、撰写，再到多次认真仔细地修改，历经四个寒暑，终于要和读者见面了。期望本书能够帮助同行读者提升临床思维能力及临床基本技能，更好地书写完整规范的门诊病历。

全书内容包括牙龈病、牙周炎、牙周炎的伴发病变、牙冠延长术、拔牙位点保存术及种植义齿、多学科联合治疗、其他牙周治疗技术，共7个部分58例病例。

对于多种类型的牙周病，本书试图从多角度进行阐释。首先，以规范的病历书写格式及文字描述了主诉、现病史、既往史、身体健康状况及药物过敏史、个人史、家族史，专科检查、影像学检查，诊断，治疗计划、治疗过程，以及定期随访等信息，将读者引入临床对患者诊疗的整个过程。这有利于读者关注全面详细的病史采集、专业规范的牙周检查、病因及辅助检查结果分析、危险因素评估以及预后判断，从而作出准确全面的诊断，制定最佳的治疗计划，与患者详细沟通病情及治疗。其次，在病例的临床牙周检查中，匹配了病例相关临床图片及Florida压力敏感探针检查图表，使读者能够一目了然，对检查及诊断过程有更加直观的认识，加强其对临床疾病诊断的记忆；在病例的牙周基础治疗和牙周手术治疗步骤中，附有相应的临床图片，帮助读者串联基本理论、基础知识和基本技能，开发逻辑思维，有助于读者"身临其境",学习牙周基础治疗及牙周手术的操作步骤。最后,为开阔牙周治疗视野,在病例中还展示了新技术、新方法的临床治疗、种植修复及种植体周疾病的治疗,启发读者重视新技术的学习与研究;值得一提的是,部分病例中针对不同疾病的患者采用个性化治疗或多学科联合治疗,其中不乏随访时间长达9年的病例,病历资料齐全,为读者树立了治疗牙周病的信心。

每例病例的一大特点在开始及结尾处。病例开始的"病例概况"中患者提出疾病的病因或治疗等相关疑问,可激发读者对于临床问题的兴趣与思考。病例结尾的"病例小结"中,先将病例诊断与"2018年牙周病及种植体周病新分类"对应一致,可使读者熟悉或掌握牙周病的新分类;之后强调了诊断依据及鉴别诊断、关键点,讨论了相关疑问,并且引入国内外研究的学科发展动态;最终的体会中编者无私地将自己的临床经验全部奉上,期待读者能够有所启发,有所思考。

随着全新的现代化数字化技术的迅速发展,期盼以后的牙周病临床病例解读图书中,采用文字和图片展示临床操作步骤的同时能够配套短视频播放,帮助读者更快捷便利、更生动连续、更逼真形象化地获得基础理论知识、基本技能及临床操作技巧。

本书中难免存在一些瑕疵,还望各位读者批评指正!

孙俊毅

2023年3月5日

目 录

Contents

第一部分　牙龈病 1

病例 1　慢性龈炎 3
病例 2　慢性龈炎（增生性龈炎）1 8
病例 3　慢性龈炎（增生性龈炎）2 13
病例 4　青春期龈炎 1 19
病例 5　青春期龈炎 2 23
病例 6　青春期龈炎 3 28
病例 7　妊娠期龈炎 32
病例 8　妊娠期龈瘤 1 36
病例 9　妊娠期龈瘤 2 41
病例 10　急性龈乳头炎 45
病例 11　急性坏死性溃疡性龈炎 48
病例 12　药物性牙龈肥大 53
病例 13　遗传性牙龈纤维瘤病 59
病例 14　牙龈瘤 1 64
病例 15　牙龈瘤 2 69
病例 16　牙龈瘤 3 72
病例 17　急性淋巴细胞白血病的牙周及黏膜病损 76
病例 18　血小板减少性紫癜引起的急性牙龈出血 79
病例 19　牙龈神经纤维瘤 82
病例 20　前牙被动萌出异常（露龈笑） 92
病例 21　牙龈扁平苔藓 95

病例 22	牙龈天疱疮	97
病例 23	牙龈黑色素沉着	99
病例 24	牙龈恶性黑色素瘤	101
病例 25	牙龈白斑	104

第二部分　牙周炎 …… 107

病例 26	侵袭性牙周炎（广泛型）	109
病例 27	侵袭性牙周炎（局限型）	125
病例 28	伴糖尿病的牙周炎	141
病例 29	慢性牙周炎（轻度）	149
病例 30	慢性牙周炎（中度）	155
病例 31	慢性牙周炎（重度）	165

第三部分　牙周炎的伴发病变 …… 175

病例 32	牙周-牙髓联合病变	177
病例 33	牙周-牙髓联合病变伴根折	185
病例 34	根分叉病变（Ⅱ度）	191
病例 35	根分叉病变（Ⅲ度）	196
病例 36	急性牙周脓肿	203
病例 37	慢性牙周脓肿	206
病例 38	牙龈退缩	211

第四部分　牙冠延长术 …… 219

病例 39	牙冠延长术 1	221
病例 40	牙冠延长术 2	225
病例 41	牙冠延长术 3	231

第五部分　拔牙位点保存术及种植义齿 …… 237

病例 42	拔牙位点保存术	239
病例 43	种植义齿修复	244
病例 44	拔牙位点保存术及延期种植义齿修复	249
病例 45	种植体周黏膜炎	256

病例 46 种植体周炎 1 ·· 261
病例 47 种植体周炎 2 ·· 266

第六部分　多学科联合治疗 ·· 271
病例 48 慢性牙周炎合并药物性牙龈肥大 ·························· 273
病例 49 牙周-牙髓联合病变 ·· 280
病例 50 牙周-牙髓联合病变合并牙根纵裂 ························ 289
病例 51 冠根折正畸牵引后合并增生性龈炎 ························ 294

第七部分　其他牙周治疗技术 ·· 299
病例 52 Nd：YAG 激光辅助治疗慢性牙周炎 ·········· 301
病例 53 Er：YAG 激光切除牙龈瘤 ··········· 305
病例 54 光动力疗法辅助治疗慢性牙周炎 ············· 308
病例 55 正畸结扎丝联合复合树脂夹板松牙固定 ··· 312
病例 56 尼龙丝联合复合树脂夹板松牙固定 ········· 315
病例 57 百强纤维联合复合树脂加自体离体牙夹板
　　　　松牙固定 ··· 318
病例 58 3D 打印牙周夹板模板辅助松牙固定 ·········· 321

附录　牙周手术知情同意书 ····································· 328

第一部分

牙龈病

病例 1　慢性龈炎

病例概况

患者，男，21岁，大学生。就诊时紧张地告诉医生："刷牙、咬苹果时牙龈出血，同学看见说：'你是不是得白血病了？'这是真的吗？能治好吗？"

病　史

主诉　刷牙或咬硬物时牙龈出血1周。

现病史　近1周来自觉刷牙时牙膏泡沫变红，漱口后发现牙龈边缘有血，咬水果后沾有血迹；无自发性出血，未经任何治疗；无全身疲乏及头晕等不适。

既往史　无其他口腔疾病史。

全身健康状况及过敏史　否认全身系统性疾病史及急慢性传染性疾病史；否认药物过敏史。

个人史　每日刷牙1~2次；无特殊嗜好，有时喝咖啡。

家族史　无特殊记载。

检　查

口内检查　牙列式：11-18、21-28、31-38、41-48。

口腔卫生状况：牙石指数（CI）（1~2），软垢指数（DI）（1~2），色素（+）；全口牙龈缘及龈乳头充血水肿，13-23、33-43唇侧龈乳头明显红肿圆钝、球形突起，附着龈点彩消失（图1-1A~I），质软，探诊出血（BOP）（+），探及龈下牙石，探诊深度（PD）1~5mm，生理动度。

影像学检查　全口曲面体层片显示牙槽嵴顶高度正常，牙槽骨致密，骨小梁清晰，牙周膜间隙及骨硬板未见异常（图1-2）。

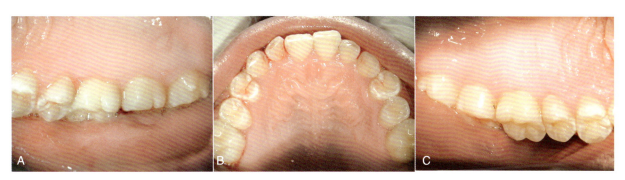

图1-1　初诊检查　牙龈缘及龈乳头充血水肿。A.右上后牙腭侧；B.上前牙腭侧；C.左上后牙腭侧

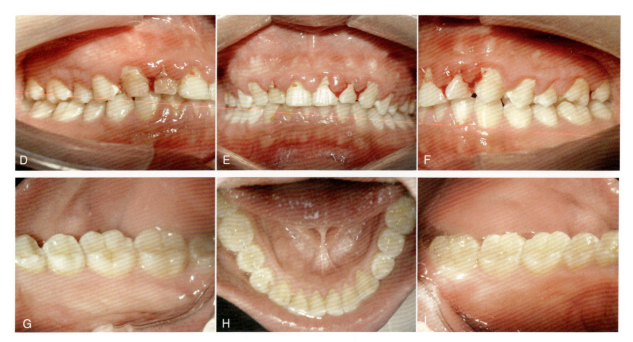

续图1-1 初诊检查 D.右侧后牙颊侧；E.前牙唇侧；F.左侧后牙颊侧；G.右下后牙舌侧；H.下前牙舌侧；I.左下后牙舌侧

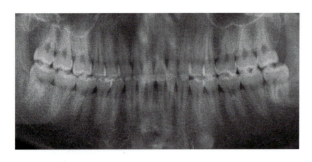

图1-2 初诊全口曲面体层片

诊　断

慢性龈炎。

治　疗

治疗计划

1. 告知患者所患疾病、治疗方法、治疗次数、治疗效果及费用。
2. 牙周治疗常规查血。
3. 全口龈上洁治术。
4. 口腔卫生宣教。
5. 定期复查复治。

治疗经过

1. 牙周治疗常规查血结果未见异常。
2. 常规全口龈上洁治术。告知患者洁治中有牙齿敏感和出血；3%过氧化氢液含漱1min，0.5%碘伏常规消毒；使用超声波洁牙机工作头去除全口牙面菌斑、软垢、牙石及色素（图1-3），橡皮杯蘸抛光膏抛光牙面（图1-4）；3%过氧化氢液冲洗龈袋，棉球擦干龈缘，袋内置1%碘甘油。洁治中出血较多，不敏感。
3. 向患者宣教Bass刷牙法和牙线的使用方法。

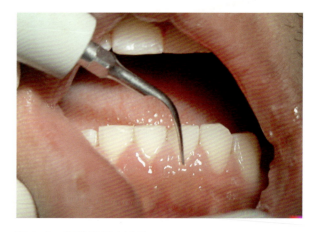

图1-3 超声波龈上洁治

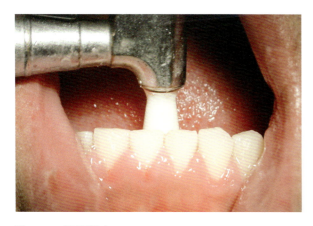

图 1-4 牙面抛光

医嘱 常规医嘱：①避免食冷热刺激及易着色的食物，如果术后牙齿敏感可使用脱敏牙膏；②如出现明显牙龈自发性出血，请及时复诊；③维护口腔卫生，使用正确的刷牙方法，使用牙线；④1 周复诊。

定期随访

1.龈上洁治术后 1 周复查。

患者述 自觉牙龈出血、红肿减轻，偶尔刷牙时仍可见少量出血。

检查 口腔卫生状况：DI（1）；牙龈缘及龈乳头红肿减轻（图 1-5 A~I），个别位点 BOP（+），可探及龈下散在牙石，PD 1~4mm。

处置 3% 过氧化氢液常规含漱，0.5% 碘伏消毒全口牙龈缘，手用镰形、锄形洁治器清除菌斑、软垢；出血位点用 Gracey 刮治器刮除龈下牙石；3% 过氧化氢液冲洗龈袋，棉球擦干龈缘，袋内置 1% 碘甘油。

医嘱 ①加强口腔卫生维护，注意刷牙方法；②1 个月复查。

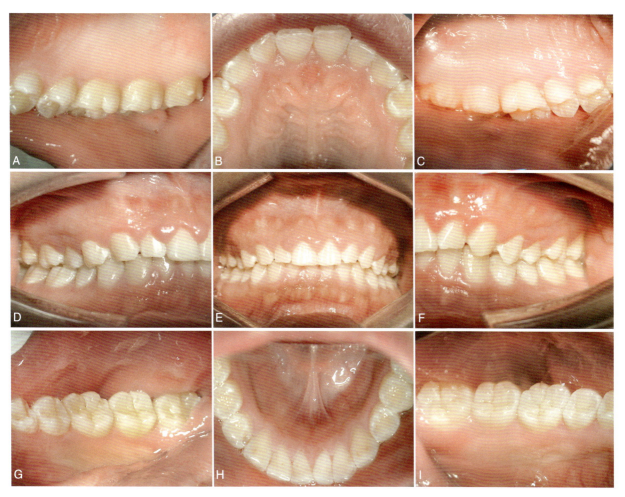

图 1-5 龈上洁治术后 1 周复诊 牙龈缘及龈乳头红肿减轻。A. 右上后牙腭侧；B. 上前牙腭侧；C. 左上后牙腭侧；D. 右侧后牙颊侧；E. 前牙唇侧；F. 左侧后牙颊侧；G. 右下后牙舌侧；H. 下前牙舌侧；I. 左下后牙舌侧

2. 龈上洁治术后1个月复查。

患者述 刷牙时偶有牙龈出血。

检查 口腔卫生状况：38-48 CI（0~1），DI（1）；牙龈缘微红，33-43牙龈乳头轻度水肿，个别位点BOP（+），PD 1~3mm（图1-6A~I）。

处置 3%过氧化氢液含漱1min，0.5%碘伏常规消毒，38-48使用超声波洁牙机工作头去除牙面菌斑、软垢和牙石；橡皮杯蘸抛光膏依次抛光牙面，3%过氧化氢液冲洗龈沟，棉球擦干龈缘，龈沟内置1%碘甘油。再次给患者示教Bass刷牙法。

医嘱 ①每3个月定期复查；②加强口腔卫生维护，采用正确的刷牙方法。

3. 患者3个月未按时复查。经电话随访，患者牙龈出血好转，刷牙不出血，牙龈无肿胀，因学习紧张未能复诊。建议患者至少每半年进行牙周检查，酌情进行治疗。

病例小结

■ **2018年牙周病及种植体周病新分类**

慢性龈炎在新分类中属菌斑性牙龈炎。

■ **英文缩写DI、CI、BOP、PD表示什么？**

DI（软垢指数）和CI（牙石指数），是简化口腔卫生指数（OHI-S），能较为客观、简便、快速地评价口腔卫生的真实状况；因重复性好，已广泛用于流行病学调查。BOP（探诊出血），

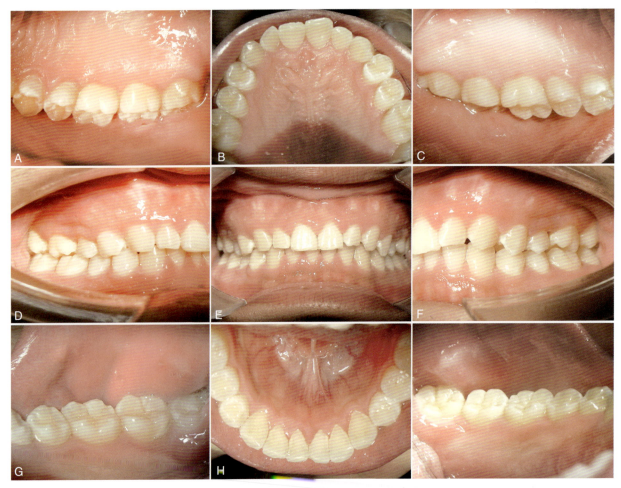

图1-6 龈上洁治术后1个月复诊 牙龈色、形、质基本恢复正常。A. 右上后牙腭侧；B. 上前牙腭侧；C. 左上后牙腭侧；D. 右侧后牙颊侧；E. 前牙唇侧；F. 左侧后牙颊侧；G. 右下后牙舌侧；H. 下前牙舌侧；I. 左下后牙舌侧

根据探诊后有无出血，分别记录为（+）或（-），是评估牙龈有无炎症的客观指标。PD（探诊深度）是龈缘到袋底的深度，用于评估牙周附着水平。

■ **诊断依据**

本病例患者牙面可见菌斑、牙石和软垢；牙龈充血水肿，上下前牙牙龈乳头红肿明显，质软；探诊出血，PD 1~5mm，形成龈袋，无牙周组织的附着丧失，可诊断为慢性龈炎。根据患者的主诉为刷牙或咬硬物时牙龈出血；并明确告诉医生无自发性出血，无全身症状；血液检查未见明显异常；因此，可排除白血病的牙龈病损。临床医生应准确判断，给患者明确的诊断，消除患者疑虑。

■ **鉴别诊断**

慢性龈炎应与早期牙周炎、血液病（白血病、血小板减少性紫癜、血友病、再生障碍性贫血等）牙龈出血、坏死性溃疡性龈炎及艾滋病相关龈炎等鉴别（表1-1）。

> **关键点** 牙龈炎症明显时，由于组织水肿或增生，PD可达3mm以上。但上皮附着的位置仍位于釉牙骨质界处，临床探不到釉牙骨质界；此时既无附着丧失，也无牙槽骨吸收，形成的是龈袋（假性牙周袋），这是区别牙龈炎和牙周炎的关键点。

■ **体会** 菌斑控制的重要性。慢性龈炎是菌斑性牙龈病中最常见的一种。菌斑是其始动因子，患者如不能做好菌斑控制工作，则会导致治疗后大量菌斑再次堆积，牙龈炎症将再次复发。菌斑控制要贯穿在整个治疗和疗效维护过程中，主动控制菌斑（患者）和被动控制菌斑（医生）相结合，才能更好地预防牙周炎的发生。

进行龈上洁治术时应正确、规范操作，如使用超声波洁治应注意工作尖尽量与牙面平行，使用0.5N的侧向力，选用中低档。手工器械洁治应注意刀刃角度，前端与牙面紧贴，防止损伤牙龈等。洁治术的抛光也必不可少，以增加牙面光滑，减少菌斑再附着。

表1-1 慢性龈炎与早期牙周炎、白血病的牙龈病损、坏死性溃疡性龈炎及艾滋病相关龈炎的鉴别诊断

鉴别点	慢性龈炎	早期牙周炎	白血病的牙龈病损	急性坏死性溃疡性龈炎	艾滋病相关龈炎
病因	菌斑及牙石	菌斑及牙石	末梢血中幼稚血细胞大量浸润	局部和全身因素	免疫功能降低
牙龈出血	刷牙出血	刷牙出血	自发性出血渗血	有自发性出血	极易自发出血
病变部位	游离龈及龈乳头严重时波及附着龈	牙周支持组织	全部牙龈	游离龈及龈乳头严重时波及附着龈	全部牙龈
牙龈改变	充血水肿 质松软	色、形、质改变 牙周袋形成	暗红发绀或苍白、肿胀、溃疡 坏死、假膜形成	蚕食状龈缘坏死 乳头刀切样缺损	龈缘线形红边 附着龈点状红斑
特点	无附着丧失 无牙槽骨吸收	牙周支持组织继续破坏	牙龈及口内黏膜可见出血点，有口臭、疼痛	口臭、疼痛明显	去除刺激，线形红斑不消退
治疗	牙周基础治疗	牙周基础治疗 定期复查	与内科医师配合，牙周止血为主	清除坏死组织，局部使用氧化剂，口服甲硝唑	牙周常规治疗，氯己定含漱，口服甲硝唑
预后	好	较好需复查	差	及时治疗效果好	极差

（司薇杭）

病例 2　慢性龈炎（增生性龈炎）1

病例概况

患者，男，25 岁，公务员。因牙齿不整齐，到正畸科要求矫治牙齿。医生初步检查后，建议先到牙周科检查和治疗，但是患者不明白医生为什么让他去牙周科就诊。

病　史

主诉　因矫正牙齿需要先行牙周诊疗。

现病史　牙齿不整齐拟行矫正，正畸科医生建议先到牙周科检查、治疗后再进行矫正。

既往史　偶有刷牙时牙龈出血；无拔牙史。

全身健康状况及过敏史　否认全身系统性疾病史及急慢性传染性疾病史；否认药物过敏史。

个人史　每日刷牙 0~1 次；不吸烟。

家族史　母亲牙不整齐。

检　查

口内检查　牙列式 11-17、21、23-27、31-37、41-47。

口腔卫生状况：DI（1~3），CI（1~3），色素（+）；全口牙龈红肿，点彩消失；13-21、23、33-43 唇侧牙龈增生，质韧，覆盖牙冠颈部 1/3，临床牙冠短；BOP（+），PD4~5mm，无附着丧失，生理动度。牙列不齐，41 牙体完全唇侧错位，31、42 无间隙，11、41 龈缘增厚，前伸咬合有早接触。22 缺失，21 与 23 之间无缺牙间隙（图 2-1A）。31、32、42、43 舌向内倾，舌侧牙石覆盖全部牙冠（图 2-1B）。

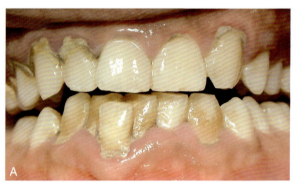

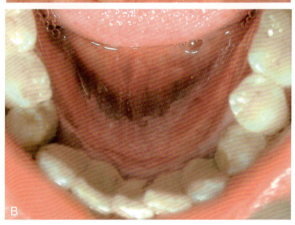

图 2-1　初诊检查　A.前牙唇侧；B.下前牙舌侧

诊　断

1. 慢性龈炎。
2. 13-21、23、33-43 增生性龈炎。
3. 牙列拥挤（41 唇侧错位）。
4. 牙列缺损（22 先天缺失？牙列无缺牙间隙）。

治 疗

治疗计划

1. 告知患者所患疾病、治疗方法、治疗次数、治疗效果及费用。
2. 牙周治疗常规查血。
3. 11、41调𬌗。
4. 全口龈上洁治术。
5. 13-21、23、33-43牙龈切除术及牙龈成形术。
6. 择期正畸治疗。
7. 口腔卫生宣教，定期复查复治。

治疗经过

1. 选磨41唇侧切斜面、抛光。
2. 牙周治疗常规查血未见异常。全口龈上洁治术：3%过氧化氢液含漱，0.5%碘伏常规消毒，全口超声龈上洁治，3%过氧化氢液冲洗龈袋，棉球擦干龈缘，袋内置1%碘甘油。

医嘱　术后敏感可用脱敏牙膏，1周复诊。

3. 龈上洁治术后1周复诊。

患者述　无明显不适。

检查　全口牙龈炎症明显减轻，BOP（-）；13-21、23、33-43牙龈增生，31-33舌侧龈乳头充血水肿（图2-2A、B）。

手术治疗　拟行13-21、23、33-43牙龈切除及牙龈成形术。

（1）术前谈话告知患者：①手术目的在于切除增生牙龈组织并修整牙龈外形，以恢复正常牙龈生理解剖形态；②手术拟采用的麻醉方式及麻醉并发症；③术中和术后并发症，如牙龈可能退缩，根面暴露，牙本质敏感等；若术后口腔卫生保持不佳或正畸过程中未继续保持良好的口腔卫生，局部刺激物可能导致牙龈增生复发；④手术预后及费用等等。患者表示知情同意，并签署牙周手术知情同意书。

（2）手术步骤：

33-43常规消毒包头铺巾；阿替卡因肾上腺素注射液唇侧局部浸润麻醉，在牙龈表面用印记镊或牙周探针定点并连线；在定点连线根方1mm处用斧形龈刀或15号手术刀刃斜向冠方，与根方形成45°夹角做连续外斜切口直达根面，用柳叶形龈刀或11号刀尖在邻面牙间处沿切口45°插入龈乳头，切断唇舌及龈谷牙龈；取下切除的增生牙龈，用小弯剪修整龈缘呈菲薄扇贝状外观，龈乳头呈楔形，修剪牙间沟（图2-3A~J）；生理盐水纱布外敷止血。

13-21、23阿替卡因肾上腺素注射液唇侧局部浸润麻醉，用印记镊在唇侧牙龈表面定点；在定点连线，用11号手术刀刃尖端向根方与牙冠形成10°~15°的夹角行内斜切口，用挖匙或锄型器去除切除的牙龈；用小弯剪修整龈缘，龈下刮治器刮除肉芽组织及龈下牙石（图2-4A~D）。

13-21、23、33-43生理盐水冲洗创面并压迫止血，术后创面敷牙周塞治剂（图2-4E）；31-33舌侧龈沟置1%碘甘油。

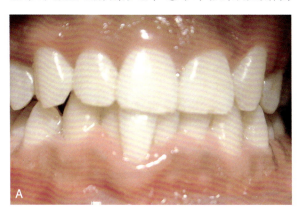
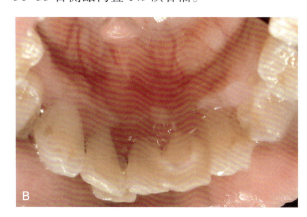

图2-2　龈上洁治术后1周　A.前牙唇侧；B.下前牙舌侧

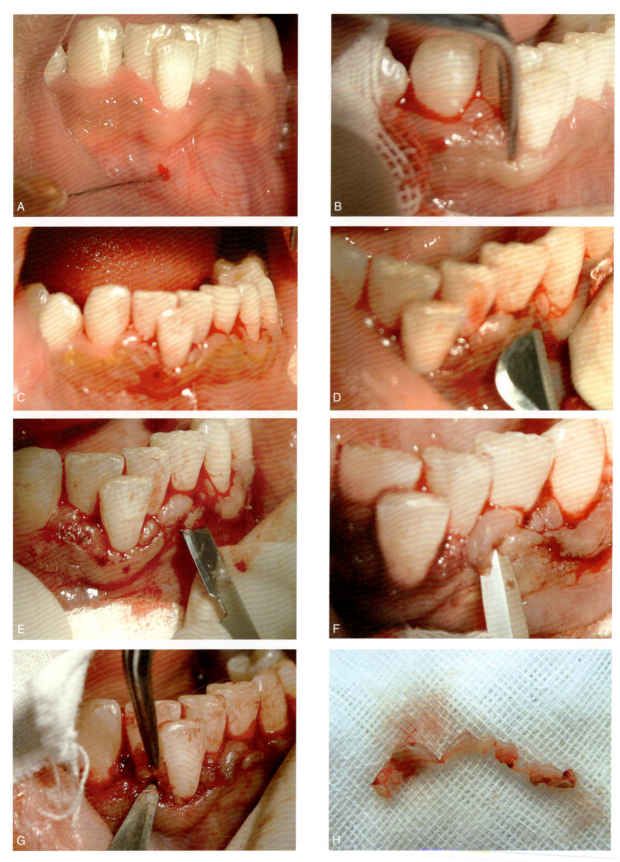

图2-3 33-43牙龈切除、牙龈成形术 A.局部浸润麻醉；B.用印记镊定点；C.定点连线；D.斧形龈刀外斜切口切龈；E.15号手术刀与根方形成45°夹角；F.柳叶形龈刀切龈乳头；G.11号刀片切断龈乳头；H.切除的增生牙龈

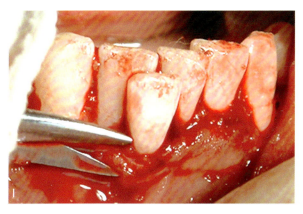
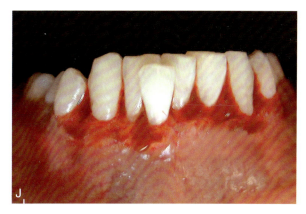

续图2-3　33-43牙龈切除、牙龈成形术　I.小弯剪修整龈缘；J.修剪龈乳头及牙间沟后

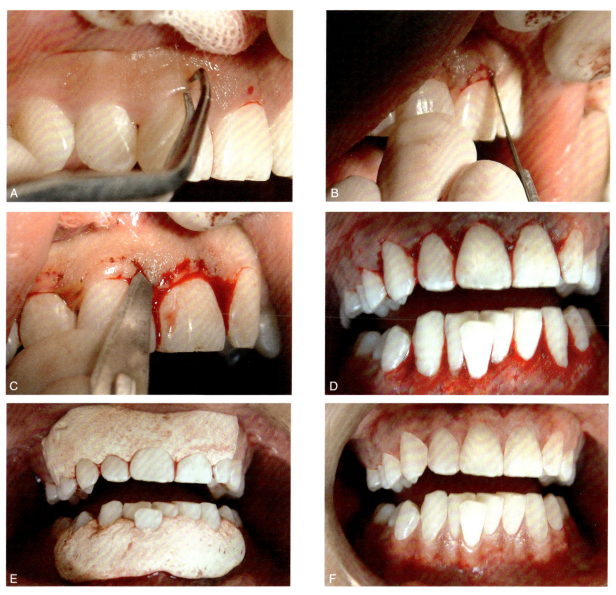

图2-4　13-21、23牙龈成形术　A.印记镊定点；B.支点在邻牙，11号手术刀尖向根方行内斜切口；C.11号手术刀片与冠方形成10°夹角；D.上下前牙牙龈切除术及牙龈成形术后；E.上下前牙创面敷塞治剂；F.术后10d上下前牙牙龈愈合良好

医嘱 ①注意口腔卫生；② 10d 复诊。

定期随访

1. 术后 10d 复查。

患者述 无任何不适。

检查 13-21、23、33-43 塞治剂存留，其余牙 DI（1），牙龈色、形、质基本正常，BOP（-），PD2~3mm。

处置 13-21、23、33-43 去除塞治剂，生理盐水冲洗；无出血，上皮已形成，创面愈合良好（图 2-4F）；手用锄形器去除其他牙面软垢，生理盐水冲洗龈沟，棉球擦干龈缘，置 1% 碘甘油。

医嘱 ① 1 个月复查；②牙周复查后酌情行正畸治疗，1~3 个月定期复查牙周。

2. 患者在郊县居住和工作，术后 1 个月、3 个月时电话随访，患者回复牙龈恢复很好，准备矫正牙齿。

病例小结

■ **2018 年牙周病及种植体周病新分类**
慢性龈炎在新分类中属菌斑性牙龈炎。

■ **诊断依据**

本病例患者 DI 和 CI 均为 1~3，口腔卫生较差，牙龈颜色红，前牙区唇侧牙龈增生，覆盖牙颈部牙冠，质韧，符合慢性龈炎（增生性龈炎）的诊断。11、41 龈缘增厚，是因为前伸咬合早接触，咬合创伤导致牙龈的增生性反应。

■ **为什么要先做牙周检查和治疗后才能进行正畸治疗呢？**

因为本病例患者患有牙周疾病，如果不进行牙周系统检查和治疗，牙齿表面的正畸装置会影响口腔自洁和清洁，可使原有的炎症加重，正畸加力将加速牙周组织的破坏甚至可能导致牙齿松动、脱落。所以在正畸前必须进行牙周常规检查和治疗。

■ **牙周治疗为什么要查血？牙周治疗常规查血有哪些项目？**

牙周疾病与许多全身性疾病相关，且牙周治疗是传播感染的高危因素。常规查血可了解全身情况和筛查一些感染性疾病以防止院内交叉感染，牙周治疗常规查血项目包括：①血细胞分析；②凝血分析；③空腹血糖；④乙型肝炎病毒（HBV）检测；⑤丙型肝炎病毒（HCV）抗体检测；⑥梅毒螺旋体抗体检测；⑦人类免疫缺陷病毒（HIV）抗体检测。当查出某项结果不在正常范围时，应将患者转诊至相关科室，治疗基本正常后方可进行牙周基础治疗；如果诊断患有乙型肝炎、艾滋病、结核病及梅毒等传染病时不宜使用超声洁牙；另外，患者戴有心脏起搏器时也不宜使用超声洁牙。

> **关键点** 对于拟行正畸治疗的患者，若有未经治疗的牙周炎症，或虽经过治疗但炎症仍存在，此时进行正畸治疗不仅会导致牙周炎加重，还会造成正畸治疗的失败。因此，在正畸前、正畸中及正畸结束后均要有牙周专科医师的配合，定期检查牙周情况，如发现牙周问题应及时治疗。

■ **体会**

牙龈切除术采用外斜和内斜两种切口。①本病例患者下前牙的牙龈增生比较明显，形态不规则，选用外斜切口（多用斧形龈刀，尤其是舌腭侧）；②上前牙的牙龈增生覆盖牙冠颈 1/3，临床牙龈薄牙冠短，多选用内斜切口。同时，牙龈切除后要进行牙龈成形，达到正常的生理性牙龈外形；③ 11、41 前伸咬合有早接触，依磨改原则应磨改 11 舌斜面，由于 41 是弓外牙，正畸时可能拔除，所以选择磨改 41 唇侧切斜面。

（姬小婷　南茜　潘洋）

病例 3　慢性龈炎（增生性龈炎）2

病例概况

患者，女，19岁，学生。自觉烤瓷牙周围牙龈肿胀，刷牙出血，口腔异味明显，特别影响社会交往。患者出现口腔异味的原因是什么？牙龈肿胀与烤瓷冠有无关系？

病　史

主诉　上下前牙牙龈肿胀、出血，口腔异味半年。

现病史　近半年来发现上下前牙烤瓷冠周围牙龈肿胀、出血，有食物残渣，口腔异味明显。曾于外院就诊给予"甲硝唑"口服5d，每天3次，每次0.2g，牙龈出血减轻，但牙龈肿胀和口腔异味并未明显改善。

既往史　3年前，因牙齿不整齐、间隙大于外院行上下前牙"根管治疗"及"烤瓷冠"修复。

全身健康状况及过敏史　否认全身系统性疾病史及急慢性传染性疾病史；否认药物过敏史。

个人史　每日早晚各刷牙一次；无口呼吸习惯。

家族史　无特殊记载。

检　查

口内检查　牙列式：11-17、21-27、31-37、41-47。

口腔卫生状况：CI（1~2），DI（1~3）。

12-22、32-42烤瓷冠修复体已松动，冠边缘不密合，牙龈红肿光亮，龈乳头圆钝，质韧，牙龈边缘增厚，BOP（+），PD 3~4mm；其余牙牙龈边缘轻度红肿，质松软，BOP（+），PD 2~3mm，无附着丧失（图3-1A）。

拆除烤瓷冠后可见12-22、32-42呈基牙预备形，切缘可见充填物。上唇系带附丽较低，距离11、21牙龈乳头较近（图3-1B）。

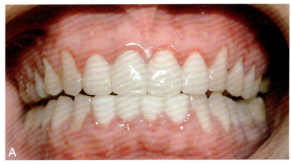
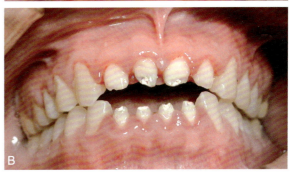

图3-1　初诊检查　A. 12-22，32-42龈缘红肿增厚、龈乳头圆钝；B. 12-22，32-42去烤瓷冠修复体后，上唇系带附丽位置

影像学检查 自带X线片显示12-22、32-42未见牙槽骨吸收；根管内高密度根充影像密合，达根尖孔；根尖区未见明显异常。

诊 断

1. 慢性龈炎（12-22、32-42增生性龈炎）。
2. 上唇系带过短。

治 疗

> **治疗计划**
>
> 1. 告知患者所患疾病、治疗方法、治疗效果及费用。
> 2. 牙周治疗常规查血、全口龈上洁治术。
> 3. 12-22、32-42行牙龈切除、牙龈成形术及翻瓣术探查，酌情行牙冠延长术；上唇系带修整术。
> 4. 12-22、32-42术后2周可戴临时冠（冠边缘距龈缘1~2mm，避免刺激龈缘）。
> 5. 6~8周12-22、32-42行冠修复。
> 6. 口腔卫生宣教，定期复查。

治疗经过

1. 依治疗计划行全口龈上洁治术。

（1）牙周治疗常规查血，各项指标未见异常。

（2）全口龈上洁治术：3%过氧化氢液含漱，0.5%碘伏消毒；全口超声龈上洁治术，橡皮杯蘸抛光膏抛光牙面；3%过氧化氢液冲洗龈袋，棉球擦干龈缘，龈沟内置1%碘甘油。

医嘱 ①选择正确刷牙方式，采用牙线、牙缝刷等进行口腔卫生维护；③1周复诊。

2. 全口龈上洁治术后1周复诊，依治疗计划行12-22、32-42牙龈切除、牙龈成形术及翻瓣术探查，酌情行牙冠延长术；上唇系带修整术。

患者述 刷牙出血、口腔异味好转，但牙龈仍有肿胀。

检查 口腔卫生状况：DI（1）；12-22、32-42牙龈缘炎症减轻，牙龈仍有增生，个别位点BOP（+）、PD约3~4mm；其余牙牙龈颜色、形态、质地恢复正常，BOP（-），PD 2~3mm。

术前谈话 告知患者麻醉风险、手术目的、方式及术中可能出现的问题，术后并发症、疗效及费用，患者表示知情同意并签署牙周手术知情同意书。

手术步骤

（1）3%过氧化氢液含漱，常规消毒、铺巾。

（2）阿替卡因肾上腺素注射液行12-22、32-42局部浸润麻醉。

（3）32-42用记号镊分别于唇、舌侧牙龈定点并画定点示意连线（图3-2A），唇、舌侧牙龈分别沿定点线用11号手术刀片与牙冠呈15°夹角行内斜切口直达牙面（图3-2B、C）；沿牙冠长轴行沟内切口（图3-2D）及龈乳头切口（图3-2E），环形切断增生牙龈组织；去除增生牙龈（图3-2F），行翻瓣术探查，肩台距牙槽嵴顶约4mm，釉牙骨质界距牙槽嵴顶约2mm，符合生物学宽度，龈瓣复位，间断缝合。

（4）12-22采用与32-42相同的方法，切除12-22增生牙龈组织，行翻瓣术探查，见11、21牙槽嵴顶骨缘凹凸不平，牙槽嵴顶距釉牙骨质界2mm，距肩台4~5mm（图3-3A）。修整牙槽骨缘外形；生理盐水冲洗，龈瓣复位（图3-3B）；间断缝合（图3-3C）。

（5）上唇系带修整术：阿替卡因肾上腺素注射液行上唇系带局部浸润麻醉，提起上唇系带呈V形，第1把止血钳的钳喙顺上唇系带唇侧直达前庭沟底夹住，第2把止血钳喙顺上唇系带牙龈侧直达前庭沟底夹住，两把止血钳的钳喙在前庭沟底接触，系带呈锐角；沿第1把止血钳喙上方（唇方）及第2把止血钳喙下

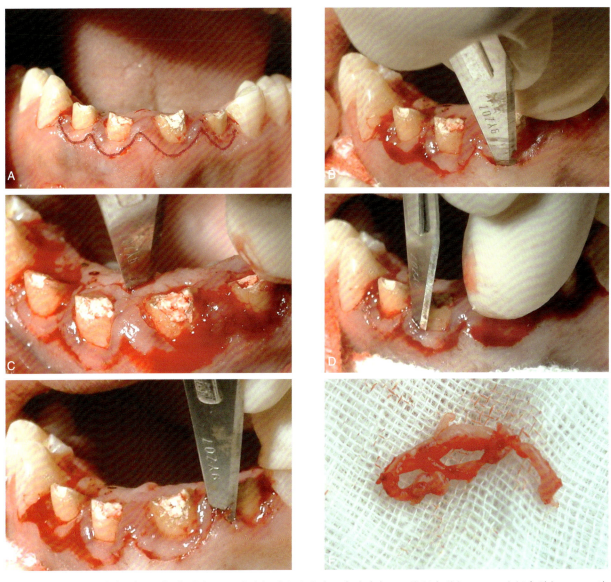

图3-2 32-42牙龈切除、牙龈成形术　A.唇舌侧牙龈定点（示意连线）；B.唇侧内斜切口；C.舌侧内斜切口；D.沟内切口；E.龈乳头切口；F.切除的增生牙龈

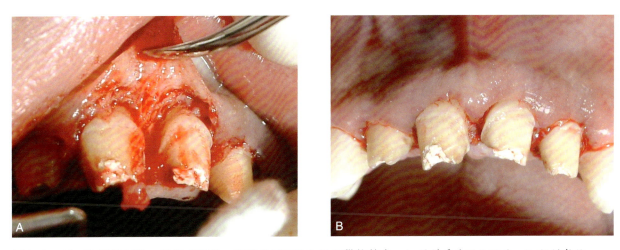

图3-3 12-22牙龈切除、牙龈成形术、翻瓣术探查及上唇系带修整术　A.牙槽骨缘凹凸不平；B.龈瓣复位

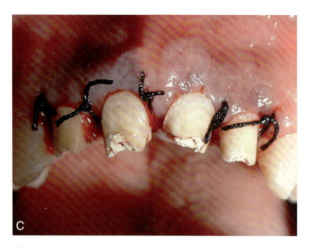
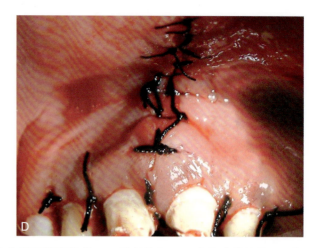

续图3-3 12-22牙龈切除、牙龈成形术、翻瓣术探查及上唇系带修整术 C.间断缝合；D.上唇系带修整后间断缝合

方（龈方）向前庭沟底切断系带，剥离切口下纤维组织；创面对位间断缝合，压迫止血（图3-3D）。

医嘱 ①术后24h冷敷，禁用患牙咀嚼；限制上唇运动；②当天术区勿刷牙，其余部位正常刷牙；使用漱口水；③按时口服抗生素；如有不适电话咨询，必要时随诊；④1周复诊。

R

阿莫西林胶囊 0.5g×24粒×1盒
用法：口服，0.5g，3/d，连用7d
甲硝唑片 0.2g×21片×1盒
用法：口服，0.2g，3/d，连用7d
布洛芬缓释胶囊 0.4g×24片×1盒
用法：口服，0.4g，2/d，连用2d

3. 12-22、32-42术后1周复诊。

患者述 术后前3d略有疼痛，口服抗生素后逐渐好转；无出血、肿胀及不适感。

检查 12-22、32-42创面清洁，部分缝线脱落（图3-4A）。

处置 12-22、32-42创面及上唇系带术区生理盐水冲洗，0.5%碘伏消毒，拆线；牙龈形态、牙龈创面愈合良好，上唇系带愈合良好（图3-4B）。

医嘱 ①口腔卫生宣教；②定期复查。

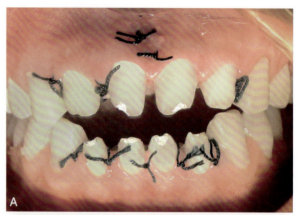
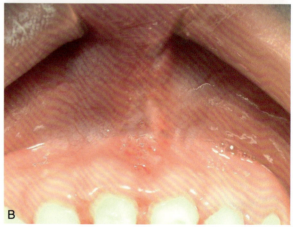

图3-4 术后1周复诊 A.牙龈及上唇系带缝线；B.唇系带拆除缝线后

定期随访

12-22、32-42牙龈切除、牙龈成形术及翻瓣术探查、上唇系带修整术后2个月复查。

患者述 无不适，要求牙冠修复。

检查 12-22、32-42术区牙龈颜色、形态、质地正常；上唇系带愈合良好（图3-5A）。

处置 常规12-22、32-42烤瓷单冠修复（图3-5B）。

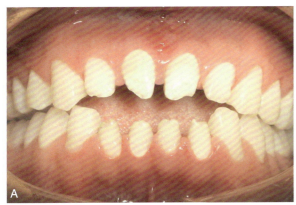

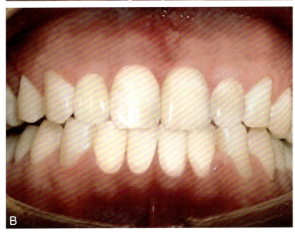

图3-5 术后2个月复查 A.全口牙龈及上唇系带恢复良好；B.12-22、32-42烤瓷单冠修复

医嘱 ①口腔卫生宣教；②1、3、6、9个月定期复查。

病例小结

■ **2018年牙周病及种植体周病新分类**

慢性龈炎在新分类中属菌斑性牙龈炎。

■ **诊断依据**

12-22、32-42烤瓷冠为不良修复体，刺激牙龈，增加菌斑附着，引起牙龈红肿增生、龈乳头圆钝、探诊出血，但尚无附着丧失，可诊断为慢性龈炎，12-22，32-42增生性龈炎。

■ **口腔异味是如何产生的？**

口腔异味俗称口臭，指呼吸时产生的令人不愉快的气味。主要源自于：①口腔内的舌苔、牙周炎及其他牙源性疾病如龋齿、不良修复体等；②呼吸系统、消化系统疾病及代谢异常等。目前已经有越来越多口腔科患者把口臭作为主诉症状之一而就诊。本病例是由于前牙区烤瓷冠松动、边缘不密合导致菌斑堆积，引起牙周组织炎症；而牙周致病菌（牙龈卟啉单胞菌、中间普氏菌等）在代谢过程中会分解含硫氨基酸，产生挥发性的硫化物而导致口臭。

> **关键点** 本病例12-22、32-42牙龈增生的原因包括局部菌斑和不良修复体（烤瓷冠）刺激。另外上唇系带短导致上唇不能完全闭合，长期口呼吸，气流刺激牙龈也导致牙龈增生。
>
> 本病例患者上唇系带附丽过低且粗大，会牵拉上颌中切牙之间的牙龈乳头，引起牙齿邻间隙逐渐增大。因此，将上唇系带进行修整，减少后期牙龈再次增生肥大的概率。在唇系带修整术中，注意不要遗留被血管钳夹过的组织，否则此组织易发生坏死。术后进行唇肌训练。

■ **体会**

本病例中，出现牙龈红肿、龈缘增厚，龈乳头圆钝。术中见11、21骨缘凹凸不平，究其原因，可能是牙体制备过程中肩台形态预备不规范，冠修复体边缘的位置破坏生物学宽度和密合性欠佳；多余的粘接剂未去除干净刺激局部牙龈出现炎症，导致牙龈增生。

在治疗过程中，我们首先拆除了原有的12-22，32-42不良修复体，通过彻底的牙周基础治疗，去除牙面上的牙石、菌斑等局部刺激因素；再进一步在加强口腔卫生维护的前提下，通过牙龈切除、成形，同时修整吸收不规则的牙槽骨外形，让患牙恢复正常牙龈状态。在经过上述治疗后2周复查，结果显示上下前牙区牙龈颜色、形态、质地均基本正常，上唇系带位置恢复良好。但因进行了牙槽骨的修整，在组织学上尚需6~7周的愈合期，因此在术后2个月复诊情况良好的前提下，才进行牙冠修复。

牙周治疗最基础的部分是龈上洁治术：首先用3%过氧化氢液或者0.12%氯己定液口腔含漱1min，以减少操作时喷雾中细菌的数量和防止菌血症的发生；0.5%碘伏进行局部消毒；超声龈上洁治器在适宜的功率下去除全口牙齿表面的牙石、菌斑；因为操作时器械会在牙齿表面留下细小划痕，使得牙面较为粗糙而不够光滑，容易形成菌斑、色素在牙面的再沉积，因此需要进行牙面的抛光，同时抛光还可以去除牙面上细小的牙石碎屑、残留菌斑和色素，对于牙面较光滑、色素少、牙龈炎症重的牙齿可以选择橡皮杯抛光术，用抛光杯蘸取适量的抛光膏磨光牙面；对于烟斑、色素多，尤其是邻面间隙色素不易去除、表面不光滑的牙齿可以用喷砂抛光术；之后再用3%的过氧化氢液冲洗龈袋，再将细小的牙石、肉芽以及血凝块清除掉，用探诊仔细检查有无遗漏，最后用干棉球擦干牙面后在龈沟局部放置1%碘甘油。

（刘瑾　李娜　李美文）

病例 4　青春期龈炎 1

病例概况

患者，男，13岁，初一学生。就诊时家长很着急地问医生："孩子矫正牙齿，发现下前牙牙龈肿了，究竟得了什么病？与矫正牙齿有关系吗？能治好吗？"

病　史

代主诉　刷牙时牙龈出血半年，下前牙牙龈肿胀1周。

现病史　半年前因牙齿不整齐于当地医院矫正牙齿，自觉刷牙时经常有牙龈出血，没有重视。1周前正畸复诊时，医生发现下前牙牙龈红肿，建议到口腔专科医院牙周科就诊。

既往史　矫正牙齿前偶有刷牙时牙龈出血，无自发性出血，未经任何治疗。

全身健康状况及过敏史　否认全身系统性疾病及急慢性传染病史；否认药物过敏史。

个人史　每日早晚各刷1次，每次时间小于3min；自幼体健；无特殊嗜好。

家族史　无特殊记载。

检　查

口内检查　牙列式：11-17、21-27、31-37、41-47。

口腔卫生状况：CI（3），DI（3），16-26、36-46唇颊侧可见正畸托槽和弓丝。

31、41唇侧龈乳头增生覆盖牙冠近中1/3、达切2/3，龈缘增厚；32、33、42、43牙龈乳头及附着龈增生覆盖牙冠中1/3；33-43牙龈色红、光亮，探诊出血明显，PD 4~6mm，可探及龈下牙石，生理动度（图4-1A）。

12-22龈缘及龈乳头轻度充血水肿，点彩消失，质软；PD 2~3mm，生理动度（图4-1B）。

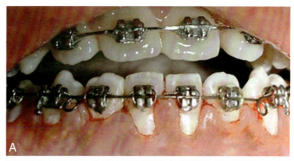
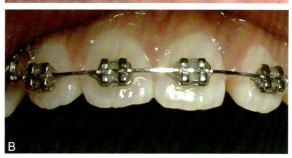

图4-1　初诊检查　A.33-43牙龈增生；B.12-22牙龈缘及龈乳头充血水肿

诊　断

1. 青春期龈炎。
2. 33-43增生性龈炎（正畸治疗中）。

治 疗

治疗计划

1. 与患者家长沟通告知患者所患疾病、治疗方法、治疗次数及费用等。家长表示知情并同意治疗。
2. 牙周治疗常规查血；全口龈上洁治术。
3. 33-43牙龈切除术及牙龈成形术。
4. 正畸治疗过程中与牙周同时复诊，正畸治疗结束后定期复查牙周。
5. 口腔卫生宣教。

治疗经过

1. 依治疗计划行全口龈上洁治术。

（1）牙周治疗常规查血未见明显异常。

（2）3%过氧化氢液含漱，0.5%碘伏消毒；全口超声龈上洁治术，抛光；3%过氧化氢液冲洗龈沟，棉球擦干龈缘，龈袋置1%碘甘油。

（3）使用正确刷牙方式；采用小头软毛牙刷或正畸牙刷等进行口腔卫生维护。

2. 全口龈上洁治术后1周复诊。

患者述 牙龈出血症状好转，但仍有肿胀。

检查 口腔卫生状况：CI（0），DI（1）；12-22、33-43牙龈红肿减轻，BOP（+）位点明显减少；33-43牙龈增生未改善。拟行33-43牙龈切除术及牙龈成形术。

处置 与患儿家长进行术前谈话，告知麻醉风险，手术目的、方式、可能出现的问题，术后并发症，疗效，以及手术费用，患儿家长表示知情同意并签署牙周手术知情同意书。

手术步骤

（1）3%过氧化氢液含漱，常规消毒、铺巾；

（2）33-43唇侧阿替卡因肾上腺素注射液局部浸润麻醉；

（3）用印记镊行33-43唇侧牙龈的近中、正中、远中表面定点，以出血点作为标记点（定点），在定点连线根方1~2mm设计切口线（图4-2A）；

（4）沿切口线用斧形龈刀从33远中至43远中刀刃斜向冠方，与牙根形成45°夹角切入牙龈直达袋底牙面做连续切口（图4-2B）；柳叶形龈刀切断牙龈乳头的龈谷及邻面组织（图4-2C），取下切除的增生牙龈（图4-2D）；

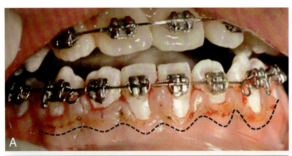
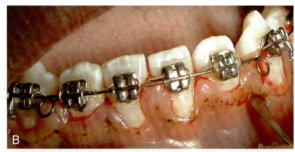
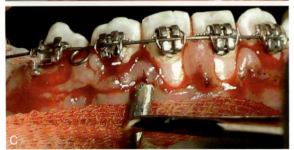
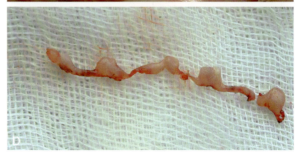

图4-2 33-43牙龈切除术及牙龈成形术 A.唇侧牙龈定点（示意连线）；B.斧形龈刀切增生牙龈；C.柳叶刀切断牙龈乳头；D.切除的增生牙龈

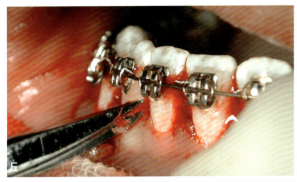
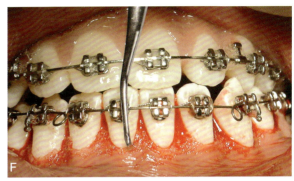
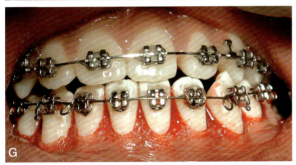
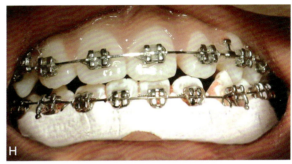

续图 4-2　33-43 牙龈切除术及牙龈成形术　E. 修整牙龈形态；F. 刮除根面牙石；G. 牙龈呈扇贝形；H. 创面敷塞治剂

（5）小弯剪修整牙龈形态（图 4-2E），刮治器刮除根面牙石（图 4-2F），最终使牙龈缘呈扇贝形、龈乳头呈楔形（图 4-2G）；生理盐水冲洗创面，止血、敷塞治剂（图 4-2H）。

医嘱　①术后当天术区勿刷牙，其余部位正常刷牙；②塞治剂脱落随时复诊，如有任何不适感随诊；③注意维护口腔卫生，使用漱口水；④1 周复诊。

3. 33-43 牙龈切除术及牙龈成形术后 10d 复诊。

患者述　术后第 1 天有隐痛，次日消失；无出血、肿胀及不适感。

检查　33-43 唇侧塞治剂部分脱落。

处置　33-43 去除唇侧残留塞治剂，生理盐水冲洗创面；见创面愈合良好，牙龈形态基本正常（图 4-3）。

医嘱　①用正畸牙刷、牙缝刷等，采用正确刷牙方式进行口腔卫生维护；②正畸期间定期复查牙周情况。

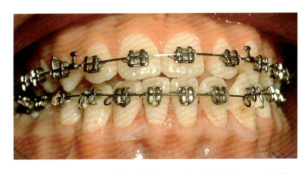

图 4-3　33-43 牙龈切除术及牙龈成形术后 10d 复诊

定期随访

患儿未按预约复查，电话联系得知牙龈不出血，无明显不适症状，继续进行正畸治疗。

病例小结

■ 2018 年牙周病及种植体周病新分类

青春期龈炎在新分类中属于菌斑性牙龈炎，本病例由菌斑、系统性危险因素（青春期）和局部危险因素（正畸托槽和弓丝）共同介导。

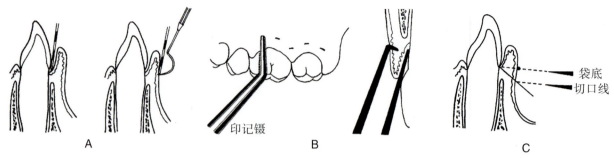

图 4-4　牙龈切除术的定点及切口位置　A.牙周探针法；B.印记镊法；C.袋底线与外斜切口线的位置

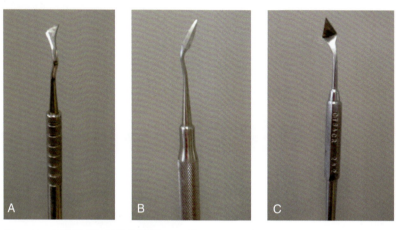

图 4-5　牙龈切除术所用器械　A.斧形刀；B.柳叶刀；C.龈乳头刀

■ **诊断依据**

口腔检查局部佩戴矫治器，不易自洁，口腔卫生差，易发生牙龈的炎症和33-43牙龈增生等症状。患者正处于青春期，内分泌的改变产生较明显的炎性反应。应诊断为青春期龈炎和33-43增生性龈炎。

■ **本病例患儿出现下前牙牙龈增生与矫正牙齿有关系吗？**

进行正畸治疗时，牙面粘接的托槽和弓丝会导致刷牙难度增加，使菌斑堆积增多，牙龈炎症加重，出现牙龈增生肥大。因此是与矫正牙齿存在一定的关系。但一般通过牙周基础治疗及牙周手术治疗可获得较好疗效。

关键点　青春期龈炎的治疗：①牙周基础治疗；②口腔卫生宣教（OHI）；③患儿一般年龄较小（10~18岁），需要家长进行正确引导并合理监督其口腔卫生的维护。

■ **体会**

牙龈切除术定点一般用牙周探针法（图4-4A）和印记镊法（图4-4B），器械与牙面平行达到袋底。从牙龈定点的根方约1~2mm处，刀刃与牙根方成45°角行外斜切口切除增生牙龈。如牙龈较厚，可减小切入的角度，适当削薄牙龈；如牙龈较薄，可加大切入的角度（图4-4C）。

牙龈切除时使用的器械常有：外斜切口常用15号刀片或斧形龈刀（图4-5A），切断龈乳头常用柳叶刀（图4-5B），龈乳头刀（图4-5C）或11号刀片。牙龈切除后要进行牙龈成形术，包括：边缘龈、龈乳头及牙间沟，以便形成正常的牙龈外形。

（刘瑾　舒天羽）

病例 5　青春期龈炎 2

病例概况

患者，女，15岁，初三学生。刷牙或咬硬物时牙龈出血3个月，对此家长一直很担心，不知能否治好？

病　史

主诉　刷牙或咬硬物时牙龈出血3个月。

现病史　3个月来刷牙或咬硬物时牙龈出血，偶尔牙龈发痒，无明显疼痛。当地医院医生建议口服"维生素C"，每日3次，每次2片，未见明显效果。由于学习紧张，一直未到专科医院治疗。

既往史　3年前因牙齿不齐曾在当地医院矫正牙齿；半年前矫正完毕，去掉矫治器，晚上戴保持器；有时忘记。

全身健康状况及过敏史　否认全身系统性疾病史及急慢性传染性疾病史；否认药物过敏史。

个人史　刷牙为横刷法，每日1~2次；近3个月因刷牙出血多，不敢多刷牙，晚上偶尔刷牙；嗜好酱油和醋。

家族史　无特殊记载。

检　查

口内检查　牙列式：11-17、21-27、31-37、41-47。

口腔卫生状况：CI（2），DI（3），色素（+++）；13-23牙龈乳头鲜红，球形突起，触之极易出血；33-43牙龈充血水肿明显、牙龈乳头圆钝光亮，质松软，BOP（+），PD 2~6mm，未探及釉牙骨质界，未探及龈下牙石；12、22、42舌向位，牙列不齐，生理动度，唇侧牙面粗糙，有粘托槽的树脂痕迹（图5-1A~D）。

全口菌斑染色显示：牙面菌斑占比约为80%，主要分布于牙颈部，上下前牙唇侧、后牙颊侧最明显（图5-2A~C）。

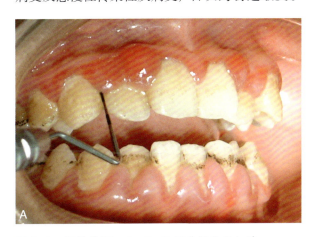
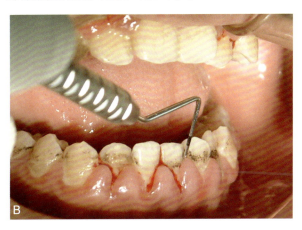

图5-1　初诊检查　A、B.唇侧牙龈乳头红肿

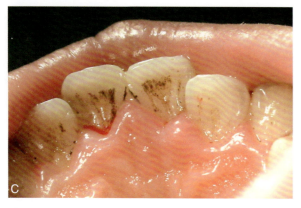
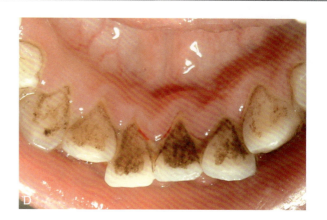

续图 5-1　初诊检查　C. 上前牙腭侧；D. 下前牙舌侧

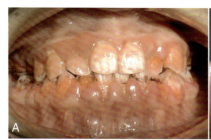
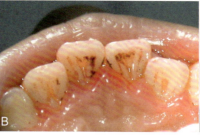
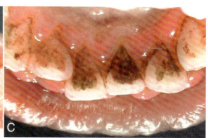

图 5-2　初诊菌斑染色检查　A. 唇颊侧；B. 上前牙腭侧；C. 下前牙舌侧

影像学检查　全口曲面体层片显示牙槽骨、牙周膜间隙及硬骨板均未见明显异常；18、28、38、48 近中埋伏阻生（图 5-3）。

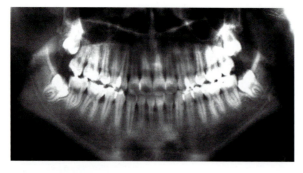

图 5-3　全口曲面体层片

诊　断

1. 青春期龈炎。
2. 18、28、38、48 近中埋伏阻生。
3. 牙列拥挤（正畸 3 年，保持半年）。

治　疗

治疗计划

1. 告知患者家长所患疾病、治疗方法、治疗次数、治疗效果及费用。
2. 牙周治疗常规查血。
3. 全口龈上洁治术。
4. 口腔卫生宣教。
5. 18、28、38、48 择期拔除。
6. 请正畸科会诊。
7. 坚持佩戴保持器；定期复诊。

治疗经过

1. 依治疗计划，行全口龈上洁治术。

（1）牙周治疗常规查血未见明显异常；

（2）常规超声龈上洁治术：3% 过氧化氢液含漱、0.5% 碘伏消毒，超声龈上洁治；磨除牙面残留树脂，抛光杯蘸抛光膏抛光牙面；

3%过氧化氢液冲洗龈袋，棉球擦干龈缘，袋内置1%碘甘油。

医嘱 口腔卫生宣教，指导患者正确刷牙及使用牙线。

2. 全口龈上洁治术后1周复诊。

患者述 刷牙出血明显好转。

检查 口腔卫生状况：CI（0），DI（0），色素（-）；12、22龈乳头红肿，33-43龈乳头增生，质韧，牙龈乳头圆钝，BOP（-）；唇侧牙面仍有粗糙感（图5-4A、B）。

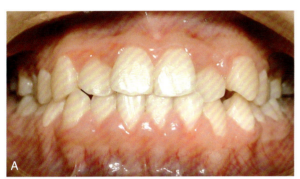
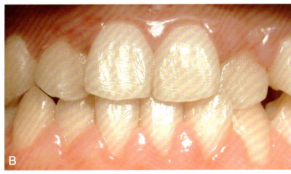

图5-4 洁治术后1周复诊 A.口腔卫生状况；B.12、22龈乳头仍红肿，33-43龈乳头仍有增生

处置 13-23抛光杯蘸抛光膏抛光牙面，3%过氧化氢液冲洗龈袋，棉球擦干龈缘，袋内置1%碘甘油。

医嘱 ①保持口腔卫生，正确有效刷牙，坚持使用牙线；②1个月后复诊，若牙龈增生未好转，考虑行牙龈切除术及牙龈成形术。

3. 全口龈上洁治术后4个月复诊。

患者述 刷牙时牙龈出血又加重（未按时复诊）。

检查 口腔卫生状况：CI（1），DI（1），少量色素在牙面呈点状分布；13-22牙龈乳头红肿、松软，易出血；33-43牙龈红肿光亮，龈乳头圆钝，质略韧，PD 3~5mm，BOP（+），可探及龈下牙石（图5-5A）。

菌斑染色显示 菌斑沿牙面呈点状分布，牙颈部及邻间隙区连接成线状，牙面菌斑占比约为22%（图5-5B）。

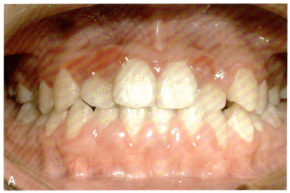
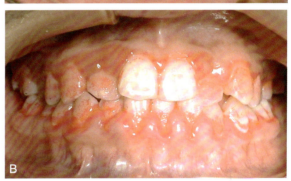

图5-5 洁治术后4个月复诊 A.上下前牙区；B.菌斑染色

处置 3%过氧化氢液含漱，0.5%碘伏消毒；超声洁治去除全口软垢及红染的菌斑，使用Gracey刮治器刮除龈下牙石（图5-6A~D）；再次抛光牙面，3%过氧化氢液冲洗龈袋；13-23、33-43棉球擦干牙面，棉卷隔离，龈袋内碘酚烧灼袋内壁肉芽组织（图5-7A、B）；75%酒精棉球脱碘，其余牙龈沟内置1%碘甘油。

医嘱 ①近期勿食用过冷、过热、酸甜及易着色的食物；②保持口腔卫生，有效刷牙，坚持使用牙线；③使用漱口水；④建议手术治疗。

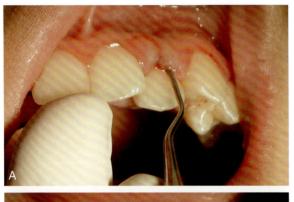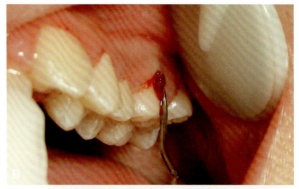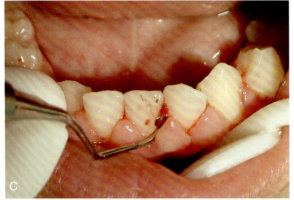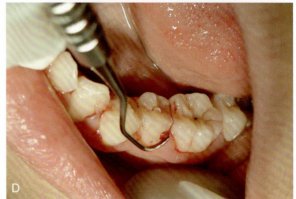

图 5-6　Gracey 刮治器龈下刮治　A. 22；B. 26；C. 31；D. 35

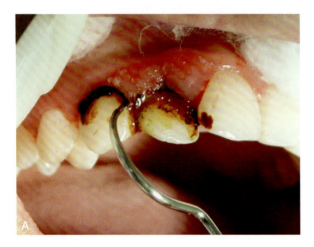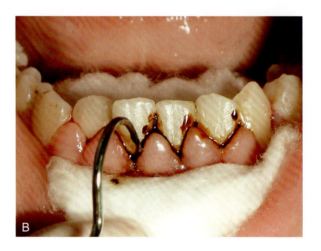

图 5-7　碘酚烧灼袋内壁肉芽组织　A. 12、13；B. 33-43

病例小结

2018 年牙周病及种植体周病新分类

青春期龈炎在新分类中属于菌斑性牙龈炎，本病例是由菌斑和系统性危险因素（青春期）共同介导。

诊断分析

患者现年 15 岁，正处于青春期，其牙龈的炎症反应明显超过了局部刺激物所引起的病变程度，即牙龈炎症与局部刺激不相符，因此可诊断为青春期龈炎。同时此患者前期做过正畸治疗，但牙面上的粘接剂等并未完全去尽，牙面比较粗糙，这也会加重菌斑在牙面的滞留，增加菌斑控制的难度，这些因素共同导致牙龈充血水肿明显，龈乳头圆钝光亮，牙龈缘处糜烂和自发性出血的症状。

■ **本病例出现刷牙或咬硬物时牙龈出血的原因究竟是什么？**

首先，患者的牙面上有明显的牙石、软垢和色素，局部刺激因素会导致牙龈炎症的发生；其次，患者之前做过正畸治疗，牙面上残留的粘接剂和不光滑的牙面也会影响刷牙效果，使得菌斑容易堆积在牙面上刺激牙龈炎症的发生；最后，患者处于青春期，体内激素水平的变化和波动也会加剧菌斑刺激导致的牙龈炎症，从而出现刷牙或咬硬物时牙龈出血。

■ **碘酚的作用**

碘酚具有收敛防腐、杀菌除臭、止血、止痛的功能，可腐蚀局部坏死组织、去除肉芽、减少炎症，是牙周科使用的一种传统局部用药。因为其具有很强的腐蚀性，容易损伤周围黏膜和皮肤组织，目前临床少用。因此在使用过程中要做好保护，如果不慎滴在牙龈或牙周袋之外的正常黏膜或皮肤上，会形成黄白色的斑块，此时立即用75%的酒精棉球置于其上进行脱碘，变成白色后再用清水冲洗或含漱。

> **关键点** 去除局部刺激因素是青春期龈炎治疗的关键，因此在治疗计划中，除医生通过牙周基础治疗去除牙面菌斑、牙石外，还要教会患者正确的刷牙方法和有效的菌斑控制，才能在控制疗效的基础上预防疾病的再次发生。此外，对于正畸患者，在正畸过程中和结束后均需要进行有效的菌斑控制：在正畸过程中，因为牙面上粘接的正畸附件会增加刷牙和菌斑控制

的难度，此时如果不能进行良好的菌斑控制，就会导致牙周炎的发生，需要暂停正畸治疗，在控制牙周炎症的前提下才可以继续进行正畸；一旦发生有牙槽骨吸收的牙周炎，会破坏正常的牙周组织解剖结构，也会增加正畸治疗的风险。在正畸结束后，要按照要求佩戴保持器并控制菌斑，否则不能维持排列整齐的牙列和良好咬合关系，也会增加菌斑控制的难度，导致牙周疾病发生，影响正畸疗效。在正畸治疗结束后，需要将牙面上粘接托槽的残留物去除干净，保持牙面光滑，尽量减少菌斑的滞留。

■ **体会**

良好的菌斑控制是保持牙周治疗效果的关键。在本病例患者被诊断为青春期龈炎之后，进行了常规的牙周基础治疗。在龈上洁治术去除牙石、软垢和色素等局部刺激物，牙面局部磨除树脂、抛光后1周复诊时，虽然牙龈乳头还较圆钝，仍然有部分牙龈增生，但是可以看到牙龈炎症有明显好转，这说明去除局部刺激物后牙龈炎症得到控制；但后来因患者学习紧张未按时复诊，4个月复诊时发现其再次出现牙龈乳头红肿，炎症再次加重，通过检查发现患者口腔卫生维护不佳，牙面上有不同程度的菌斑滞留，这是导致牙龈炎症再次加重的原因；之后患者自述将出国学习，因此不能按时复诊，反复叮嘱患者一定要控制菌斑，维护良好的口腔卫生，否则一旦牙面上的菌斑堆积，将会再次导致牙龈炎症的发生，如不能及时治疗，牙龈炎就有可能发展为牙周炎，从而出现不可逆性的牙周支持组织的破坏。建议患者认真控制菌斑，继续正畸治疗。

（郭晶　南茜　李娜）

病例 6　青春期龈炎 3

病例概况

患者，女，15岁，中学生。最近被好朋友发现牙龈发红，回忆自己刷牙、咬硬物后牙龈出血有5年了，咨询医生有什么治疗方法。

病　史

主诉　刷牙或咬硬物时牙龈出血5年余。

现病史　近5年来刷牙或咬硬物时牙龈出血，无全身疲乏及无力等不适，未经治疗。

既往史　无其他口腔疾病史。

全身健康状况及过敏史　否认全身系统性疾病史及急慢性传染性疾病史；否认药物过敏史。

个人史　每日刷牙1~2次。

家族史　无特殊记载。

检　查

口内检查　牙列式：11-18、21-28、31-38、41-47。

口腔卫生状况：CI（1~3），DI（3）；牙龈边缘充血水肿，龈乳头圆钝，质软，BOP（+）；PD 2~5mm，未探及釉牙骨质界，可探及龈下牙石，生理动度（图6-1A~1）。

17、27、37、47殆面窝沟龋，可卡住探针，探痛（-），冷诊不敏感，叩痛（-）；18垂直阻生，无对殆牙。

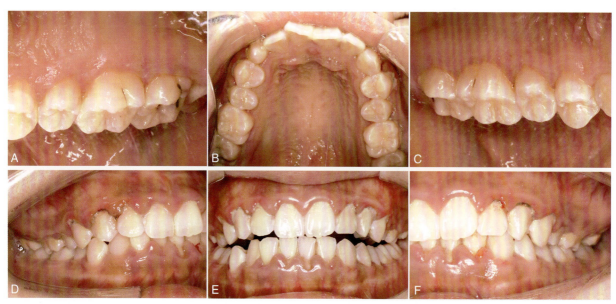

图6-1　初诊检查　A.右上后牙腭侧；B.上前牙腭侧；C.左上后牙腭侧；D.右侧后牙颊侧；E.前牙唇侧；F.左侧后牙颊侧

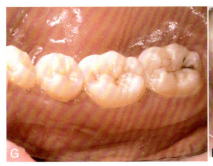 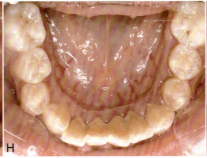 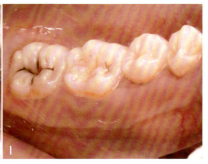

续图 6-1　初诊检查　G.右下后牙舌侧；H.下前牙舌侧；I.左下后牙舌侧

影像学检查　曲面体层片显示全口牙槽嵴顶高度正常，牙槽骨致密，骨小梁清晰，牙周膜间隙及硬骨板正常；未见 48 牙体影像（图 6-2）。

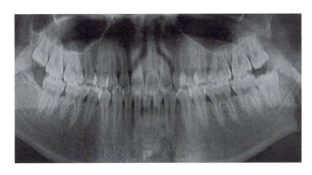

图 6-2　曲面体层片　牙槽骨未见明显异常

诊　断

1. 青春期龈炎。
2. 17、27、37、47 𬌗面浅龋。
3. 18 垂直阻生牙（无功能牙）。

治　疗

治疗计划

1. 告知患者所患疾病、治疗方法、治疗次数、治疗效果及费用。
2. 牙周治疗常规查血。
3. 全口龈上洁治术。
4. 17、27、37、47 择期行充填术。
5. 18 择期拔除。
6. 口腔卫生宣教，定期复查复治。

治疗经过

1. 依治疗计划行全口龈上洁治术。

（1）牙周治疗常规查血指标均在正常范围，告知患者洁治中及洁治后有牙齿敏感和出血；

（2）菌斑显示剂进行菌斑染色，结果显示下颌牙舌侧菌斑指数（3），其余牙位点菌斑指数（1~3）（图 6-3A~I）；

（3）常规全口龈上洁治术。

医嘱　①术后勿饮食易着色食物，如咖啡、茶等；②如出现冷热酸甜敏感，饮食时避免冷热酸甜刺激，可使用脱敏牙膏；③如出现明显牙龈自发性出血，请及时复诊；④维护口腔卫生，使用正确的刷牙方法，使用牙线；⑤1 周复诊。

2. 龈上洁治术后 1 个月复诊（1 周未按时复诊）。

患者述　刷牙无出血。

检查　口腔卫生状况：CI（0），DI（1）；牙龈色、形、质基本正常（图 6-4A~I）。

处置　17、27、37、47 备 I 类洞，消毒，自酸蚀，光敏复合树脂充填，调𬌗，抛光。3% 过氧化氢液含漱，0.5% 碘伏消毒，手用锄形器刮除菌斑及软垢，3% 过氧化氢液冲洗龈沟，擦干龈缘，龈沟内置 1% 碘甘油。

建议 1 周后拔除 18。

医嘱　正确刷牙，使用牙线，维护口腔卫生，每 3 个月定期复查。

患者未来复查，3、6 个月分别电话随访，自觉牙龈无出血，家长观察牙龈无红肿。

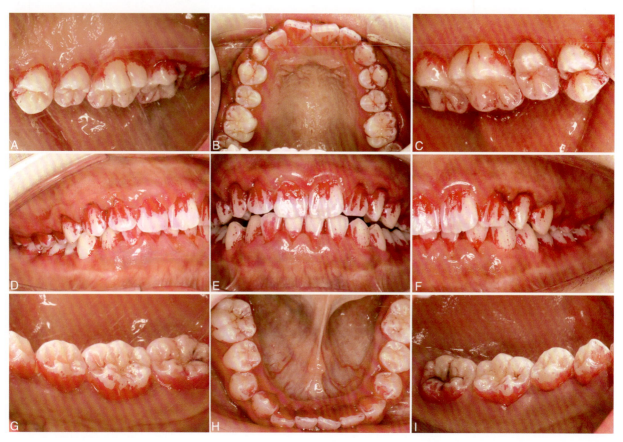

图6-3 洁治前菌斑染色牙面 A.右上后牙腭侧；B.上前牙腭侧；C.左上后牙腭侧；D.右侧后牙颊侧；E.前牙唇侧；F.左侧后牙颊侧；G.右下后牙舌侧；H.下前牙舌侧；I.左下后牙舌侧

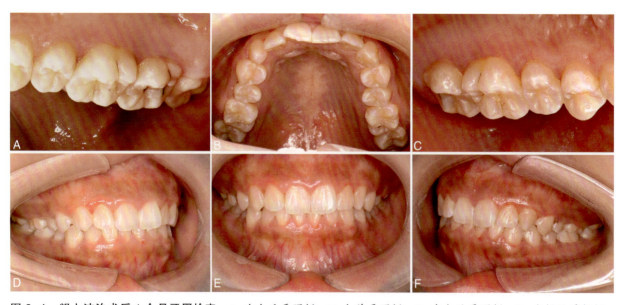

图6-4 龈上洁治术后1个月牙周检查 A.右上后牙腭侧；B.上前牙腭侧；C.左上后牙腭侧；D.右侧后牙颊侧；E.前牙唇侧；F.左侧后牙颊侧

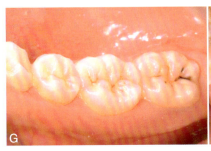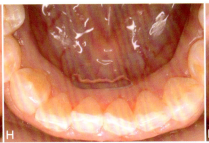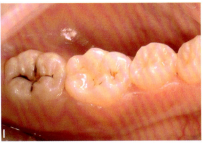

续图 6-4　龈上洁治术后 1 个月牙周检查　G. 右下后牙舌侧；H. 下前牙舌侧；I. 左下后牙舌侧

病例小结

■ **2018 年牙周病及种植体周病新分类**

青春期龈炎在新分类中属菌斑性牙龈炎，本病例是由菌斑和系统性危险因素（青春期）共同介导。

■ **诊断分析**

本病例患者口腔卫生较差，全口牙龈红肿，特别是上下前牙区唇侧龈缘与龈乳头肿胀圆钝；而且本病例患者 15 岁，正处于青春期，内分泌的改变产生较明显的炎症反应。因此，可诊断为青春期龈炎。

■ **本例患者出现刷牙或咬硬物时牙龈出血到底能不能治好？**

青春期龈炎的治疗主要采用龈上洁治术去除局部刺激因素，控制炎症后能够恢复到正常状态。但这并不意味着一劳永逸，后期还需要家长对孩子的口腔卫生维护进行监督，定期复诊，才能达到长期稳定的疗效。

■ **龈上洁治术操作要点**

进行龈上洁治术时应注意以下要点：根据牙石量的多少，选择不同的工作尖，不同的功率。如牙石量多，唇颊、唇腭面选择扁圆形工作尖，选择较大功率；牙石量少，位于邻面可选择尖圆形工作尖，选择较小功率。水调节至喷雾状，以形成空穴作用，同时起到降温作用。

洁治时可按区段进行，防止遗漏。洁治后可通过目测、探查或菌斑染色的方法检查有无遗漏。进行抛光时，可选择橡皮杯，注意橡皮杯口对准牙面，橡皮杯的边缘也可伸入龈缘下或邻面；对于色素、烟斑较多的牙可进行喷砂抛光。最后，龈沟或牙周袋进行冲洗，勿加压或伸入牙周袋深部。

> **关键点**　去除局部刺激因素仍是青春期龈炎治疗的关键：①通过龈上洁治术去除菌斑、软垢及牙石，病程短且牙龈肿大不明显者，经基础治疗后多数患者 1 周左右炎症即可消退；②对于个别病程长且牙龈过度增生肥大的患者，必要时可采用牙龈切除术及牙龈成形术。但局部和全身因素依然存在时，术后仍易复发。因此，治疗后应定期复查，并做必要的维护治疗。指导患者使用正确刷牙和控制菌斑的方法，养成良好的口腔卫生习惯，以防止复发。

■ **体会**

青春期龈炎是菌斑性牙龈病中最常见的一种。菌斑是其始动因子，患者如不能做好菌斑控制，则可导致大量菌斑再次堆积，牙龈炎症将再次复发，甚至形成牙周炎。因此，在整个治疗过程中，医生应强调菌斑控制，多次指导，纠正错误的刷牙方法，并且通过菌斑染色让患者直观地认识到自己口腔卫生的维护情况，以便做好菌斑控制。

（朱春晖　丁睿）

病例 7　妊娠期龈炎

病例概况

患者，女，34岁，教师，妊娠5个月。刷牙时牙龈出血2个月，不知道是什么原因。需要治疗吗？什么时间治疗合适呢？

病　史

主诉　刷牙或咬硬物时牙龈出血2个月。

现病史　近2个月来自觉刷牙或咬硬物时牙龈出血，伴随口腔异味，未做过任何治疗。

既往史　3年前因外伤上前牙曾做"根管治疗"和"烤瓷冠"修复；近2年刷牙时牙龈偶有出血，未曾诊治。

全身健康状况及过敏史　妊娠5个月，有轻度妊娠反应，产检各项指标均正常。6年前曾患有"胃溃疡"，经治疗好转。否认全身其他系统性疾病史及急慢性传染病史；否认药物过敏史。

个人史　每日刷牙2次（早晚刷），上下竖刷法；孕前喜欢喝咖啡；备孕时未做口腔检查和治疗。

家族史　无特殊记载。

检　查

口内检查　牙列式：11-17、21-27、31-38、41-48。

口腔卫生状况：CI（2），DI（2），色素（++~+++）；全口牙龈边缘及龈乳头充血水肿，质软，BOP（+），PD 2~4mm，可探及龈下牙石，生理动度。

11、21金属基底烤瓷冠，冠边缘不密合，两牙之间龈乳头退缩2mm，呈黑三角；32-42舌侧牙龈退缩2~3mm；38、48颊倾，无对殆牙（图7-1A~I）。

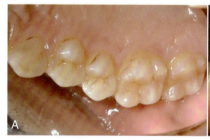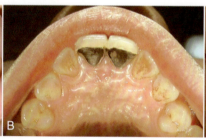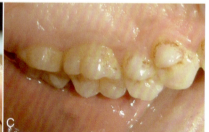

图7-1　初诊检查　A.右上后牙腭侧；B.上前牙腭侧；C.左上后牙腭侧

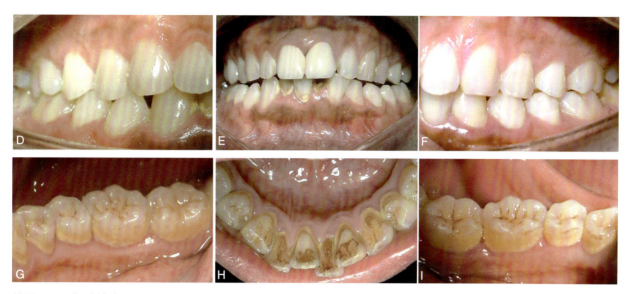

续图 7-1 初诊检查 D.右侧后牙颊侧；E.前牙唇侧；F.左侧后牙颊侧；G.右下后牙舌侧；H.下前牙舌侧；I.左下后牙舌侧

诊　断

1. 妊娠期龈炎。
2. 11、21 不良修复体。
3. 38、48 颊倾、无功能牙。

治　疗

治疗计划

1. 告知患者所患疾病、治疗方法、治疗次数、治疗效果及费用。
2. 牙周治疗常规查血（结果均在正常范围）。
3. 全口龈上洁治术。
4. 口腔卫生宣教，定期复查复治。
5. 分娩后，38、48 择期拔除。
6. 分娩后，11、21、32-42 择期拍根尖片制定治疗计划。

治疗经过

1. 依治疗计划行全口龈上洁治术。

3% 过氧化氢液含漱，0.5% 碘伏常规消毒；行全口龈上超声波洁治术（图 7-2），喷砂抛光牙面（图 7-3）；3% 过氧化氢液冲洗龈袋（图 7-4），棉球擦干龈缘，袋内置 1% 碘甘油（图 7-5）。

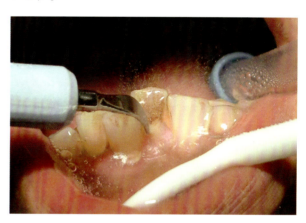

图 7-2 超声洁治

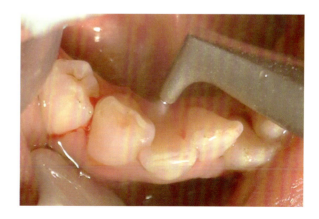

图 7-3 喷砂抛光

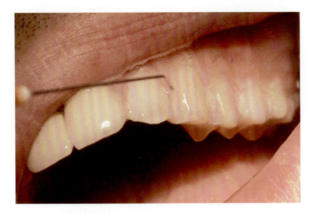

图 7-4 龈沟冲洗

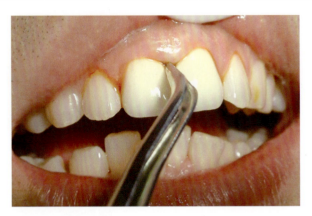

图 7-5 龈沟上药

医嘱 ①改进刷牙方式，使用牙线，加强口腔卫生维护；②定期复查，不适随诊。

2.龈上洁治术后1周复诊。

患者述 牙龈出血好转。

检查 口腔卫生状况：DI（1），CI（0），色素（-），PD 2~3mm；个别牙有龈下牙石，个别位点有探诊出血，牙龈红肿减轻（图7-6A~I）。

处置 3%过氧化氢液含漱，0.5%碘伏消毒；Gracey刮治器刮除龈下牙石，平整根面；3%过氧化氢液冲洗龈沟，棉球擦干龈缘，置1%碘甘油。

医嘱 ①加强口腔卫生维护，使用牙线；②1个月复查。

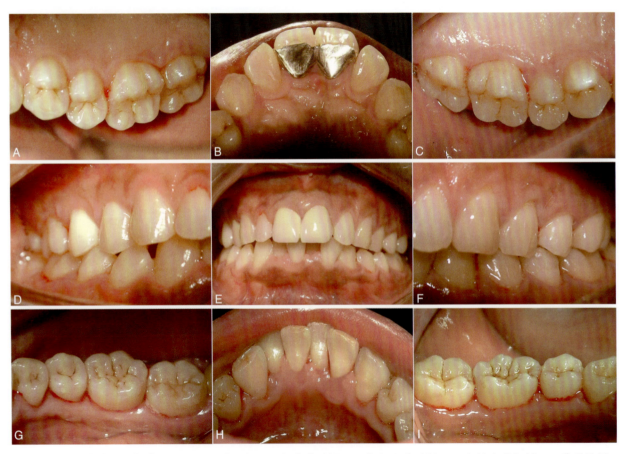

图 7-6 龈上洁治1周复诊　A.右上后牙腭侧；B.上前牙腭侧；C.左上后牙腭侧；D.右侧后牙颊侧；E.前牙唇侧；F.左侧后牙颊侧；G.右下后牙舌侧；H.下前牙舌侧；I.左下后牙舌侧

病例小结

■ **2018 年牙周病及种植体周病新分类**

妊娠期龈炎在新分类中属于菌斑性牙龈炎（受全身危险因素影响）。

■ **诊断依据**

妊娠期龈炎是孕期最常见的口腔疾病，最易受累的区域为前牙区，临床症状包括：牙龈呈深红或暗红色改变，探诊易出血，牙龈缘增厚，牙间乳头肿胀增生，龈沟液增加，形成假性牙周袋。牙龈炎症常始于孕后第 2 个月，在妊娠中期（3~6 个月）最为严重，可持续至第 8 个月，之后炎症呈消退趋势。研究证实，这种规律与孕期激素的分泌规律相关。本病例患者牙龈出血、牙龈肿胀、妊娠 5 个月，不难诊断为妊娠性龈炎。

■ **为什么妊娠期更容易出现刷牙时牙龈出血？**

首先，患者在妊娠期激素水平的改变，会加剧局部菌斑引起的牙龈炎症反应，使原有的慢性龈炎加重，并且这种症状会随着孕期而变化。其次，我们目前尚缺乏足够的孕前口腔保健宣教工作，因此育龄妇女并没有在孕前进行口腔检查的意识。建议在孕前进行必要的口腔检查，做好预防。

> **关键点** 由于缺乏足够的孕前健康教育，许多妇女忽视孕前口腔检查的必要性。若能在孕前进行口腔保健，控制菌斑，治疗已有的慢性龈炎，可有效预防妊娠期龈炎。因此必要的孕前口腔检查及孕期口腔健康维护至关重要。对患有妊娠性龈炎的患者，一般不做 X 线检查。可选择妊娠中期进行牙周基础治疗。本病例患者孕期 5 个月，刚好处于妊娠中期，是治疗妊娠期龈炎的最佳时机。治疗过程中，以清除积聚的牙石和菌斑为主，尽量避免使用抗生素等全身药物来控制炎症，以免影响胎儿发育。

■ **对妊娠期妇女牙周疾病的防治建议**

①做好日常口腔健康维护：包括掌握正确的刷牙方法——改良 BASS 刷牙法，去除菌斑、软垢，必要时辅助使用漱口水；使用牙线和牙间刷有效清理牙间隙和牙列不齐的隐蔽区域；改变不良的生活习惯，如吸烟、饮酒等。②定期口腔检查：育龄期妇女孕前进行专业口腔检查，处理已有的口腔问题，降低妊娠期牙周病的发生。③及时治疗：妊娠期妇女定期咨询专业的口腔医师，做到疾病的早发现和早预防，制定适宜的治疗计划；遇到疾病急性发作时，应寻求专业医师的帮助，避免自己服用药物或者拖延病情。

■ **治疗体会**

龈上洁治术过程中常常伴发出血、疼痛、敏感等不适，而且由于孕妇对胎儿的担心等心理因素的影响，使得孕妇在治疗过程中痛阈较低。医生在治疗过程中需要更多的耐心，轻柔、无痛操作，随时观察孕妇反应。对不能一次完成全口治疗的患者，应分次洁治或只完成牙龈炎症较重的个别牙齿区域。

（苗棣　李娜）

病例 8　妊娠期龈瘤 1

病例概况

患者，女，32岁，教师，妊娠2个月。因上腭部牙龈肿物影响进食就诊，当诊断为妊娠期龈瘤时，她问医生："什么时候可以手术切掉？"

病　史

主诉　上前牙内侧牙龈有一球状肿物2个月。

现病史　2个月前发现上前牙内侧牙龈有一球状肿物，影响进食；刷牙或吃东西时牙龈经常出血，未曾诊治。

既往史　无其他口腔疾病史。

全身健康状况及过敏史　妊娠2个月；否认全身系统性疾病史及急慢性传染病史；否认药物过敏史。

个人史　每日刷牙2次（早晚）。

家族史　无特殊记载。

检　查

口内检查　牙列式：11-17、21-27、31-37、41-47。

口腔卫生状况：CI（1~2），DI（1~2），色素（+）；11、21腭侧牙龈乳头区有10mm×11mm大小的球形肿物，色暗红，质软，有蒂，边界清楚（图8-1）；BOP（+），可探及龈下牙石，松动Ⅰ度。其余牙牙龈边缘轻度水肿，部分牙龈退缩1~2mm；BOP（+），PD 2~3mm，生理动度。

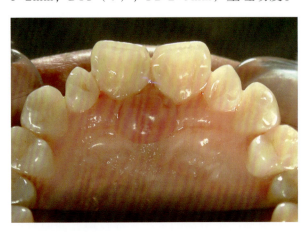

图 8-1　初诊检查　11、21腭侧牙龈乳头区球形肿物

诊　断

1. 11、21妊娠期龈瘤。
2. 慢性龈炎。

治　疗

治疗计划

1. 告知患者所患疾病、治疗方法、治疗次数、治疗效果及费用。
2. 11、21局部对症治疗。
3. 择期复诊（妊娠4~6个月）：
   （1）牙周治疗常规查血；
   （2）全口龈上洁治术，11、21龈下刮治、根面平整术；
   （3）11、21龈瘤切除术并送病检。
4. 口腔卫生宣教，定期复查。

治疗经过

1.11、21局部对症治疗。

处置　11、21用1%过氧化氢液及生理盐水交替、缓慢、轻柔地冲洗龈袋。

医嘱　①加强口腔卫生维护；②妊娠期4~6个月复诊。

2.11、12对症治疗后3个月，患者按约妊娠5个月复诊。

患者述　牙龈肿物增长，产检各项指标正常，身体健康，要求手术切除。

检查　CI（1~2），DI（1~2），色素（+）；11、21腭侧牙龈乳头球形增生肥大，大小15mm×15mm（图8-2），色略红，质软，有蒂，边界清楚，BOP（+），松动Ⅰ度。

其余牙龈边缘轻度水肿，部分牙龈退缩1~2mm；BOP（+），PD 2~3mm，生理动度。

实验室检查　牙周治疗常规血液检查结果无异常。

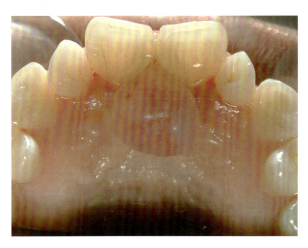

图8-2　术前检查　11、21腭侧牙龈乳头球形肿物

处置

1%过氧化氢液含漱1min；常规全口超声龈上洁治术，11、12龈下刮治术、根面平整术，抛光牙面；1%过氧化氢液冲洗龈袋。

医嘱　保持口腔卫生，1周复诊。

3.龈上洁治，11、12刮治及根面平整术后1周复诊，依治疗计划拟行11、21腭侧龈瘤切除术。

患者述　龈上洁治术后无明显不适。

检查　11、21腭侧牙间龈乳头区肿大，11mm×12mm，色略红，质软，有蒂，边界清楚，BOP（+），松动Ⅰ度。其余牙颜色、形状、质地基本正常、BOP（+）。

告知患者麻醉方式及风险、手术目的、手术效果、手术费用等，并疏导患者的紧张情绪及手术对胎儿影响的担心。患者表示知情同意并签署同意书。

手术步骤

（1）常规消毒铺巾；

（2）11、21使用阿替卡因肾上腺素注射液行唇侧局部浸润麻醉，腭侧切牙孔周围浸润麻醉（图8-3A）；

（3）沿龈瘤蒂部切除瘤体（图8-3B）；

（4）11、21行沟内切口龈乳头切口，翻开黏骨膜瓣（图8-3C）；

（5）刮除相应部位的牙周膜及肉芽组织（图8-3D）；

（6）龈瓣复位、缝合（图8-3E）；

（7）创面敷牙周塞治剂（图8-3F）；

（8）切除病变组织，4%甲醛固定送病理检查。

术后医嘱　①术区24h内不刷牙，非术区正常刷牙；②使用0.12%氯己定含漱液1周，每日2次，每次1min；③术后1d内唾液中可能有血丝，如出血较多及时复诊；④如术后塞治剂脱落，术区明显肿胀、疼痛，请电话联系，酌情复诊；⑤1周复诊。

4.11、21腭侧龈瘤切除术后1周复诊。

患者述　术后1周内无明显不适。

检查　11、21术区塞治剂部分脱落。

处置　11、21去除塞治剂，生理盐水清洗创面，见创口愈合良好；0.5%碘伏常规消毒，拆除缝线（图8-4A、B）；11、12牙龈乳头退缩约2mm。

病理报告　11、12牙龈瘤（血管型）（图8-5）。

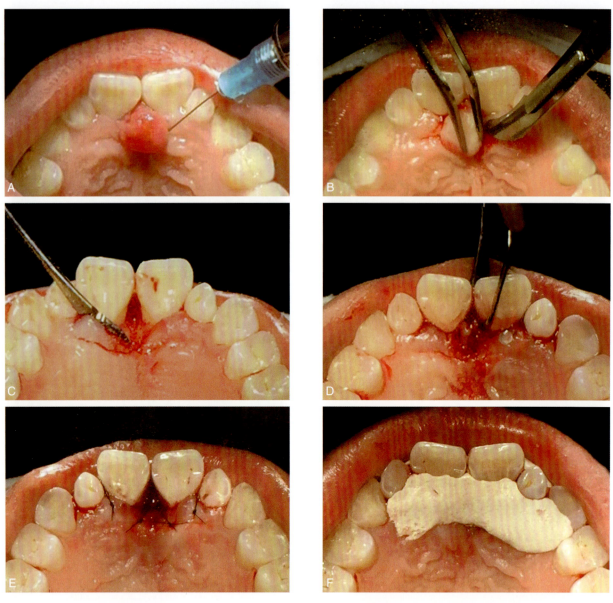

图8-3　11、21腭侧龈瘤切除术　A.局部麻醉；B.切除牙龈肿物；C.翻瓣；D.刮除相应部位牙周膜；E.复位缝合；F.敷牙周塞治剂

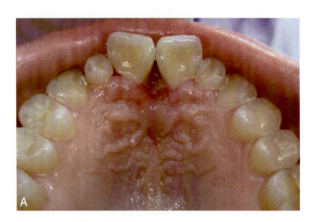
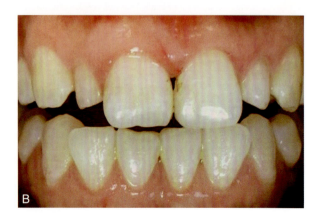

图8-4　术后1周拆线　A.腭侧；B.唇侧

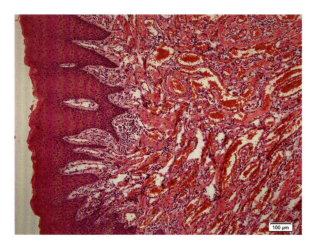

图 8-5　11、21 血管型牙龈瘤组织学图像（HE 染色）

定期随访

妊娠期龈瘤切除术后 1 个月复查。

患者述　无不适。

检查　口腔卫生状况：DI（1），11、21 龈乳头外形及高度基本恢复，色略红，PD 约 2mm（图 8-6A、B），余牙牙龈无红肿，BOP（-），PD 2~3mm。

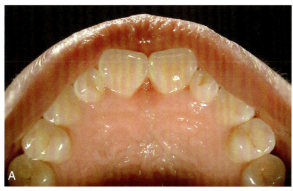
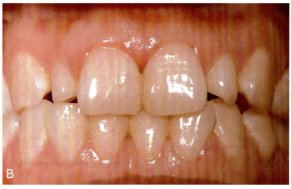

图 8-6　术后 1 个月 11、12 牙龈乳头　A. 腭侧；B. 唇侧

处置　3% 过氧化氢液含漱，锄形器去除全口牙面菌斑、软垢；3% 过氧化氢液冲洗龈沟。

医嘱　①加强口腔卫生维护；②定期复查。

病例小结

■ **2018 年牙周病及种植体周病新分类**

妊娠期龈瘤在新分类中属于非菌斑性牙龈病（反应性病变）。

■ **诊断依据**

本例患者就诊时，上前牙腭侧龈乳头区牙龈增生物，色红，质地松软，有蒂，边界清楚，探诊出血，大小 10mm×11mm，结合患者正处于妊娠期，可初步诊断为妊娠期龈瘤。

> **关键点**　妊娠期牙龈瘤是妊娠期妇女常见的口腔疾病。一般不需要手术治疗，待分娩后多可自行消退，不消退者再行手术治疗。但对于较大的妊娠期龈瘤，因其影响发音和进食，加之极易出血，往往造成孕妇的心理负担，甚至影响胎儿的发育。此种情况时，建议在妊娠中期行手术治疗。
>
> 　　手术治疗多是将龈瘤完全切除，并用刮匙或骨钳将病变波及的牙周膜、骨膜及邻近的骨组织去除，再缝合创面，严重时需拔除所波及的牙齿。但妊娠期龈瘤切除术则应充分考虑孕妇的特殊身体状况，手术尽量简便，以切除瘤体、消除局部刺激为主。

■ **妊娠期龈瘤能否在孕期进行手术？**

孕期并不是妊娠期龈瘤切除手术的绝对禁忌。但手术必须要在牙周基础治疗后，局部炎症消退的前提下才能进行，且尽量在妊娠中期（妊娠 4~6 个月）。

妊娠期牙龈瘤切除术应注意什么？①术前应与患者充分沟通，进行心理疏导，消除恐惧心理；②手术必须在牙周基础治疗后、炎症消退时进行；③术中在完整切除瘤体及所波及的牙周组织同时，应尽量减少切除范围，缩短手术时间；④手术后应保持口腔清洁，用安全有效的漱口水含漱1周，但术区暂不刷牙；⑤在孕妇用药过程中，除了考虑成人以外，要避免使用对胎儿有影响的药物。

■ 体会

本例患者在牙龈瘤切除术和翻瓣术术后1周时，牙龈乳头处的牙龈退缩约2mm，形成视觉上的"黑三角"。术后1个月时，牙龈乳头高度基本恢复。

临床检查该患者牙龈属于厚生物型，对牙龈退缩的抵抗能力强；牙冠属于方圆形，邻间隙根方较窄，牙龈乳头更容易充满邻间隙。术中可见接触点–牙槽嵴顶距离小于5mm。有研究表明，当接触点–牙槽嵴顶距离≤5mm，牙龈乳头可充满牙间隙。因此，本例患者在术后1个月能够基本恢复牙龈乳头的高度。

（司薇杭　潘洋　李美文）

病例 9　妊娠期龈瘤 2

病例概况

患者，女，30岁，公务员。发现右上后牙牙龈肿物6个月，哺乳期5个月到牙周科就诊，病因是什么？该如何处理？

病　史

主诉　右上后牙牙龈肿物6个月。

现病史　6个月前发现右上后牙牙龈肿物，因当时妊娠8个月，未治疗。

既往史　18年前曾行牙齿正畸治疗，拔除4颗牙。

全身健康状况及过敏史　哺乳期5个月。否认全身系统性疾病史及急慢性传染性疾病史；否认药物过敏史。

个人史　每日早晚刷牙各1次；无特殊嗜好。

家族史　无特殊记载。

检　查

口内检查　牙列式：11-13、15-17、21-23、25-28、31-33、35-38、41-43、45-48。

口腔卫生状况：CI（1~2），DI（2），色素（-）；16、17颊侧牙龈肿物，大小3cm×1.5cm，色红，质韧，有蒂，边界清楚，探查出血，16 PD 4~7mm，松动Ⅰ度；17 PD 5~8mm，松动Ⅱ度（图9-1A）。

影像学检查　X线片显示16、17牙槽骨吸收至根中1/3（图9-1B）。

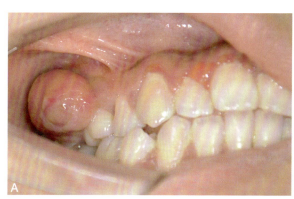
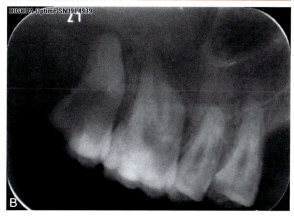

图9-1　初诊检查　A.16、17颊侧牙龈肿物；B. 16、17 X线片

诊　断

1. 16、17妊娠期龈瘤。
2. 16、17慢性牙周炎。
3. 牙列缺损（14、24、34、44因正畸治疗而拔除，无缺牙间隙）。

治 疗

治疗计划

1. 告知患者所患疾病、治疗方法、治疗次数、治疗效果及费用。
2. 牙周治疗常规查血。
3. 全口龈上洁治术、16、17龈下刮治术。
4. 16、17牙龈瘤切除术，切除组织送病检。
5. 口腔卫生维护，定期复查复治。

治疗经过

1. 实验室检查。

牙周手术常规血液检查未发现明显异常。

2. 全口龈上洁治术、16、17龈下刮治术。

3%过氧化氢液含漱，0.5%碘伏消毒；行全口超声龈上洁治术，抛光杯蘸抛光膏依次抛光牙面，Gracey刮治器行16、17龈下刮治，根面平整；3%过氧化氢液冲洗。

医嘱 ①避免进食过冷、过热食物；②改进刷牙方式，使用牙线、牙缝刷等；③定期复诊，不适随诊。

3. 16、17牙龈瘤切除术。

全口龈上洁治术、16、17龈下刮治术后1周。

患者述 无不适。

检查 CI（0），DI（1），色素（-）；16、17颊侧牙龈肿物，大小3cm×1.5cm，色红，质韧，有蒂，探查出血；16松动Ⅰ度，17松动Ⅱ度。

处置 与患者进行术前谈话，再次强调术中可能出现的问题、术后并发症、疗效及费用，并签牙周手术知情同意书。

手术步骤

（1）常规消毒铺巾；

（2）16、17阿替卡因肾上腺素注射液局部浸润麻醉，用15号手术刀从龈瘤基底部切除全部瘤体，见16远颊根及颊侧根分叉全部暴露，近颊根及17颊根根颈部1/2暴露（图9-2A），切除病变组织送病检（图9-2B）；

（3）16近中翻瓣，去除16根分叉区及远中邻面、17近远中肉芽组织，根面平整，17% EDTA处理根面；

（4）16、17修整牙槽骨，生理盐水冲洗，16近中龈瓣复位，缝合，16、17暴露根面置碘仿纱条，敷塞治剂。

医嘱 ①术后24h冷敷，近日禁用患牙咀嚼；②术后术区勿刷牙，塞治剂脱落及时复诊，加强维护口腔卫生；③如有任何不适电话咨询，必要时复诊；④1周复诊。

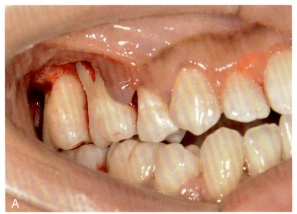

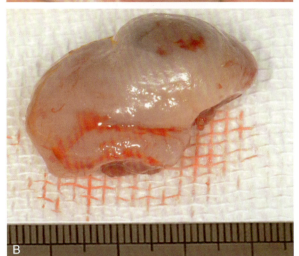

图9-2 牙龈瘤切术 A.龈瘤切除后；B.切除的组织

4. 16、17牙龈瘤切除术后1周复诊。

患者述 术后无明显疼痛。

检查 口腔卫生状况：DI（1），15-17术区塞治剂存在。

病检报告 16、17纤维型牙龈瘤（图9-3）。

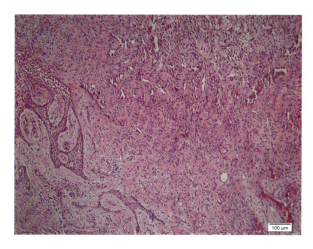

图9-3 纤维型牙龈瘤组织学图像（HE染色）

处置 去除15-17术区塞治剂，生理盐水擦拭术区，创面牙龈鲜红水肿，触易出血；0.5%碘伏消毒术区，拆线；碘仿纱条覆盖颊侧创面，局部敷塞治剂保护。

医嘱 ①饭后漱口，非术区正常刷牙；②2周复诊。

定期随访

1. 16、17龈瘤切除术后2周复查。

患者述 无明显不适症状。

检查 口腔卫生状况：DI（1），15-17术区塞治剂存在。

处置 15-17去除术区塞治剂，1/2根外露；生理盐水清洗创面，16、17术区有肉芽组织形成，触之出血，碘仿纱条覆盖术区，局部敷塞治剂保护。

刮除其余牙牙面软垢。

医嘱 ①口腔卫生宣教；②3周复查。

2. 16、17龈瘤切除术后3周复查。

患者述 无任何不良反应。

检查 口腔卫生状况：DI（0），15-17术区塞治剂存在。

处置 15-17去除术区塞治剂，1/3根面外露；生理盐水冲洗创面，见16、17术区肉芽组织表面有上皮覆盖，碘仿纱条覆盖术区，局部敷塞治剂保护。

医嘱 ①维护口腔卫生；②1个月复查。

3. 16、17龈瘤切除术后1个月复查。

患者述 无明显不适。

检查 口腔卫生状况：DI（0），15-17术区塞治剂存。

处置 15-17去除术区塞治剂，生理盐水冲洗创面，见16、17创面牙龈已覆盖根面。

医嘱 ①加强口腔卫生维护；②3个月复查。

4. 16、17龈瘤切除术后3个月复查。

患者述 无明显不适。

检查 口腔卫生状况：CI（1）、DI（1），16-17牙龈色、形、质基本正常（图9-4）；16松动约Ⅰ度。

医嘱 使用牙线及冲牙器，6个月复查。

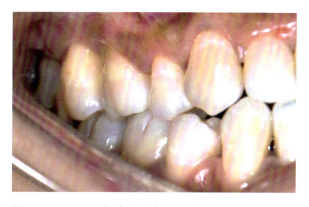

图9-4 16、17龈瘤切除术后3个月

病例小结

■ **2018年牙周病及种植体周炎新分类**

妊娠期龈瘤在新分类中属于非菌斑性牙龈病（反应性病变）。

■ **诊断依据**

本病例患者在妊娠期间发生的16、17颊侧牙龈瘤样增生，色红、质韧、带蒂，边界清楚，可诊断为妊娠期龈瘤。

> **关键点** 患者有明确的妊娠史，由于妊娠期患者内分泌改变，雌激素水平升高，促使原有的牙龈慢性炎症加重，刺激牙龈乳头局部增生，严重者就会出现牙龈瘤。妊娠结束后，患者体内激素水平逐渐恢复至正常，如局部刺激因素去除牙龈瘤有可能随之变小甚至消退。本病例患者就诊时哺乳期5个月，妊娠已结束，瘤体并未缩小，仍然较大，故考虑行手术摘除。

■ 孕期牙周疾病的发病原因和机制有哪些？

妊娠期龈瘤表现为无痛的外生型肿物，呈红斑样或者是光滑的小叶状，主要存在于牙龈（占70%），通常直径≤2cm。主要促进因素包括局部菌斑、创伤刺激或激素水平波动等。可出现在孕期的任意阶段，最常出现于妊娠前期或妊娠中期，分娩后可自行消退。

孕期牙周疾病的发病机制主要包含4个方面：影响牙周微生态，龈下菌斑的成分发生改变，孕期妇女产黑色素类杆菌含量上升55倍，中间普雷沃菌在妊娠中期含量明显升高，与龈炎指数的升高一致；影响牙龈血管系统，孕酮可以增加牙龈血管的通透性，导致龈沟液流量升高，通过促进血管的增殖，加速牙龈的增生性反应。孕酮还可以降低微血管的血流速率，利于炎症细胞聚集，放大局部的炎症反应；局部炎症反应和免疫应答变化，孕酮激发PGE2的产生，增加多形核白细胞的趋化性，导致其在龈沟液中富集，加剧炎症反应。孕酮也可降低牙龈成纤维细胞IL-6的产生，下调纤溶酶原抑制物，减少组织蛋白溶解；同时降低细胞免疫和体液免疫；影响牙龈角质等细胞的增殖分化，激素水平改变上皮细胞抵抗细菌侵入的屏障作用，影响牙龈细胞外基质成分－糖胺聚糖和胶原的分泌，从而影响牙周组织的支持作用。

■ 体会

妊娠期间，即使孕妇不表现出牙周炎症状，仍可能出现牙齿松动。其原因可能在于孕酮和雌激素水平上升影响到牙周组织（如牙周膜和牙槽骨）的稳定。这种情况下，牙齿松动一般为暂时性的，分娩后随着机体激素水平的恢复会逐渐缓解。本病例患者16、17牙龈瘤较大，X线检查提示牙槽骨吸收，16松动Ⅰ度，17松动Ⅱ度。综合考虑，16、17松动可能的原因主要包含两个方面：一方面是牙槽骨的吸收，另外一方面是激素水平较高。同时，考虑到17的治疗效果可能欠佳，在术前谈话中需要和患者进行充分的沟通。术中对16、17牙龈瘤进行彻底的清除，局部牙槽骨暴露较多，软组织不能覆盖，最终间断缝合后在创口表面覆盖碘仿纱条及塞治剂，配合使用复方氯己定漱口水。经多次换药后，牙龈最终完全覆盖根面，牙齿松动也得到了极大改善，患者较为满意。

育龄期女性多数无孕前期牙周检查和维护意识，孕前常忽视口腔检查，建议育龄期妇女孕前进行专业口腔检查，处理已有的口腔问题，降低孕期牙周病易感性。孕期牙周疾病的发生，增加了不良妊娠的风险，可影响胎儿牙齿发育，并且可能导致早产或低体重儿的发生。妊娠期妇女定期咨询专业的口腔医师，做到疾病的早发现和早预防，制定适宜的治疗计划。遇到疾病急性发作时，应寻求专业医生帮助，避免自己服用药物或者拖延病情。

（朱春晖 潘洋 李娜）

病例 10　急性龈乳头炎

病例概况

患者，男，27岁，公务员。2d来自觉右上后牙牙龈持续胀痛，非常苦恼，咨询医生有什么治疗方法？

病　史

主诉　右上后牙牙龈胀痛2d。

现病史　近2d来自觉右上后牙牙龈胀痛，无夜间痛，未行任何治疗。

既往史　有食物嵌塞史。

全身健康状况及过敏史　否认全身系统性疾病史及急慢性传染病史；否认药物过敏史。

个人史　否认吸烟、饮酒、夜磨牙等不良习惯。

家族史　无特殊记载。

检　查

口内检查　全口牙列式：11-17、21-27、31-37、41-47。

13、14间龈乳头充血肿胀，覆盖14牙冠近中1/2，探痛明显，可探及食物纤维，BOP（+），PD 4~6mm，可探及龈下牙石，生理动度，牙线检查邻接点松；14牙冠呈暗灰色改变，远中邻𬌗面可见牙色充填物，14、15间无触点，冷诊无反应，叩痛（-）（图10-1A）。

影像学检查　X线片显示14牙冠远中、髓室及根管内高密度充填影像，欠填，根尖周可见低密度影；13牙周及根尖周未见明显异常（图10-1B）。

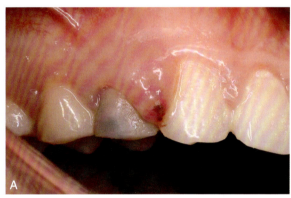

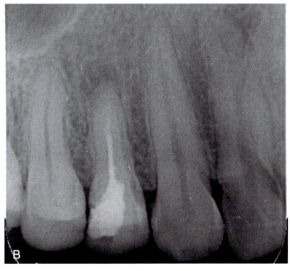

图10-1　初诊检查　A.13、14颊侧牙间龈乳头充血、水肿；B.13、14 X线片

诊　断

1. 13、14急性龈乳头炎。
2. 14慢性根尖周炎（根管治疗不完善）。

治 疗

治疗计划

1. 告知患者所患疾病、治疗方法、治疗次数、治疗效果及费用。
2. 13、14 局部对症治疗。
3. 14 择期行根管再治疗、纤维桩、全冠修复或嵌体修复。
4. 口腔卫生维护，定期复查复治。

治疗经过

1. 13、14 局部对症治疗。3% 过氧化氢液含漱 1min，去除 13、14 间食物纤维，0.5% 碘伏消毒；13、14 行龈下刮治、根面平整术；3% 过氧化氢液冲洗龈袋，棉球擦干龈缘，隔湿，碘酚烧灼龈袋内壁，龈缘 75% 酒精脱碘（图 10-2A~F）。

医嘱 ①维护口腔卫生，掌握正确的刷牙方法，使用牙线；② 3d 复诊。

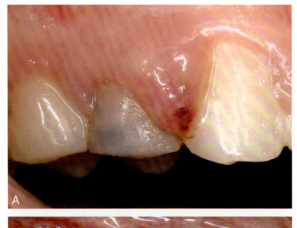
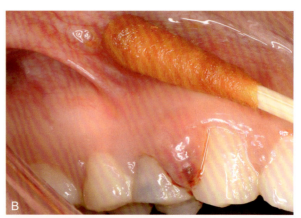
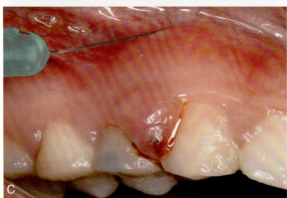
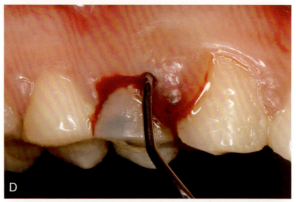
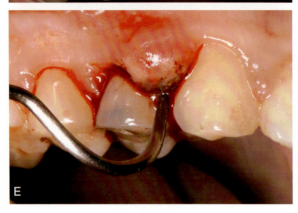
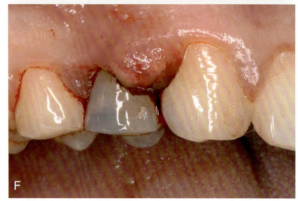

图 10-2　13、14 局部对症治疗　A. 颊侧牙间龈乳头充血、水肿；B. 局部消毒；C. 局部浸润麻醉；D. 行龈下刮治和根面平整术；E. 碘酚烧灼龈袋；F. 局部脱碘后

2. 13、14 局部治疗后 3d 复诊。

患者述 牙龈胀痛消失。

检查 13、14 间龈乳头微红，龈缘表面见白色假膜，可拭去，探易出血（图 10-3）。

处置 3% 过氧化氢液冲洗龈袋；干燥隔湿，碘酚烧灼龈袋，并置 1% 碘甘油。

医嘱 ①维护口腔卫生，掌握正确的刷牙方法，使用牙线；②1 周复诊。

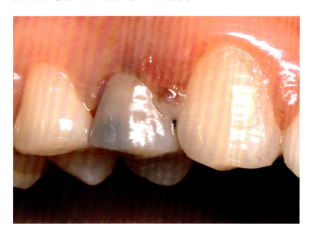

图 10-3　13、14 局部处理后 3d

3. 13、14 局部治疗后 7d 复诊。

患者述 治疗后无明显不适。

检查 13、14 间龈乳头色、形、质基本正常（图 10-4）。

医嘱 ①维护口腔卫生，正确的刷牙，使用牙线；②及时行 14 行根管再治疗及全冠修复。

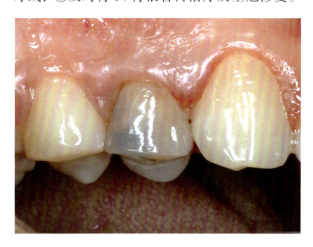

图 10-4　13、14 治疗后 7d

病例小结

■ **2018 年牙周病及种植体周炎新分类**

急性龈乳头炎在新分类中属菌斑性牙龈炎（受其他局部危险因素影响）。

■ **诊断依据**

本病例患者右上后牙牙龈胀痛 3d；检查见 13、14 间龈乳头充血肿胀，探痛明显，探易出血，有食物嵌塞，PD 4~6mm，可探及龈下牙石；邻面接触点松；结合病史及临床检查结果，可诊断为急性龈乳头炎。

■ **急性龈乳头炎患者口服消炎药物是否有效？**

急性龈乳头炎是指病损局限于个别牙龈乳头的不良修复体等引起的局部急性非特异性炎症不需要口服消炎药物。应该及时明确病因，去除局部刺激因素，局部使用抗感染和止痛药，消除局部炎症后再进行病因治疗。

> **关键点** 急性龈乳头炎应该与急性牙髓炎鉴别：急性牙髓炎有自发痛，夜间疼痛明显，牙体可见龋或非龋性疾病；而急性龈乳头炎夜间疼痛不明显，无牙体组织的损害，以食物嵌塞为主要诱因。

■ **体会**

当患者出现急性龈乳头炎时，应该分析其原因，如食物嵌塞、不恰当剔牙、充填体悬突、邻面龋、不良修复体的边缘等。尤其是垂直型食物嵌塞需用选磨法治疗：𬌗面重建边缘嵴，疏通溢出沟；邻面缩小邻接点，扩大外展隙；对颌消除楔形牙尖（悬吊牙尖）。治疗首先应去除局部刺激因素，如牙面牙石、菌斑、食物残渣等；用 3% 过氧化氢液冲洗龈沟，棉球擦干龈缘，置 1% 碘甘油。本病例待急性症状消退后应消除病因。行 44 根管再治疗，纤维桩固位，全冠修复，恢复近、远中邻接关系。

（朱春晖）

病例 11 急性坏死性溃疡性龈炎

病例概况

患者，男，28岁，工人。因牙龈出血、口腔异味、疼痛难忍就诊。怎样才能及时解决患者的病痛？

病 史

主诉 牙龈出血3d，剧烈疼痛1d。

现病史 患者自述连续工作3d没睡觉，开始出现刷牙时牙龈出血，随后有自发性出血，但能止住，牙面及口角有血迹，口腔有血腥味。牙龈疼痛，影响进食，不敢刷牙。昨晚开始疼痛加剧，半夜掉了1颗牙，今来诊。

既往史 1年前刷牙时牙龈出血，口服抗生素（具体药名、剂量不详）好转；未接受过牙体及牙周的治疗；否认外伤史。

全身健康状况及过敏史 否认全身系统性疾病史及急慢性传染性疾病史；否认药物过敏史。

个人史 吸烟20支/天，10年；每天早上刷牙1次。

家族史 无特殊记载。

检 查

全身情况 体形消瘦，脸色蜡黄，痛苦面容；可触及下颌下淋巴结，无压痛。

口内检查 牙列式：11-13、15-17、21-27、31-37、41-47。

口腔异味明显，CI(2)，DI(2)，色素(+)；牙龈充血水肿，个别牙自发性出血，牙龈乳头及龈缘覆盖灰白色污秽坏死假膜，去除坏死物可见龈乳头及龈谷区凹陷，创面出血；个别龈乳头缺损，BOP(+)，PD 3~4mm，生理动度（图11-1A~I）。

14缺失，牙槽窝内有上皮，无血凝块；22残根断面位于龈上约2mm，无松动；24、25、26、36残根断面位于龈下，27、46残冠牙根分离，无松动；47殆面龋坏，探诊敏感，冷诊稍敏感，叩痛(-)，无松动。

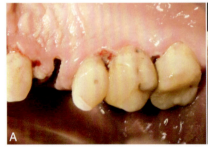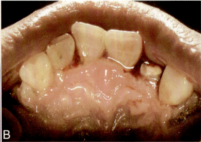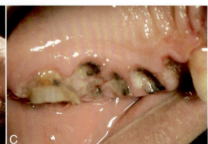

图11-1 初诊检查 A.右上后牙腭侧；B.上前牙腭侧；C.左上后牙腭侧

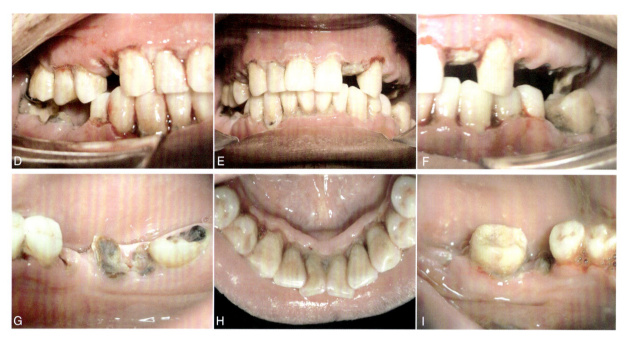

续图 11-1 初诊检查　D.右侧后牙颊侧；E.前牙唇侧；F.左侧后牙颊侧；G.右下后牙舌侧；H.下前牙舌侧；I.左下后牙舌侧

诊　　断

1. 急性坏死性溃疡性龈炎。
2. 牙体缺损（22、24－36 残根、27、46 残冠）。
3. 牙列缺损（14 缺失）。
4. 47 𬌗面龋（深龋）。

治　　疗

治疗计划

1. 告知患者所患的疾病需要多学科治疗，告知其治疗方法、治疗次数、治疗效果及费用，患者知情，但要求仅治疗主诉症状。
2. 局部应急治疗。
3. 牙周治疗常规查血。
4. 拍全口曲面体层片（患者要求择期拍摄）。
5. 全口龈上洁治术，牙周探诊检查后制定进一步治疗计划。
6. 22 根据 X 线片，依牙根长度酌情行根管治疗、桩冠或拔除后义齿修复。
7. 拔除 24－27、36、46，择期义齿修复缺失牙。
8. 47 酌情充填术。
9. 口腔卫生宣教，定期复查。

治疗经过

1. 应急处理。

（1）3% 过氧化氢液含漱，阿替卡因肾上腺素注射液局部浸润麻醉，锄形器刮除牙龈乳头及龈缘的坏死组织，并去除大块牙石（图 11-2A、B）；

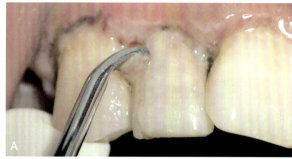

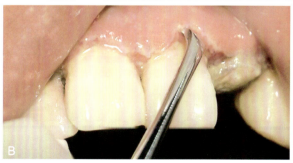

图 11-2　局部应急处理　A.去除 12 牙龈坏死组织及牙石；B.去除 21 牙龈坏死组织及牙石

（2）3%过氧化氢液棉球擦拭局部出血区；

（3）3%过氧化氢液及生理盐水交替局部冲洗，置1%碘甘油。

R

甲硝唑片　0.2g×21×1盒

用法：口服，0.2g，3/d，连用7d

1%过氧化氢液　250ml×1瓶

用法：含漱，10ml，3/d，连用7d

医嘱　①注意口腔卫生，漱口水每天含漱3次、更换牙刷，刷牙4次（3餐后及晚上睡前）；②按时服药；③3d复诊。

2. 局部应急处理后3d复诊。

患者述　疼痛明显好转，口腔异味消除，刷牙时出血减少。

检查　口腔无明显异味；牙龈缘乳头未见坏死组织和出血，轻度充血水肿，龈乳头退缩1~2mm；BOP（+），PD 2~3mm（图11-3A~I）。

牙周治疗常规查血　各项结果未见明显异常。

处置　依治疗计划行龈上洁治术：3%过氧化氢液含漱1min，0.5%碘伏常规消毒；超声去除全口牙面软垢及龈上牙石及部分龈下牙石，橡皮杯蘸抛光膏依次抛光牙面；3%过氧化氢液冲洗龈沟，棉球擦干龈缘，袋内置1%碘甘油。

医嘱　①术后勿饮食易着色食物，如咖啡、茶等；②饮食时避免冷热酸甜刺激，如出现冷

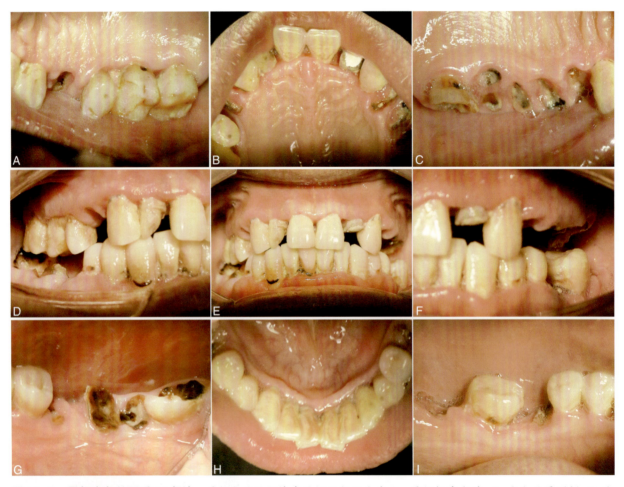

图11-3　局部应急处理后3d复诊　牙龈乳头及龈缘未见坏死组织和出血，牙龈轻度水肿。A. 右上后牙腭侧；B. 上前牙腭侧；C. 左上后牙腭侧；D. 右侧后牙颊侧；E. 前牙唇侧；F. 左侧后牙颊侧；G. 右下后牙舌侧；H. 下前牙舌侧；I. 左下后牙舌侧

热酸甜敏感，可使用脱敏牙膏；③如出现明显牙龈自发性出血，请及时复诊；④维护口腔卫生，正确刷牙，使用牙线；⑤10d复诊。

定期随访

1. 龈上洁治后10d复查。

患者述 牙龈疼痛、出血好转，口腔无异味。

检查 34-44 DI（1），龈乳头退缩2mm；牙龈颜色粉红，质韧，BOP（-），探诊深度2mm（图11-4A~I）。

处置 常规漱口、消毒，手用龈上洁治器刮除软垢；3%过氧化氢液冲洗龈沟，棉球擦干龈缘，置1%碘甘油。

医嘱 ①维护口腔卫生，定期复查，每半年到1年进行1次龈上洁治术；②近期内拍全口曲面体层片，根据X线片，依牙根长度酌情行22根管治疗，桩冠修复。47酌情充填术；③拔除24-27、36、46残根；④拔牙2个月后义齿修复；⑤1个月复诊。

2. 患者龈上洁治后1个月未复诊，电话随访。

患者述 这段时间牙龈无疼痛、无出血，一切正常。

医嘱 继续治疗其他患牙；注意口腔卫生，认真刷牙、定期复查。

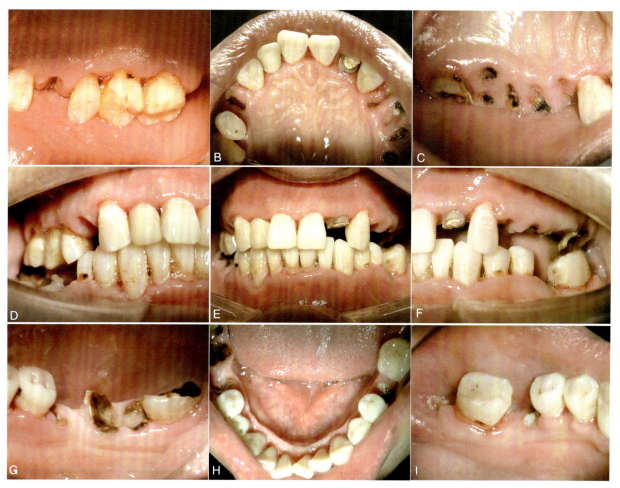

图11-4 龈上洁治术后第10天复诊 A.右上后牙腭侧；B.上前牙腭侧；C.左上后牙腭侧；D.右侧后牙颊侧；E.前牙唇侧；F.左侧后牙颊侧；G.右下后牙舌侧；H.下前牙舌侧；I.左下后牙舌侧

病例小结

■ **2018年牙周病及种植体周病新分类**

急性坏死性溃疡性龈炎在新分类中属于坏死性牙周病（NPD）。

■ **诊断分析**

首先排除一些全身疾病的可能性，尤其是急性白血病和艾滋病。根据各项血液化验未见明显异常，梅毒螺旋体抗体、HIV显示阴性，询问患者并无高危行为。在排除了全身疾病的可能性之后，根据患者典型病史和表现（10余年吸烟史，近日休息、饮食不佳，起病急；龈乳头和龈缘坏死，龈乳头呈刀切状缺损，自发性出血，牙龈疼痛以及腐败性口臭等四大症状），本例患者诊断为急性坏死性溃疡性龈炎。

■ **患者就诊时情绪非常不好，以为自己得了非常严重的病，牙龈竟然全部都烂了，而且还出血、疼痛、口臭，该如何处理？**

首先，针对患者的具体情况，通过血液检查等排除一些全身性疾病的可能性，尤其是急性白血病和艾滋病。在排除全身疾病的前提下，要及时对患者进行应急治疗，去除牙龈坏死组织，局部使用氧化剂。同时，还可配合全身使用抗生素，并对患者进行心理疏导，安抚情绪。

■ **鉴别诊断**

①慢性龈炎为慢性过程，无坏死病损，无疼痛，牙龈出血主要为非自发性出血。②疱疹性龈（口）炎好发于6岁以下儿童，起病急，前驱期1~2d有发热史，牙龈发生成簇小水疱，破溃后形成多个小溃疡，或溃疡相互融合形成假膜，不易拭去，无组织坏死和腐败性口臭；病损可波及唇黏膜和口周皮肤。③急性白血病全身表现为贫血、衰竭，血常规检查显示白细胞计数明显升高，并有幼稚白细胞；当梭形杆菌和螺旋体大量繁殖时，可在白血病基础上伴发急性坏死性溃疡性龈炎；该病牙龈组织中有大量不成熟的白细胞浸润，有自发性出血和口臭，使牙龈较大范围明显肿胀、疼痛，可伴有坏死。④艾滋病患者由于细胞免疫和体液免疫功能低下，常由各种细菌引起机会性感染，可合并坏死性溃疡性龈炎以及坏死性溃疡性牙周炎；后者多数见于艾滋病患者。

> **关键点** 急性坏死性溃疡性龈炎的治疗，及时阻断疾病的继续发展。首先是立即局部应急处理，轻轻去除龈乳头及龈缘的坏死组织，并初步去除大块龈上牙石。用3%过氧化氢液局部擦拭、冲洗并反复含漱，有助于完全彻底去除残余的坏死组织，露出新鲜出血的创面。必要时，在清洁后的局部涂布抗厌氧菌制剂。若患者出现相关的全身症状，建议全身使用抗生素及支持疗法。

■ **体会**

①急性坏死性溃疡性龈炎的患者应急治疗非常重要，在首诊时一定要及时彻底地去除牙龈坏死组织，否则梭形杆菌和螺旋体继续向深层组织感染导致组织坏死迅速发展，引起坏死性牙周炎；②本病例患者体形消瘦，脸色蜡黄，一定要了解其高危行为，并且进行血常规检查及某些免疫缺陷疾病的检查；③患者腐败性口臭用3%过氧化氢液反复含漱除臭；④建议患者立即更换牙刷，养成良好口腔卫生习惯，防止复发。

（赵珊梅　李美文　潘洋）

病例 12　药物性牙龈肥大

病例概况

患者，男，38岁。近2年来自觉全口牙龈肿大，覆盖牙齿，影响咀嚼和美观，咨询医生是什么原因？有什么治疗方法？

病　史

主诉　牙龈肿胀增生2年余。

现病史　2年前开始出现全口牙龈肿胀增生，日益加重，覆盖牙齿影响咀嚼和美观。近日在当地医院就诊检查，建议到口腔专科医院手术治疗。

既往史　无其他口腔疾病史。

全身健康状况及过敏史　既往患有"慢性肾衰竭"，于6年前行"肾脏移植术"，术后一直口服"环孢素"。否认全身其他系统性疾病史及急慢性传染病史；否认药物过敏史。

个人史　每日刷牙2次，无不良嗜好。

家族史　无特殊记载。

检　查

口内检查　患者面部对称，开口度3指。牙列式：11-18、21-28、31-37、41-48。口腔卫生状况：CI（1），DI（2），个别牙色素（+）。全口颊（唇）舌（腭）龈乳头广泛增生，累及龈缘及附着龈，呈球状或结节状覆盖临床牙冠2/3以上，部分增生牙龈覆盖全部牙冠；增生牙龈表面光亮，质地坚韧，BOP（+），PD 3~7mm，可探及龈下牙石，未探及附着丧失，生理动度（图12-1A~D）。

诊　断

药物性牙龈肥大。

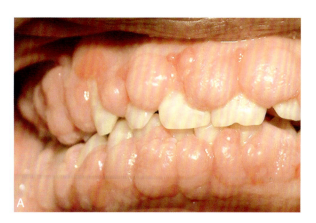 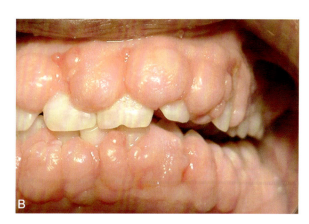

图12-1　初诊检查 全口牙龈增生　A.右侧唇颊侧牙龈；B.左侧唇颊侧牙龈

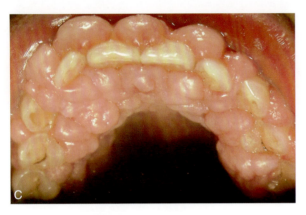
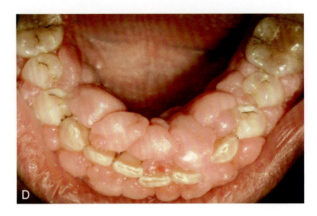

续图12-1 初诊检查 全口牙龈增生 C.上颌腭侧牙龈；D.下颌舌侧牙龈

治 疗

治疗计划

1. 请肾病科会诊，患者目前身体情况是否可行牙周手术治疗。
2. 告知患者所患疾病、治疗目的、危险因素评估、治疗次数及方法、疗效及费用，患者表示知情并同意治疗。
3. 牙周基础治疗（常规查血，全口龈上洁治术）。
4. 牙周手术治疗（牙龈切除术、牙龈成形术），术后注意维护口腔卫生。
5. 口腔卫生宣教、定期复查复治。

治疗经过

1. 经肾病科会诊：评估肾功能及全身系统性状况目前稳定，可进行牙周手术。
2. 牙周治疗常规查血未见明显异常。
3. 依治疗计划行全口龈上洁治术：①3%过氧化氢液含漱，常规消毒，全口龈上超声洁治，3%过氧化氢液冲洗龈袋并置1%碘甘油；②龈上洁治术中出血不多，无牙龈损伤，无牙本质过敏；③医嘱：避免冷热刺激，不食色素食物，按正确方法刷牙；1周复诊。

R
复方氯己定含漱液　300ml×1瓶
用法：含漱，每次10ml，3/d

4. 洁治术后1周复诊。

患者述　无明显不适。

处置　依治疗计划行37-48牙龈切除术及牙龈成形术。

术前谈话告知患者手术目的、手术麻醉、手术后并发症（如牙龈退缩或再次增生）、手术费用等，患者表示知情同意并签署牙周手术知情同意书。

手术步骤　①0.5%碘伏消毒牙龈及牙冠，75%酒精消毒面部皮肤（上至眶下、下至下颌下、两侧至耳屏），铺巾；37-48阿替卡因肾上腺素注射液局部浸润麻醉（图12-2A）。②37-48用印记镊依次每牙以近中、正中及远中分别定点（图12-2B）。③距定点位置根方2mm用斧形龈刀，刀刃斜向冠方与根方30°角切入牙龈，沿定点连线做连续切口直达袋底的根面（图12-2C）；然后使用柳叶形龈刀，在邻面牙间部位沿切口处切入直达龈谷区，切断龈乳头，将肥大的牙龈切除（图12-2D）；使用高频电刀修整龈乳头外形（图12-2E）。④修整龈缘呈扇贝状、龈乳头呈楔形（图12-2F~H）。⑤牙龈修整完成后创面敷塞治剂。

医嘱　①24h内术区不刷牙，可用0.12%氯己定含漱液含漱，非术区正常刷牙；②口服抗生素（肾病科建议用药）；③塞治剂脱落随诊，预约1周复诊。

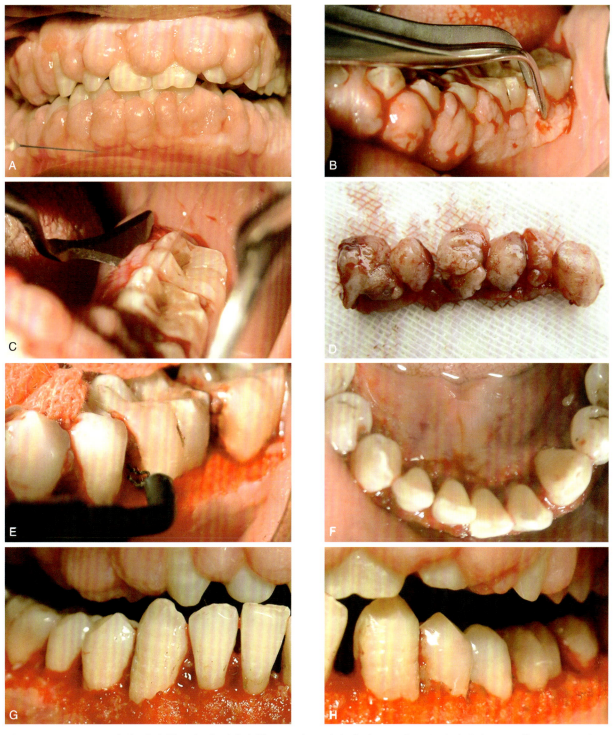

图 12-2　37-48 牙龈切除术及牙龈成形术步骤　A. 术区局部麻醉；B. 印记镊依次定点；C. 斧形龈刀切除肥大牙龈；D. 切除的牙龈；E. 高频电刀修整龈乳头外形；F. 下颌牙舌侧牙龈切除后；G. 右侧下颌唇颊侧牙龈切除后；H. 左侧下颌唇颊侧牙龈切除后

5. 37-48 牙龈切除成形术 1 周复诊；拟行 18-28 牙龈切除术及牙龈成形术。

患者述　术后无疼痛及不适感。

检查　37-48 塞治剂部分脱落。

处置

（1）与患者术前谈话，告知手术目的、麻醉方式及风险、术后并发症如牙龈退缩或再次增生、手术费用等，患者表示知情同意并签牙周手术知情同意书。

（2）18-28手术步骤同37-48牙龈切除成形术（图12-3A~L），手术区敷塞治剂（图12-4A）。

（3）37-48术后1周术区去除塞治剂，唇、颊创面愈合良好，牙龈色、形、质基本正常（图12-4A）；舌侧创面微红，可见上皮覆盖（图12-4B）。

医嘱 ①下颌牙唇侧及后牙舌侧软毛牙刷刷牙；②0.12%氯己定含漱液含漱，每日3次；③1周复诊，去除上颌牙颊舌侧塞治剂；④注意口腔卫生，饭后刷牙，使用牙线；⑤定期复查（1个月、3个月、每半年复查1次，建议可在当地医院1周去除塞治剂，0.12%氯己定含漱液含漱，继续观察）。

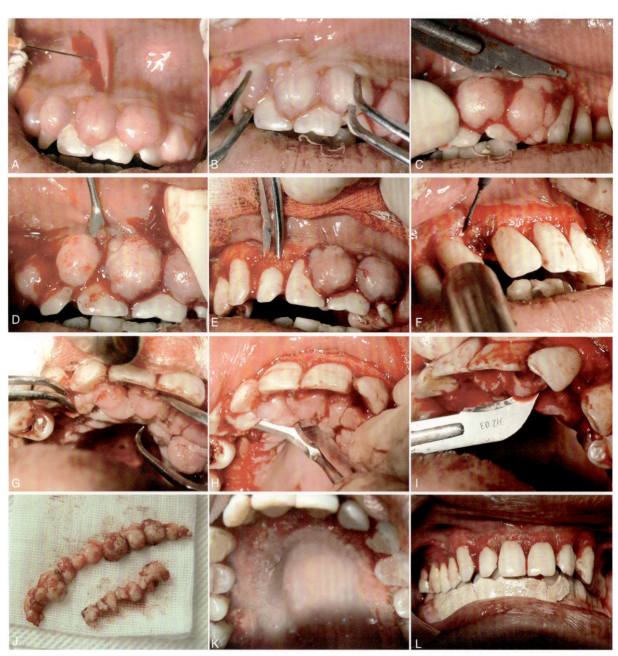

图12-3 18-28牙龈切除术及成形术步骤 A.局部麻醉；B.唇侧定点；C.行外斜切口；D.柳叶形龈刀切龈乳头；E.小弯剪修龈缘；F.高频电刀修龈乳头；G.腭侧定点；H.斧形龈刀切龈；I.牛角刀片切牙龈及龈乳头；J.切除的肥大牙龈；K.腭侧术后牙龈外形；L.唇、颊侧术后牙龈外形，37-48术后1周塞治剂部分脱落

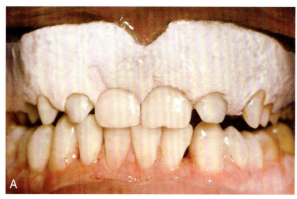

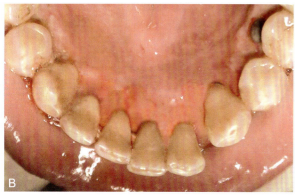

图 12-4 牙龈切除术及牙龈成形术后 A. 18-28 术后敷塞治剂，37-48 唇侧术后 1 周去除塞治剂后；B. 37-48 舌侧术后 1 周去除塞治剂后

定期随访

1. 37-48 牙龈切除术及牙龈成形术后 2 周、18-28 术后 1 周，患者未按约复诊（电话随访）。

患者诉　无疼痛及不适感，上午已经去除塞治剂，当地医生说伤口愈合良好。

建议　含漱液漱口，采用正确刷牙方法，使用牙线，保持口腔卫生。

2. 患者术后 1 个月、3 个月均未复诊（电话随访）。

患者诉　自觉牙龈无肿胀增生及不适感，牙龈美观，能正常咀嚼食物。

建议　检查口腔卫生状况，定期洁牙。

病例小结

2018 牙周病及种植体周病新分类

药物性牙龈肥大在新分类中属菌斑性牙龈炎（药物导致的牙龈肥大）。

诊断依据

本例患者肾移植术后 6 年，有长期服用环孢素药物史。口内检查显示全口牙龈广泛肿大增生，呈球状或结节状覆盖临床牙冠 2/3 以上；部分增生牙龈覆盖全部牙冠，增生牙龈表面光亮，质地坚硬，无附着丧失，可诊断为药物性牙龈肥大。

鉴别诊断

药物性牙龈肥大与牙龈纤维瘤病及增生性龈炎鉴别。

（1）药物性牙龈肥大：①有服药史；②病变范围累及龈乳头和龈缘，少数累及附着龈；③牙龈增生一般覆盖牙冠 1/3 左右，严重者可覆盖牙冠，质韧；④常伴发慢性牙周炎。

（2）遗传性牙龈纤维瘤病：①有家族史；②病变范围常波及附着龈；③牙龈增生程度较重，常覆盖牙冠 2/3 以上，质硬；④一般不伴发炎症或炎症较轻。

（3）增生性龈炎：①无服药史及家族史，但有明显的局部刺激因素（牙石、菌斑、软垢）；②病变范围主要侵犯前牙区的牙龈乳头和龈缘；③牙龈增生程度不重，一般不超过牙冠的 1/3，质松软；④炎症表现较明显。

患者很关心此次切除增生牙龈，以后会不会再复发？

因为患者需要终身服用免疫抑制剂，药物本身就会导致牙龈的纤维组织增生，故存在复发的可能。同时患者使用的免疫抑制剂还会降低患者免疫抵抗力，增加口腔感染的风险，因此手术前后要使用抗生素预防感染。术后应要求患者进行良好的口腔卫生维护，定期复查，以减少复发的概率。

药物性牙龈肥大的病因

与牙龈肥大有关的药物主要有：①抗癫痫药物——苯妥英钠；②免疫抑制剂——环孢素；

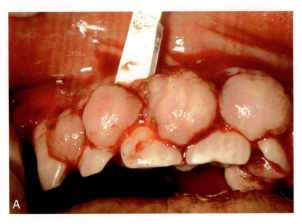 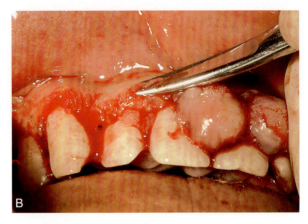

图 12-5 外斜切口角度的处理　A. 切龈时大于 45°；B. 用小弯剪修出 45°的生理外形

③钙通道阻滞剂——硝苯地平、维拉帕米等。

由于长期服用上述药物，可使原来已经有炎症的牙龈发生纤维性增生。有研究认为，炎症介质可激活牙龈成纤维细胞对血液中上述药物的反应，从而出现纤维性增生。据文献报道，服用环孢素者有 30%~50% 发生牙龈纤维增生。

关键点　一般情况下，对于轻度药物性牙龈肥大患者，通过去除局部刺激因素，牙龈肥大状况可明显好转甚至消退。该患者牙龈增生明显，故采用牙龈切除术及牙龈成形术，切除肥大的牙龈组织并修整外形，以恢复牙龈的生理功能和外观。但需要注意手术应选择在全身状况稳定后进行。器官移植后的患者需要终身使用免疫抑制剂，会增加口腔感染的潜在风险，因此牙周治疗前后宜使用一定量的抗生素预防感染。因为肾移植患者的肾脏代谢功能下降，牙周治疗中使用抗生素具体用药及剂量和时间均需要专科医生的指导。对器官移植的患者一定要做好口腔卫生宣教工作，定期进行牙周维护。

■ 体会

①常规做外斜切口时，"刀刃斜向冠方，与牙长轴呈 45° 切入牙龈"，而本病例下颌牙为什么采用刀片斜向冠方与根方形成 30° 夹角切入牙龈呢？这是因为牙龈肥大增厚严重，角度大时牙龈切得不够薄，难以恢复逐渐向龈缘变薄的生理外形。②上颌由于有鼻子的阻挡，在切龈时往往大于 45°（图 12-5A），这时可用小弯剪斜向切口修出 45°的生理外形（图 12-5B）。③在切腭侧牙龈时，用斧形龈刀做切口，可使牙龈形态与牙面呈 45°，如果没有斧形龈刀可使用 12 号手术刀；切腭侧龈乳头时亦可选用 12 号双面刃手术刀片，可以同时切断近中、远中龈乳头及龈谷。④由于该患者手术牙位多，术中出血多，因此没有采用连续多个牙的切口切除肥大的牙龈，而是 1~2 个牙依次进行肥大牙龈的切除和成形。⑤本病例患者有慢性肾衰竭，在治疗前一定要请肾病科医生会诊，评估全身情况及肾功能，是否可以手术治疗，方可制定治疗计划。

（南茜　姬小婷　苟建重）

病例 13　遗传性牙龈纤维瘤病

病例概况

患者，男，8岁，小学生。患儿6岁时家长发现其全口牙龈肿胀肥大，嘴巴向前突，近来加重。其外祖母、母亲及姊妹亦有嘴巴前突面貌。这位患儿是什么病？该如何治疗呢？

病　　史

代主诉　牙龈肿胀增生、嘴巴前突2年余。

现病史　2年前家长发现患儿牙龈肿胀增生、嘴巴向前突，1年前曾于我院就诊，但未经任何治疗，近来发现全口牙龈肿胀加重。

既往史　无其他口腔疾病史。

全身健康状况及过敏史　否认全身其他系统性疾病史及急慢性传染性疾病史，否认药物过敏史。

个人史　每天早晚刷牙各1次，横刷法。

家族史　其外祖母、母亲及姊妹亦有嘴巴前突面貌，但牙龈肿胀增生不明显。

检　　查

面部检查　上唇、下唇短而肥厚，唇红外翻，开唇露齿，嘴巴前突面型。

口内检查　牙列式（混合牙列期）：16、53-55、11-22、63-65、26、36、73-75、32-42、83-85、46。52缺失，12未萌出。

口腔卫生状况：CI（0~1），DI（1），个别牙色素（+）；全口牙龈色粉红，牙龈广泛增生，累及牙龈缘、龈乳头和附着龈，甚至达膜龈联合部；增生严重区域覆盖临床牙冠2/3以上；增生牙龈表面光亮，触诊坚韧（图13-1A~I）；个别位点BOP（+），未探及附着丧失；22唇侧萌出。84咬合面可见牙色充填物，冷诊（-），叩痛（-）；前牙深覆殆、深覆盖。

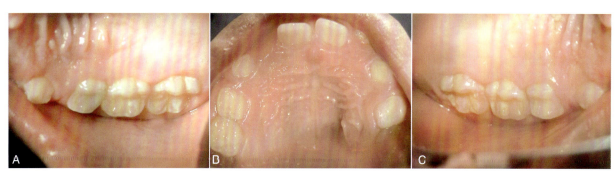

图13-1　初诊检查　全口牙龈均有增生，唇颊侧牙龈增生严重，覆盖临床牙冠2/3以上。A. 右上后牙腭侧；B. 上前牙腭侧；C. 左上后牙腭侧

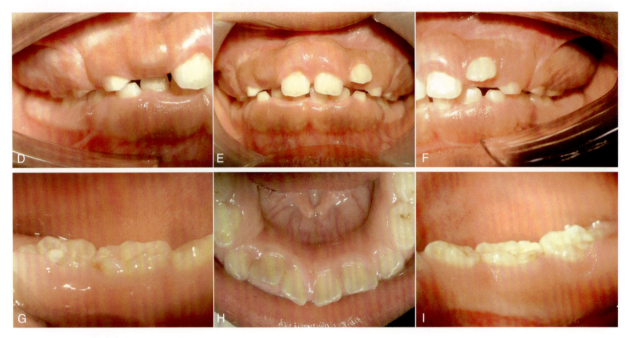

续图 13-1　初诊检查　D.右侧后牙颊侧；E.前牙唇侧；F.左侧后牙颊侧；G.右下后牙舌侧；H.下前牙舌侧；I.左下后牙舌侧

影像学检查　曲面体层片显示混合牙列期，16、11-22、26、36、32-42、46 恒牙已萌出，12 萌出骨皮质。53-55、63-65、73-75、83-85 牙根下方可见恒牙胚，84 根管内根充高密度影像，全口牙牙槽骨未见明显吸收（图13-2）。

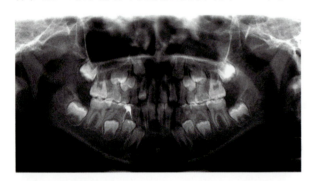

图 13-2　曲面体层片显示全口牙牙槽骨无明显吸收

初步诊断

1. 遗传性牙龈纤维瘤病？
2. 上下唇过短。
3. 上下前牙前突。
4. 替牙期牙列缺损（12未萌出，有恒牙胚）。

治　疗

治疗计划

1. 告知家长患儿所患疾病、治疗方法、治疗次数、治疗效果及费用等。
2. 请口腔正畸科医生会诊。
3. 牙周治疗常规查血。
4. 全口龈上洁治术。
5. 择期行牙龈切除术和牙龈成形术。
6. 自行唇肌锻炼。
7. 口腔卫生宣教，定期复查。
8. 观察 84 是否在牙齿替换年龄脱落。

口腔正畸科会诊情况

正畸科病历

出生年月：2010 年 8 月 12 日，民族：汉
主诉：嘴巴前突
求诊动机：面部美观
既往史：否认
用药史：否认
过敏史：否认
口腔病史

乳恒牙替换：未见异常

口腔不良习惯：吮指（×）咬唇（×）咬物（√）吐舌（×）

吸颊（×）口呼吸（×）伸舌吞咽（×）否认（×）

其他：牙齿、颌骨、颞下颌关节外伤：无（√）

先天及遗传史

母孕及分娩时：剖宫产

婴幼儿时喂养方式：母乳（√）人工（×）混合（×）

三代直系亲属：无类似畸形（×）有（√）

全身状态

身高：140cm 体重：40kg 牙龄：替牙列

骨龄：高峰期第二性征未出现

颜貌检查

正面

正面型：短面（×）均面（×）长面（√）

对称性：对称（√）左侧丰满（×）右侧丰满（×）

唇齿位：正常（×）唇闭合不全（√）

脸型：方（×）圆（√）尖（×）

微笑：正常（×）露龈（√）

上唇：短（√）肥厚（√）松弛（×）唇红外翻（√）

下唇：短（×）肥厚（√）松弛（×）唇红外翻（√）

侧面

侧面型：凹面（×）直面（×）凸面（√）

鼻唇角：大（×）正常（×）小（√）

颏唇沟：浅（√）正常（×）深（×）

下颌角：钝（×）正常（√）锐（×）

上唇位：前（√）正常（×）后（×）

下唇位：前（√）正常（×）后（×）

颏位：前（×）正常（×）后（√）

功能检查

口腔功能：口呼吸（√）偏侧咀嚼（×）伸舌吞咽（×）发音不清（×）未见异常（×）

不良习惯：吮指（×）吮唇（×）咬物（√）

吐舌（×）吸颊（×）未见异常（×）其他：

下颌运动：张开度：正常（√）受限mm

张口型：正常（√）异常（×）

牙位与肌位：一致（√）不一致（×）

颞下颌关节：弹响（×）疼痛（×）未见异常（√）

其他：

口腔组织检查

口腔卫生状态：一般

牙周疾病：牙龈增生

口腔溃疡：偶尔

软组织：

牙龈：肥厚

扁桃体：正常

舌系带：正常

软腭：正常

唇系带：正常

牙列式（混合牙列期）：16、53-55、11-22、63-65、26、36、73-75、32-42、83-85、46。52缺失，12未萌出

牙弓形态

上牙弓方圆形对称

下牙弓方圆形对称

上牙弓协调性：不协调

覆𬌗覆盖

覆𬌗

前牙开𬌗（×）切𬌗（×）正常（×）深覆𬌗√（mm）

后牙正常（×）开𬌗（×）（mm）

覆盖

前牙反覆盖（×）对刃（×）正常（×）深覆盖√（mm）

后牙正常（×）正锁𬌗（×）反锁𬌗（×）

咬合关系

尖牙：左：Ⅰ类 右：Ⅰ类

磨牙：左：Ⅰ类 右：Ⅰ类

面中线

牙弓中线与面中线：一致（×）

不一致：上颌偏左右mm 下颌偏右2mm

影像学检查

头颅侧位 X 线片（图 13-3）。患儿头影测量可见：生长高峰前期 CVS1，腺样体膨大，气道狭窄，矢状向骨Ⅱ类关系，下颌后缩，上下前牙唇倾，垂直骨面型高角型。

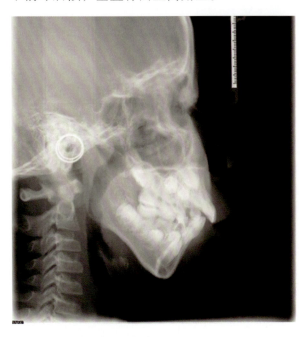

图 13-3 头颅侧位 X 线片

诊断 骨Ⅱ类高角型，下颌后缩，上下前牙前突。

会诊意见

1. 进行上唇短的矫正（自行唇肌功能锻炼）；
2. 定期复诊观察，酌情行正畸治疗；
3. 若牙龈增生严重影响咀嚼功能，及时到牙周病科复诊，酌情行牙龈切除及牙龈成形术。

病例小结

■ **2018 年牙周病及种植体周病新分类**

遗传性牙龈纤维瘤病在新分类中属非菌斑性牙龈病（遗传/发育性疾病）。

■ **诊断分析**

本病例患儿有嘴巴前突面型。其外祖母、母亲及姊妹有与患儿相似的面型（图 13-4），但无牙龈增生情况（图 13-5A~I）。患儿全口牙龈广泛增生，累及牙龈缘、龈乳头和附着龈，甚至达膜龈联合部；牙龈增生覆盖临床牙冠 2/3 以上，唇闭合不全；增生牙龈表面光亮，触诊坚硬，无附着丧失。联合患儿的头影测量结果，初步可诊断为遗传性牙龈纤维瘤病，骨Ⅱ类高角型，上下前牙前突。

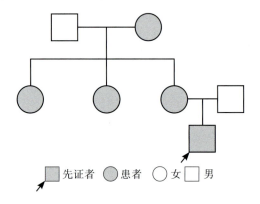

图 13-4 患者上下前牙前突家系图

> **关键点** 遗传性牙龈纤维瘤病的治疗，需进行牙龈切除术及牙龈成形术。多采用外斜切口，视野清楚，便于操作，但创伤大，上皮形成慢；也可结合翻瓣术做内斜切口，

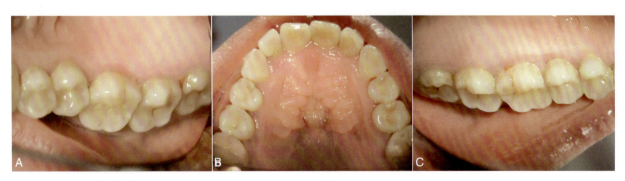

图 13-5 患儿母亲牙周检查 全口牙龈增厚。A.右上后牙腭侧；B.上前牙腭侧；C.左上后牙腭侧

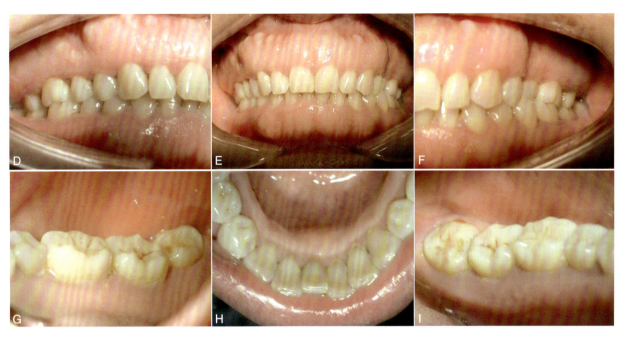

续图13-5 患儿母亲牙周检查 D.右侧后牙颊侧；E.前牙唇侧；F.左侧后牙颊侧；G.右下后牙舌侧；H.下前牙舌侧；I.左下后牙舌侧

创伤小，能保留附着龈，可缩短愈合过程。本病例在青春期后可缓解，本例患儿8岁，牙龈增生明显，但未影响咀嚼，因此建议观察，最好在青春期后酌情进行牙龈切除术及牙龈成形术；如果牙龈增生影响患儿咀嚼，则可及时手术；本病手术后易复发，可再次手术治疗。术后注意维护口腔卫生，定期复查。患儿的凸面形及上颌前突，需选择适当时机进行正畸治疗。

■ 此患儿的母亲及姊妹均无遗传性牙龈纤维瘤病的症状，其后代是否会出现此疾病？

遗传性牙龈纤维瘤病又名先天性家族性牙龈纤维瘤病或特发性牙龈纤维瘤病，表现为牙龈纤维结缔组织的弥漫性增生。有的有家族史，可能常染色体显性或隐性遗传。有的没有家族史，但也不能排除本病的诊断。但本例病患儿的外祖母、母亲及姊妹均无此病的表现，可根据患儿的病史及典型的临床症状，初步确定为遗传性牙龈纤维瘤病，需与药物性牙龈肥大及以增生为主的慢性龈炎相鉴别。

本病例患儿经正畸科检查，诊断为骨Ⅱ类高角型，存在上下前牙前突和下颌后缩，同时伴有腺样体膨大和气道狭窄。一方面与颌骨发育及遗传因素高度相关；另一方面患儿的腺样体膨大，往往受慢性鼻炎、变态反应性疾病等影响，也与家族史相关。此外，本病初步获得的家系图中虽有面部前突、牙龈增厚的表现，但无头影测量分析，还需要进一步完善。还有待继续观察和获得全面完整的家族史，并建议家系常染色体检查，为此类疾病的预防、诊断、干预和治疗提供依据。

（李珏丹　司薇杭　赵晓丹　杨宇轩）

病例 14　牙龈瘤 1

病例概况

患者，女，60岁，家庭妇女。自述牙龈上长出一个疙瘩几个月好不了，在当地社区医院就诊，医生告知："牙龈长了瘤子，去大医院的口腔科切了。"家属急切地问："我妈长的瘤子是恶性的还是良性的？"

病　史

主诉　右上前牙区牙龈肿物4个月。

现病史　4个月前右上前牙区牙龈不明原因出现一个绿豆大小肿物，无不适。随后肿物逐渐变大变硬，偶有疼痛，于当地社区医院就诊，医生建议来我院切除。

既往史　3年前因牙齿肿痛于外院拔除上颌3颗牙，后行"烤瓷桥"修复。

全身健康状况及过敏史　有高血压、脂肪肝病史；否认其他全身系统性疾病史及急慢性传染病史；有磺胺类药物过敏史。

个人史　每天刷牙2次。

家庭史　无特殊记载。

检　查

口内检查　口腔卫生状况：CI（0），DI（3），色素（+），17-22烤瓷桥修复（12、14、21缺失），部分牙冠舌侧见金属边缘外露，密合不佳；13、14唇颊侧龈乳头处见一大小2cm×1.5cm增生物，呈分叶状、色微红、质硬，无明显触痛，可触及蒂部，边界较清，活动（图14-1）。其余牙龈轻度红肿，未探及附着丧失，生理动度。

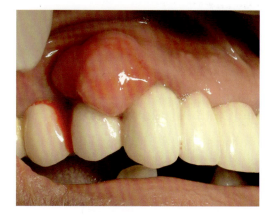

图14-1　初诊检查　13、14间增生物

影像学检查　12、14未见牙体影像，14牙槽骨密度降低；13远中牙槽骨水平吸收至根颈1/3，牙周膜间隙增宽（图14-2）。

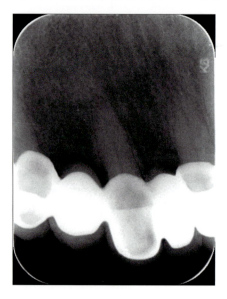

图14-2　初诊X线片

初步诊断

1. 13、14牙龈瘤。
2. 13慢性牙周炎。
3. 牙列缺损（17-22不良修复体）。

治 疗

治疗计划

1. 告知患者所患疾病、治疗方法、治疗次数、治疗效果及费用等。
2. 牙周治疗常规查血。
3. 全口龈上洁治术，13龈下刮治、根面平整术。
4. 13、14龈瘤切除术，切除肿物送病理检查。
5. 建议拆除17-22不良修复体（患者不同意）。
6. 口腔卫生宣教，定期复查。

治疗经过

1. 牙周治疗常规查血：结果未见异常。
2. 全口龈上洁治术：3%过氧化氢液含漱，0.5%碘伏消毒；全口超声龈上洁治，抛光牙面；3%过氧化氢液冲洗龈沟，袋内置1%碘甘油。
3. 龈上洁治术后1周复诊，13、14拟行牙龈瘤切除术。

患者述 无不适。

检查 口腔卫生状况：CI（0），DI（1），色素（-）；13、14唇侧龈乳头处见一大小2cm×1.5cm增生物，色微红，质硬，无明显触痛，可触及蒂部，边界较清，活动（图14-3A）。

处置

（1）与患者术前谈话告知患者麻醉风险、手术目的、方法及术后切除物送病检、预后及费用，患者表示知情同意并签署手术知情同意书。

（2）手术步骤：

1）常规消毒铺巾，13、14唇（颊）腭侧阿替卡因肾上腺素注射液局部浸润麻醉。

2）探清龈瘤基底部，切除13、14唇（颊）侧龈瘤及周围正常牙龈组织2mm，分离瘤体（图14-3B）。

3）离体牙龈瘤表面结节状，光滑，质硬，周边粘连（图14-3C），见基底部不平整（图14-3D）。

4）14桥体根方牙槽骨缺损，见大量肉芽组织（图14-3E）。

5）14刮除相应部位肉芽组织后，牙槽骨暴露，骨吸收6mm，骨面光滑，呈灰白色，无出血（图14-3F）（请肿瘤科医生急会诊，建议去除死骨及肉芽送病检），骨凿去除灰白色牙槽骨至出血；13远中根面暴露6mm，根面粗糙，刮除肉芽及根面牙石，根面平整，17%EDTA处理根面。

6）生理盐水冲洗创面，刺激牙槽骨出血，创面放置碘仿纱条（图14-3G），颊侧敷牙周塞治剂（图14-3H）。

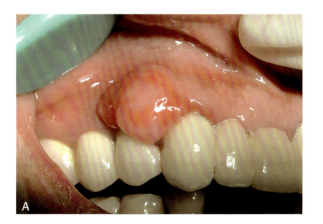 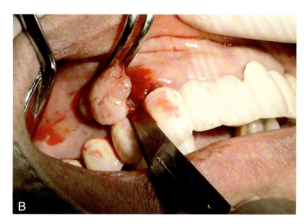

图14-3　13、14龈瘤切除术　A.术前检查；B.沿龈瘤基底切除

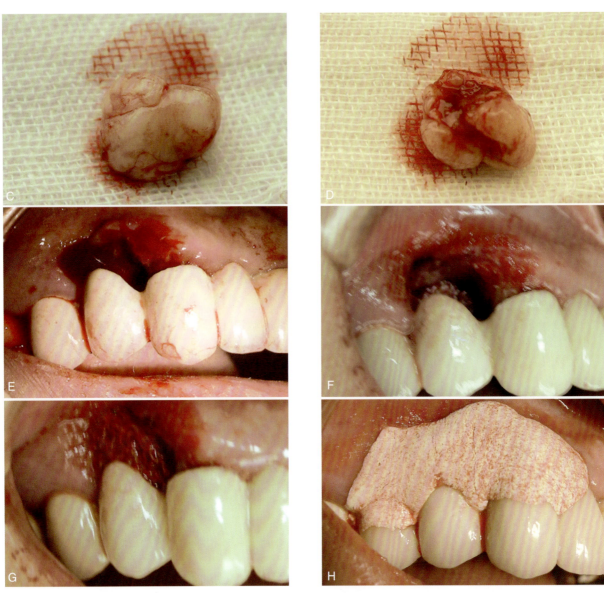

续图 14-3　13、14 龈瘤切除术　C. 切除的龈瘤表面组织；D. 切除的龈瘤基底组织；E. 牙槽骨缺损大量肉芽组织；F. 修整龈缘刮除肉芽骨面呈灰白色；G. 创面敷碘仿纱条；H. 表面敷牙周塞治剂

7）4% 甲醛固定切除物送病检。

（3）术后注意事项：塞治剂脱落随时复诊，维护口腔卫生，术区不刷牙，使用漱口水含漱。

（4）医嘱：①1 周复诊；②术中见牙槽骨破坏，以病检结果为诊断；③术后易复发，定期复查。

4. 13、14 龈瘤切除术后 1 周复诊。

患者述　塞治剂脱落 1d，无明显疼痛。

检查　13、14 术区塞治剂及碘仿纱条脱落，14 桥体下牙槽骨缺损骨面少量渗血，13-16 龈乳头及龈缘有食物残渣（图 14-4）。

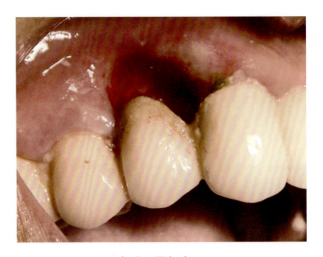

图 14-4　13、14 术后 1 周复诊

病理报告 13、14纤维型牙龈瘤（图14-5）。另见炎性肉芽及死骨。

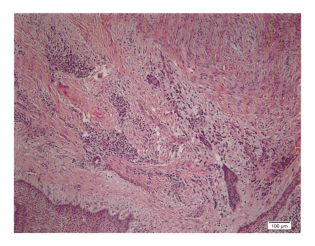

图14-5 纤维型牙龈瘤组织学图像（HE染色）

补充诊断 14牙槽窝牙源性继发慢性感染？

处置 13-16清除软垢，生理盐水冲洗创面，术区放置碘仿纱条，敷牙周塞治剂。

医嘱 维护口腔卫生，2周复诊。

5. 13、14龈瘤切除术后2周复诊。

患者述 塞治剂脱落1d，无疼痛。

检查 13、14塞治剂脱落；DI（2），14牙槽骨缺损区表面有食物残渣；取出碘仿纱条，牙槽骨缺损表面覆盖薄层上皮。

处置 13-16去除软垢，生理盐水冲洗创面；继续放置碘仿纱条，敷牙周塞治剂。

医嘱 1个月复诊，维护口腔卫生。

定期随访

1. 13、14龈瘤切除术后1个月复查。

患者述 塞治剂脱落4d，无不适。

检查 13、14碘仿纱条及塞治剂脱落，DI（1）；创面形成新鲜牙龈组织，13远中龈乳头缺损（图14-6）；PD 5mm，探诊出血。

处置 13根面平整，生理盐水冲洗创面；继续放置碘仿纱条，敷牙周塞治剂。

医嘱 6周复诊，维护口腔卫生。

2. 13、14龈瘤切除术后5个月复查。

患者述 塞治剂2周脱落，无不适，自觉伤口愈合良好，未及时复诊。

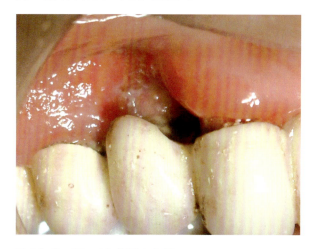

图14-6 13、14术后1个月

检查 13、14间牙龈愈合良好，牙龈颜色、质地正常，BOP（-）；13远中位点PD 3mm，牙龈退缩2mm，烤瓷冠边缘外露、与牙体组织不密合（图14-7）。

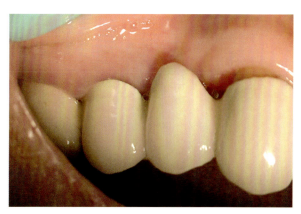

图14-7 13、14术后5个月

医嘱 6个月复诊（拍术后半年的X线片）；如果发现牙龈再次增生，随时复诊。

病例小结

■ 2018年牙周病及种植体周病新分类

牙龈瘤在新分类中属于非菌斑性牙龈病（反应性病变）。

■ **诊断分析**

本病例患者口内检查见 13、14 唇颊侧龈乳头一大小 2cm×1.5cm 增生物，色微红，质硬，无明显触痛，可触及蒂部，边界较清，活动，结合病理结果，诊断为纤维型牙龈瘤。

■ **患者及家属很急切询问：这个瘤子是良性还是恶性的？**

牙龈瘤是发生在牙龈乳头部位的炎症反应性瘤样增生物，来源于牙周膜及牙龈的结缔组织，并无肿瘤的生物学特征和结构，是一种非真性肿瘤。临床一般切除的病变组织均应送病理检查。本病例的切除物肉眼所见符合牙龈瘤的特点，显微镜下的组织学为纤维型牙龈瘤。应告知患者及家属该病变为良性，但容易复发。

> **关键点** 本病例手术切除龈瘤后，见其基底不平整，周边粘连，但除净肉芽组织后，牙槽骨缺损多，颜色灰白无血，当时不清楚牙槽骨坏死的原因，请肿瘤科医生急会诊，并分析：①患者否认有血液病、糖尿病、骨质疏松及口服糖皮质激素等，排除全身性疾病；②根据X线片及去除死骨后牙槽骨有出血，排除恶性病变；③根据患者拔牙病史、缺牙部位牙槽骨的病损，考虑是牙源性继发感染，会诊建议术中彻底清除肉芽组织及坏死骨组织并送病理检查，结果为炎性肉芽组织及死骨形成。术中彻底清创后，14 缺牙区颊侧牙槽骨缺损大，置碘仿纱条覆盖塞治剂 4 次，14 区黏膜恢复正常。碘仿有消毒、防腐、除臭的功效，抗菌谱广，作用持久缓和，刺激性小，并能吸收炎性分泌物，促进肉芽组织新生及创面愈合，是口腔常用的一种传统药物。但碘过敏者禁用。术后 5 个月复查牙龈恢复良好，但是还要告知患者有复发的可能，必须严密观察，定期复查。若有复发仍可切除，但复发次数多者，即使病变波及的牙无松动，也应将其拔除，防止再次复发。

■ **体会**

①患者口腔卫生不佳，尤其是不良修复体及周围的软垢、菌斑较多，是疾病发生的主要原因；必须进行口腔卫生宣教和定期维护，教会患者刷牙方法。②塞治剂脱落的原因，一方面是放置时给牙面放置的少，另一方面是没有避让黏膜转折处的系带区。③在手术中切除的病变组织，必须进行病理检查，因为病理诊断是金标准。

（南茜 姬小婷 赵珊梅）

病例 15　牙龈瘤 2

病例概况

王某，男，20岁，在校大学生。因右上腭侧牙龈明显肿大，要求治疗。牙龈为什么会肿大呢？这个问题严重吗？

病　史

主诉　右上腭侧牙龈出现肿物3个月。

现病史　3个月来自觉右上腭侧牙龈逐渐肿大，有时牙龈出血，影响咀嚼；未曾治疗，现要求诊治。

既往史　无其他口腔疾病史。

全身健康状况及过敏史　否认全身系统性疾病史及急慢性传染性疾病史，否认药物过敏史。

检　查

口内检查　牙列式：11-18、21-27、31-37、41-48。

口腔卫生状况：CI（2），DI（1），色素（+）。微张口可见右上后牙腭侧牙龈增生物（图15-1A），12-15腭侧牙龈增生物2个，大小约3cm×4cm，色红，质软，带蒂，边界清楚（图15-1B）；BOP（+），未探及附着丧失，生理动度。其余牙牙龈红肿，质软；BOP（+），PD 2~4mm，未探及附着丧失，生理动度。

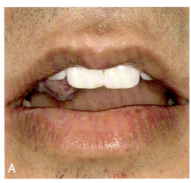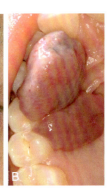

图15-1　初诊检查　A.微张口可见右上后牙腭侧牙龈增生物；B.12-15腭侧

影像学检查　全口曲面体层片示：18、28、38低位阻生，48垂直位，与18无咬合；余未见明显异常（图15-2）。

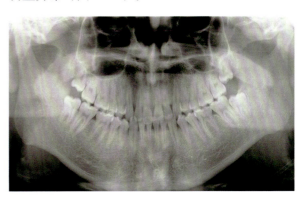

图15-2　全口曲面体层片

诊　断

1. 12-15牙龈瘤。
2. 慢性龈炎。
3. 18、28、38阻生牙（28、38埋伏阻生）。

治疗

治疗计划

1. 告知所患疾病、治疗计划、治疗方法及次数、治疗费用等。
2. 牙周治疗常规查血、全口龈上洁治术。
3. 12-15牙龈瘤切除术，送病检。
4. 18、28、38、48择期拔除。
5. 口腔卫生宣教（选择正确刷牙方式，牙刷、牙线、牙缝刷等进行口腔卫生维护）、定期复查。

治疗经过

1. 依治疗计划行全口龈上洁治术。

（1）牙周治疗常规查血未见异常。

（2）全口龈上洁治术：3%过氧化氢液含漱，0.5%碘伏消毒；全口超声龈上洁治术，橡皮杯蘸抛光膏抛光牙面；3%过氧化氢液冲洗龈袋，棉球擦干龈缘，袋内置1%碘甘油。

医嘱 ①选择正确刷牙方式，采用牙线、牙缝刷等口腔卫生维护；②1周复诊。

2. 龈上洁治术后1周，12-15牙龈瘤切除术。

患者述 无不适感。

检查 DI（1），CI（0），色素（-）；12-15腭侧牙龈增生物2个，分别为2.5cm×1.5cm、2.0cm×1.0cm，色红，质软，带蒂，边界清楚；BOP（+），未探及附着丧失，生理动度。

处置 与患者术前谈话告知麻醉风险、手术目的、方法及术后将切除物送病检，预后及费用，患者表示知情同意并签署手术知情同意书。

手术步骤 常规消毒铺巾，12-15腭侧行阿替卡因肾上腺素注射液局部浸润麻醉，12-15牙龈肿物切除，切除物送病检；12-15翻开黏骨膜瓣，修整12-15腭侧牙槽骨，生理盐水冲洗，复位，缝合（图15-3A、B）。

医嘱 ①避免进食过热食物，术后2h可食温凉、稀软的食物；②术区当天不刷牙，非术区正常刷牙，用漱口水含漱；③如术后塞治剂脱落或术区肿痛不适，请电话联系，酌情复诊；④术后1周拆线。

3. 12-15牙龈肿物切除术后1周复诊。

患者述 无疼痛及不适感。

检查 12-15术区创面清洁，创口愈合良好。

病理报告 12-15牙龈瘤（血管型）（图15-4）。

处置 生理盐水冲洗12-15创面，0.5%碘伏消毒，拆除缝线。

医嘱 ①维护口腔卫生；②1个月复诊。

定期随访

1. 12-15牙龈瘤切除术后1个月未按时复

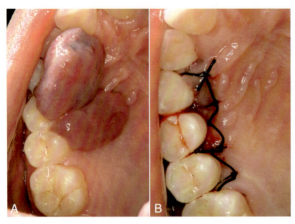

图15-3 12-15腭侧 A. 术前；B. 术后

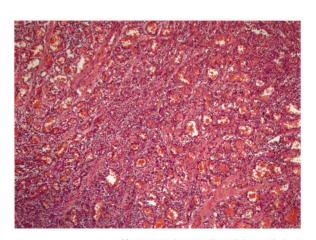

图15-4 12-15血管型牙龈瘤组织学图像（HE染色）

诊，2个月复查。

患者述　无不适感。

检查　术区创口愈合良好，12-15牙龈色、形、质基本正常（图15-5A）。余牙未见明显异常。

医嘱　①维护口腔卫生；②定期复查。

2. 12-15牙龈瘤切除术后1年复查。

患者述　近1个月偶有刷牙出血。

检查　13-15 DI（2），14、15腭侧牙龈乳头充血水肿（图15-5B）。余牙色、形、质正常，BOP（-）。

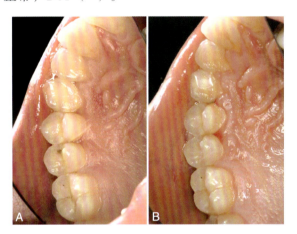

图15-5　12-15术后复查　A. 术后2个月；B. 术后1年

处置　13-15常规消毒，采用洁治器去除龈缘及龈乳头区域牙面软垢，3%过氧化氢液冲洗龈沟，置1%碘甘油。

医嘱　①维护口腔卫生；②定期复查。

病例小结

2018年牙周病及种植体周病新分类

牙龈瘤在新分类中属于非菌斑性牙龈病（反应性病变）。

诊断分析

患者口内检查见12-15腭侧牙龈增生肥大，大小分别为2.5cm×1.5cm、2.0cm×1.0cm，色红，质韧，带蒂，边界清楚，BOP（+）；未探及附着丧失，生理动度；结合病理检查报告，可诊断为12-15牙龈瘤。

牙龈瘤的病因是什么？

菌斑、牙石、食物嵌塞或不良修复体等局部刺激，可引起局部长期的慢性炎症，使牙龈结缔组织形成反应性增生物。它来源于牙周膜及牙龈的结缔组织，非真性肿瘤。

另外，内分泌的改变如妊娠，也使牙龈瘤易发。

> **关键点**　牙龈瘤是一种非真性肿瘤，一般发生于唇颊侧的龈乳头，在舌、腭侧比较少见。本病例的瘤体体积很大，涉及3~4个牙齿的牙龈组织，而且呈分叶状。其病理结果为血管型牙龈瘤。告知患者可通过手术彻底切除，但术后需要维护口腔卫生，防止复发。

牙龈瘤的临床表现

好发于中青年，女性患者较多。多发生于唇、颊侧龈乳头，舌、腭侧较少见，一般为单颗牙发生。肿块呈球形或椭圆形，大小不一，直径由几毫米至1~2cm，表面有时呈分叶状。肿块可带蒂，呈息肉状，也可无蒂，基底宽。生长较慢，肿块受损后可发生溃疡、出血或伴发感染。长时间存在的大的肿块，可导致牙齿松动、移位。

体会

手术切除是牙龈瘤的主要治疗方法。切除时必须彻底，否则易复发。手术时应在肿块基底部周围正常组织上做切口，将瘤体组织连同骨膜完整切除；刮除相应的牙周膜，防止复发。同时嘱患者注意口腔卫生，定期牙周维护，控制菌斑，减少刺激因素避免复发。

（苗辉）

病例 16　牙龈瘤 3

病例概况

患者，男，51岁。就诊时告诉医生左下前牙牙龈肿物手术切除后再次复发。患者想知道："能防止复发吗？增生的牙龈是肿瘤吗？"

病　史

主诉　左下前牙牙龈肿物2年。

现病史　2年前发现左下前牙牙龈肿物，未行任何治疗。

既往史　5年前在同一部位出现牙龈肿物，在外院诊断为"牙龈瘤"，行牙"龈瘤切除术"。

全身健康状况及过敏史　否认全身系统性疾病史及急慢性传染性疾病史，否认药物过敏史。

个人史　每日刷牙1次。

家族史　无特殊记载。

检　查

口内检查　牙列式：11-17、21-27、31-37、41-47。

口腔卫生状况：CI（1-2），DI（1-2），色素（+~++）。33、34间唇颊侧龈乳头圆球形肿物（图16-1A、B），大小14mm×15mm，色粉红，质地较韧，边界清楚有蒂；探诊出血，可探及龈下牙石，34松动Ⅰ度。其余牙牙龈边缘水肿，部分牙牙龈退缩1~3mm；BOP（+），PD 2~5mm。

21-25唇、颊侧楔状缺损，冷刺激、探诊、叩诊反应正常。

影像学检查　X线片显示33、34间牙槽嵴顶吸收（图16-2）。

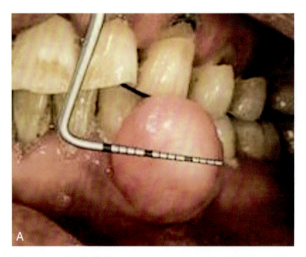 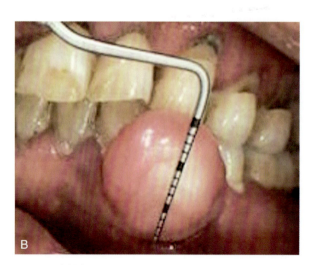

图16-1　初诊检查　A. 33、34间唇侧肿物宽14mm；B. 33、34间肿物长15mm

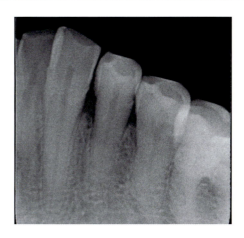

图 16-2　33、34 X 线片

诊　断

1. 33、34 牙龈瘤。
2. 慢性牙周炎。
3. 21-25 楔状缺损。

治　疗

治疗计划

1. 告知患者所患疾病、治疗方法、治疗次数、治疗效果及费用。
2. 牙周治疗常规查血。
3. 全口龈上洁治术，33、34 龈下刮治术和根面平整术。
4. 全口龈下刮治术、根面平整术（患者要求择期治疗）。
5. 33、34 牙龈瘤切除术，切除物病理检查。
6. 口腔卫生宣教、定期复查。
7. 21-25 楔状缺损充填术。

治疗经过

1. 牙周治疗常规血液检查结果未见异常，依治疗计划行牙周基础治疗。

2. 3% 过氧化氢液含漱 1min，0.5% 碘伏消毒；行全口龈上洁治术，33、34 龈下刮治术和根面平整术，抛光全口牙牙面；3% 过氧化氢液冲洗龈缘，棉球擦干龈缘，置 1% 碘甘油。

医嘱
①术后牙齿可能遇冷热酸甜敏感，使用脱敏牙膏刷牙；②术后若有牙龈出血不止，随时就诊。

3. 牙周基础治疗后 1 周复诊。

患者述　无不适。

检查　33、34 舌侧牙龈、唇侧牙间龈乳头增生物无红肿（图 16-3、图 16-4）。

处置　依治疗计划 33、34 间牙龈瘤切除术。术前谈话告知患者手术目的、麻醉风险、术后并发症（牙龈退缩或复发）及手术费用等，患者知情同意并签署知情同意书。

手术步骤　常规消毒铺巾，33、34 术区阿替卡因肾上腺素注射液局部麻醉。行 33、34 间牙龈瘤切除（图 16-5），33、34 翻瓣（图 16-6），刮除根面残留牙石，并刮除相应部位的牙周膜；修整牙槽骨（图 16-7），龈瓣冠向复位，缝合（图 16-8），敷牙周塞治剂；切除牙龈瘤 4% 甲醛固定病理检查。

医嘱　①术后 2h 食温凉、稀软食物；②手

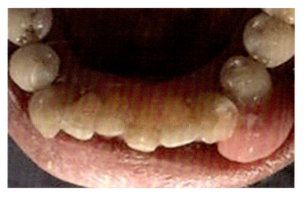

图 16-3　33、34 洁治、刮治术后 1 周舌面

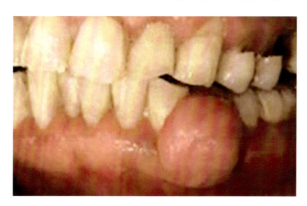

图 16-4　33、34 洁治、刮治术后 1 周唇面

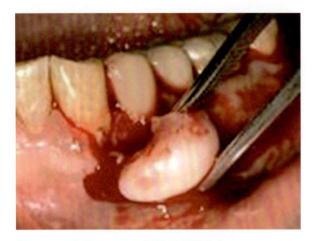

图 16-5 切除 33、34 间唇侧牙龈肿物

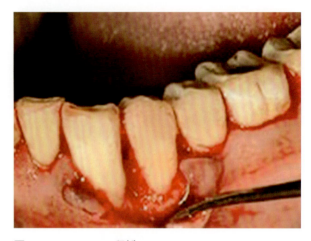

图 16-6 33、34 翻瓣

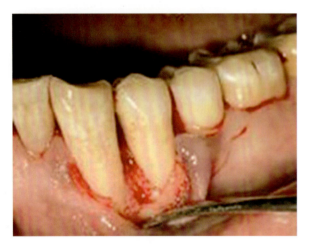

图 16-7 33、34 术区清创

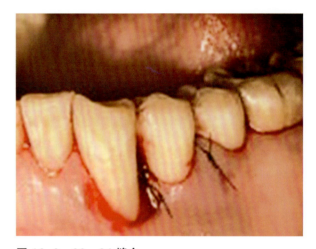

图 16-8 33、34 缝合

术当天术区不刷牙,使用含漱液;③塞治剂脱落及时复诊;④1 周复诊。

4. 术后 1 周复诊。

患者述 术后无疼痛。

检查 33、34 术区塞治剂在。

病理报告 纤维型牙龈瘤(图 16-9)。

处置 去除 33、34 术区塞治剂,0.5% 碘伏消毒,拆除缝线;创面微红(图 16-10)。生理盐水棉球清洗创面,置碘仿纱条,敷牙周塞治剂。

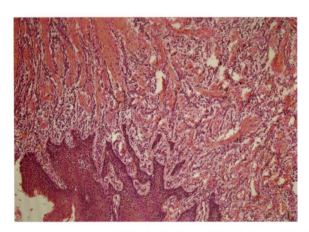

图 16-9 33、34 纤维型牙龈瘤组织学图像(HE 染色)

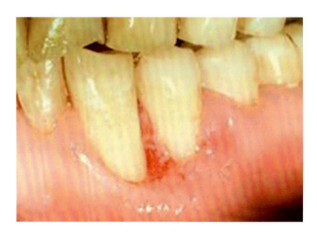

图 16-10 33、34 术后 1 周拆线

医嘱 ①维护口腔卫生；②如塞治剂脱落，请电话联系，酌情复诊；③1周复诊。

定期随访

术后2周复查。

患者述 牙周塞治剂脱落3d，无不适。

检查 33、34术区牙龈无明显红肿，创面愈合良好，33唇侧牙龈退缩约4mm（图16-11）。

医嘱 3个月复查；如果发现牙龈再次增生，随时复诊。择期复诊行其余牙的基础治疗，21-25充填术，33酌情进行调𬌗。

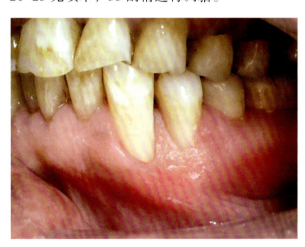

图16-11 33、34术后2周创面痊愈

病例小结

■ **2018年牙周病及种植体周病新分类**

牙龈瘤在新分类中属于非菌斑性牙龈病（反应性病变）。

■ **诊断依据**

本病例患者的牙龈瘤发生于唇、颊的牙龈乳头处，为单颗牙发生；肿块呈圆球形，质地较韧；表面光滑，呈粉红色，有蒂，不易出血。这些都是诊断为牙龈瘤的临床依据。

■ **这个牙龈肿物是不是肿瘤？如何治疗？**

本病例的牙龈肿物为牙龈瘤，是发生在牙龈乳头部位的炎症反应性瘤样增生物，来源于牙周膜及牙龈的结缔组织，并无肿瘤的生物学特征和结构，因此是一种非真性肿瘤。

牙龈瘤的主要治疗方法是手术切除。但菌斑、牙石的刺激会引起局部的慢性炎症，致使牙龈结缔组织形成反应性增生物，是形成牙龈瘤的一个病因。在手术前应去除局部刺激因素，如菌斑、牙石或不良修复体。患者应进行相应的牙周基础治疗，如全口龈上洁治术和患牙的龈下刮治、根面平整术。牙周非手术治疗能够减轻菌斑诱导的牙龈炎症程度，减少术区的出血。

> **关键点** 牙龈瘤的手术切除，并非单纯切除肿物，应将瘤体与骨膜完全切除，并刮除相应部位的牙周膜，以防止复发。因为牙龈瘤来源于牙周膜及牙龈的结缔组织，切除后易复发。如反复多次复发，可将病变累及的患牙拔除，防止再发。

■ **体会**

本次治疗后33唇侧及远中出现约4mm的牙龈退缩，后期可进行侧向转位瓣术、冠向复位瓣术或上皮下结缔组织移植术，以获得部分覆盖。转位瓣术或上皮下结缔组织移植术适用于Miller Ⅰ类或Miller Ⅱ类的牙龈退缩；Miller Ⅲ类牙龈退缩，根面只能获得部分覆盖。术前与患者沟通时告知牙龈瘤切除术后会出现牙龈退缩，但该患者对美观要求不高，只期望切除肿物，故未进行侧向转位瓣术或上皮下结缔组织移植术。

（司薇杭 李美文 潘洋）

病例 17　急性淋巴细胞白血病的牙周及黏膜病损

病例概况

患者，女，65岁，无业。不明原因发热并出现右下牙龈肿胀，牙松动、脱落。该患者右下牙龈肿胀与发热有关吗？

病　史

主诉　右下牙龈肿胀，牙松动、脱落2月余。

现病史　2个月前不明原因反复发热乏力，同时发现右下牙牙龈肿胀，随后出现牙松动，先后自动脱落；缺牙区黏膜肿胀加重，有疼痛不适感，未经任何治疗。

既往史　1年前左上前牙松动，自动脱落。

全身健康状况及过敏史　否认全身系统性疾病史及急慢性传染病史；否认药物过敏史。

个人史　每天刷牙1次。

家族史　无特殊记载。

检　查

体检　患者精神萎靡，面色苍白。

口内检查　口腔卫生状况：CI（3），DI（3）。21、42-47缺失。42-47缺牙区黏膜明显红肿、增生，达邻牙咬合面；肿胀处表面光亮，外形不规则，质地松软，无明显触痛；45、46相应部位黏膜有陈旧性溃疡，表面覆盖灰白色假膜（图17-1）。其余牙牙龈颜色苍白，未见自发性出血及肿胀。12残根，叩（-），无窦道。

实验室查血常规　白细胞计数25×10^9/L。

处置　请血液科急会诊。

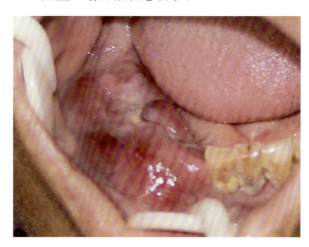

图17-1　初诊检查　42-47缺牙区黏膜增生

血液科会诊并进一步检查：

1. 血常规检查显示，白细胞计数26×10^9/L，血红蛋白浓度90g/L，血小板计数60×10^9/L。

2. HBV、HCV、HIV、梅毒螺旋体抗体未见明显异常。

3. 骨髓穿刺显示骨髓增生极度活跃，淋巴细胞占96%，其中原始+幼稚淋巴细胞占70.45%；细胞胞体大小不一，细胞核圆形或椭圆形，少数有凹陷、切迹，核染色质细颗粒状，核仁隐约或清晰可见，胞质少，蓝色或深蓝色。粒红细胞系统增生受抑，成熟红细胞大小不均，少数中心淡染。血小板少见。报告为急性淋巴细胞白血病。

建议　血液科住院治疗。

初步诊断

1. 急性淋巴细胞白血病的牙周及黏膜病损。
2. 12 牙体缺损（牙髓坏死）。
3. 牙列缺损（21、41-47 缺失）。

治疗

治疗计划

1. 告知患者及家属，其所患疾病与血液病有关，建议先在综合医院血液科住院治疗。
2. 局部药物治疗。
3. 待血液病病情稳定后复诊，检查口腔余留牙及拍 X 线片后，制定治疗方案；21、41-47 酌情行义齿修复。
4. 口腔卫生宣教，定期复查。

处置

R

复方氯己定含漱液　300ml×1 瓶

用法：含漱，10ml，2/d

医嘱　维护口腔局部清洁，定期复查。

定期随访

复诊　患者于血液科治疗半年。

患者述　自觉牙龈肿胀好转，无任何不适。

检查　口腔卫生状况：CI（3），DI（3）。42-47 缺牙区黏膜颜色及质地基本正常，牙槽嵴凹凸不平（图 17-2A、B）。

处置　建议患者先在血液科复查，经医生评估病情稳定后复诊。

医嘱　维护口腔卫生，采用正确刷牙方法认真刷牙。

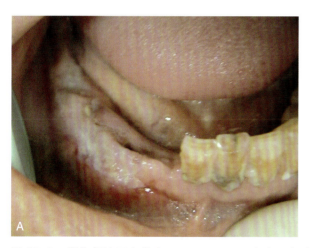 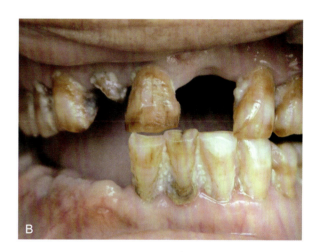

图 17-2　半年复诊口内检查　A、B. 42-47 缺牙区黏膜

病例小结

2018 年牙周病及种植体周病新分类

白血病的牙龈病损属于非菌斑性牙龈病（恶性肿瘤）。

诊断分析

本病例患者有不明原因的发热、精神状况差、乏力及右下牙龈肿胀病史，考虑牙龈病损；随后牙龈松动，发展为牙周病损；就诊时口内检查见缺牙区黏膜明显增生、肿胀、陈旧性溃疡，病程长，难以自愈；查血常规见白细胞计数明显增高，请血液科会诊检查骨髓结果为急性淋巴细胞白血病。因此，诊断为急性淋巴细胞白血病的牙周及黏膜病损。

牙龈肿胀和发热有没有关系？

白血病是一种恶性血液疾病，会出现口腔

的一些表现。病情严重者,引起全身发热,局部淋巴结肿大,牙龈肿胀,口腔黏膜坏死等。因此本患者出现发热是白血病的全身症状,而牙龈肿胀是其在口腔的局部表现,二者都是白血病的典型临床体征。

> **关键点** 白血病是异常的白细胞及其幼稚细胞在骨髓或其他造血组织中进行的异常增生,浸润体内各种组织,可分为急性和慢性。各型白血病都可有口腔表现,且最容易侵犯牙龈组织。其症状以急性更为明显,表现为牙龈明显增生、肿大,质地松软。牙龈常有自发性出血。有时可见牙龈和口腔黏膜颜色苍白以及不规则的大而表浅溃疡;还可出现牙龈红肿或坏死、牙周袋溢脓等。病情严重的患者,可出现口腔黏膜坏死、发热、局部淋巴结肿大等。因此,患者往往先就诊于口腔科或牙周科,要求医生详细询问全身病史,认真做口腔检查,及时检查血常规及血涂片。如果发现白细胞数目及形态异常,便可初步诊断。

■ 体会

不少全身性疾病可同时出现口腔表征,且往往在疾病早期出现。本病例患者牙齿自行脱落和牙龈的肿胀,也应考虑颌骨肿瘤。但是追问患者病史,发现近期有过发热,观察精神面貌差,皮肤、牙龈缺血色,所以首先考虑血液病,急查血常规。特别提醒,在对患者全身状况不明的情况下,避免贸然进行活检和口腔治疗,应及时转血液科进一步诊治。尤其是急性白血病患者一般不做洁治,若全身情况允许,也要请血液科医生评估,如病情稳定方可进行简单的洁治,但操作应轻柔避免组织创伤导致出血。如发现有牙龈自发性出血,应压迫止血或敷牙周塞治剂。

(李珏丹 宋建玲)

病例 18　血小板减少性紫癜引起的急性牙龈出血

病例概况

患者，女，62岁，退休。牙龈出血不止1h，急来我科就诊。应该如何进行止血呢？

病史

主诉　牙龈持续性出血1h。

现病史　1h前牙龈自发性、持续性出血，凉水漱口及冷敷后未见缓解，急来我科诊治。

既往史　1个月前自发性、间断性牙龈出血2次，凉水漱口后止血。无其他口腔病史。

全身健康状况及过敏史　3个月前因全身乏力，皮肤出现瘀斑，在外院就诊，诊断为"血小板减少性紫癜"（未带病历及检验报告），门诊治疗口服升血小板药（具体药名及剂量不详）。否认其他全身系统性疾病史及急慢性传染病史；否认药物过敏史。

个人史　每天刷牙1次。

家族史　无特殊记载。

检查

体格检查　精神较差，面色苍白，四肢可见散在瘀斑（图18-1A）。

口内初步检查　34-44舌侧牙龈自发性、活动性出血，量多（图18-1B）；其余牙龈缘水肿，质软，部分牙龈沟渗血。

牙龈出血应急处理　3%过氧化氢液漱口后，见34-44舌侧龈沟活动性出血，放置干棉球指压止血后，立即敷塞治剂。医嘱：注意口腔卫生，若继续出血随时复诊。

门诊急诊血常规　白细胞计数6.46×10^9/L；血红蛋白浓度129g/L；血小板计数3×10^9/L（检验科报危急值）。

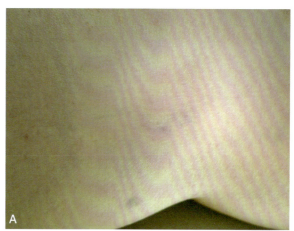

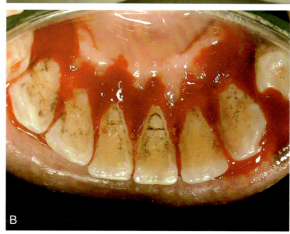

图18-1　初诊检查　A.上肢肘窝瘀斑；B.34-44舌侧牙龈出血

诊断

1. 血小板减少性紫癜引起的急性牙龈出血。
2. 慢性龈炎。

治疗

治疗计划

1. 告知患者及家属止血后，需到血液专科住院治疗。
2. 牙龈局部应急止血，待全身病情稳定后，来牙周科复诊。
3. 口腔卫生宣教。

治疗经过

1. 血液专科住院治疗。骨髓细胞检查：骨髓增生活跃，巨核细胞明显易见，以颗粒巨核细胞为主；产板型巨核细胞明显减少，血小板少见。出、凝血时间和凝血酶原时间均不正常。诊断原发性血小板减少性紫癜。血液科收入住院治疗。

2. 住院治疗血液病，牙龈出血应急处置后，1周复诊。

患者述 塞治剂脱落半天，牙龈无出血。

检查 牙列式：11-17、21-27、31-37、41-47。

口腔卫生状况：CI（1），DI（1），色素（+）；牙龈淡粉色，肿胀，未见活动性出血（图18-2A、B）。

医嘱 刷牙用软毛牙刷；牙龈出血随诊。继续住院治疗血液病，病情稳定后复诊，进行牙周检查和治疗。

R

复方氯己定　300ml×1瓶

用法：含漱，10ml，3/d

病例小结

■ **2018年牙周病及种植体周病新分类**

血液病的牙龈病损在新分类中属于非菌斑性牙龈病（受全身因素影响）。

■ **诊断分析**

本例患者有血小板减少性紫癜及牙龈自发性出血病史，口内检查见活动性持续性牙龈出血，经凉水漱口未能止血，血常规检查血小板计数 $3×10^9$/L；骨髓细胞检查，巨核细胞明显易见，以颗粒巨核细胞为主，产板型巨核细胞明显减少，血小板少见。因此，诊断为血小板减少性紫癜引起的急性牙龈出血。

■ **急性牙龈出血局部如何处理？**

首先清理口腔内血液，找到牙龈出血位置后压迫止血，或酌情去除局部刺激物，用碘酚或3%过氧化氢液小棉捻或吸收性明胶海绵小条等置于龈沟或牙周袋内止血。本病例患者因有血液系统疾病，在牙龈压迫止血后，再用牙周塞治剂保护创面，防止患者因进食、吸吮、舌体摩擦造成再次出血。对局部压迫止血无效

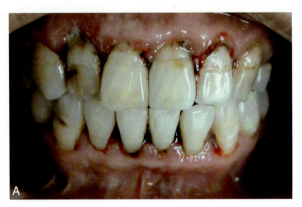 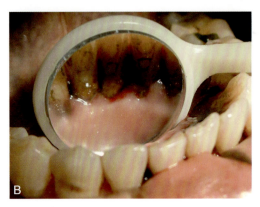

图18-2　牙龈出血应急处理后1周复诊　A.唇颊侧；B. 32-43舌侧

时，还可进行牙龈缝合。以上方法在临床中均可达到有效止血。

> **关键点** 血小板减少性紫癜是一种以血小板减少为特征的出血性疾病。主要表现为皮肤和黏膜瘀点、瘀斑，口腔和鼻腔出血，口腔主要以牙龈出血多见，患者先于口腔科就诊；对于出血较多，尤其是出血量与局部刺激因素不成比例的牙周炎患者，急查血常规及出、凝血时间和凝血酶原，结果若不正常立刻建议患者去血液专科就诊。另外，在牙周治疗中应注意：①血小板计数 $<60\times10^9/L$ 时不宜进行牙周非手术治疗；②血小板计数 $<80\times10^9/L$ 时不宜进行牙周手术治疗。长期服用阿司匹林维持量无需停药；若阿司匹林日用量超过325mg者，需要询问内科医生意见，如可停药，则应于牙周治疗前7~10d停药。

■ **体会**

本病例患者为血小板减少性紫癜引起的急性牙龈出血，应先行局部应急止血。但此类患者往往牙龈出血量多且不易止住，必要时可辅助注射止血药物，并及时请血液专科医生治疗。待病情好转后，择期行牙周基础治疗。

（李珏丹　宋建玲）

病例 19　牙龈神经纤维瘤

病例概况

患者，女，54 岁，家庭妇女。不明原因牙龈长出许多大小不等的瘤子，无疼痛但出血。因面颈部皮肤小疹子于外院就诊，诊断为神经纤维瘤。这个病会遗传吗？

病　史

主诉　牙龈长出许多大小不等的瘤子半年。

现病史　半年前发现牙龈长出许多大小不等的瘤子，同时伴有面颈部皮肤散在小疹子。近来自觉逐渐增大，无疼痛等不适。1 周前于外院皮肤科就诊，诊断为"神经纤维瘤"，病理报告"泛发性发疹性组织细胞瘤"。

既往史　无其他口腔疾病史。

全身健康状况及过敏史　否认全身系统性疾病史及急慢性传染病史；否认药物过敏史。

个人史　每天刷牙 1 次，刷牙出血。

家族史　其父母及 2 个儿子无类似情况。

检　查

查体　双侧耳前区、下颌角区、颈部见大小不等的散在的结节，颜色正常，无压痛，质硬。颌下、颏下、颈部浅淋巴结未触及（图 19-1A、B）。

口内检查　牙列式：11-18、21-28、31-38、41-48。

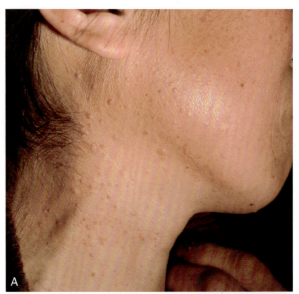
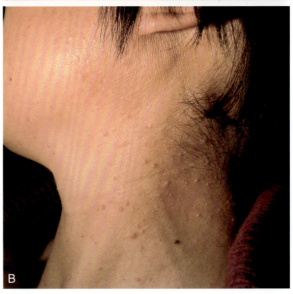

图 19-1　初诊检查　A.面右侧及颈部；B.面左侧及颈部

口腔卫生状况：CI（2），DI（2），个别牙色素（+）；全口牙龈边缘红肿，唇、颊侧牙龈乳头区广泛增生物，舌腭侧较少。增生物色鲜红，表面光亮，呈颗粒状或结节状，有单个，有融合，大小不等，带蒂，蒂部边界清楚，质硬；BOP（+），PD 2~4mm；未探及附着丧失，生理动度（图19-2A~I）。

影像学检查 全口曲面体层片示部分牙槽嵴低平（图19-3）。

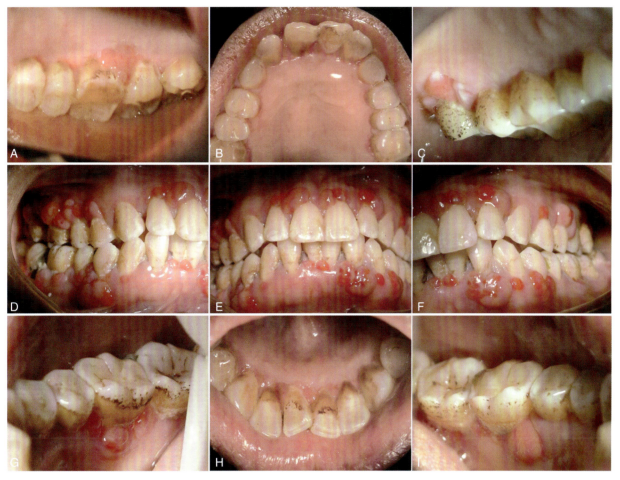

图19-2 初诊检查 A.右上后牙腭侧；B.上前牙腭侧；C.左上后牙腭侧；D.右后牙颊侧；E.前牙唇侧；F.左后牙颊侧；G.右下后牙舌侧；H.下前牙舌侧；I.左下后牙舌侧

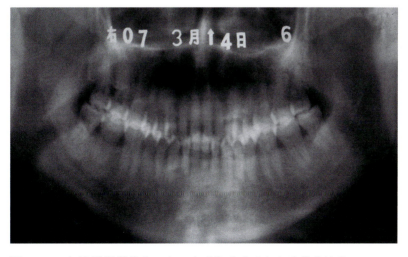

图19-3 初诊影像学检查 全口曲面体层片示部分牙槽嵴低平

诊 断

1. 牙龈神经纤维瘤？
2. 早期牙周炎。

治 疗

治疗计划

1. 告知患者所患疾病、治疗方法、治疗次数、治疗效果及费用等。
2. 牙周治疗常规查血。
3. 全口龈上洁治术，根面平整术。
4. 牙龈神经纤维瘤切除术，切除增生物送病检。
5. 口腔卫生宣教、定期复查复治。

治疗经过

与患者沟通告知治疗目的、危险因素评估、治疗程序、治疗方法、疗效及费用。

1. 牙周治疗常规查血未见异常。
2. 全口龈上洁治术。

3% 过氧化氢溶液含漱，0.5% 碘伏消毒；超声全口龈上洁治，根面平整，橡皮杯及抛光膏抛光；3% 过氧化氢溶液冲洗龈袋，棉球擦干龈缘，袋内置 1% 碘甘油。

医嘱 ①避免冷热刺激，不食易着色食物；②按正确方法刷牙，并使用牙线，1周复诊。

3. 全口龈上洁治术后 1 周复诊。

患者述 无明显不适。

检查 CI（0），DI（1），色素（-），多数牙牙龈颜色基本正常。唇、颊侧牙龈乳头处仍广泛增生物，表面光亮，呈颗粒状或结节状，蒂部边界清楚，质硬（图 19-4A~I）；BOP（+），未探及附着丧失，生理动度。

处置 根据检查结果，拟行 17-27、37-47 牙龈神经纤维瘤切除术。

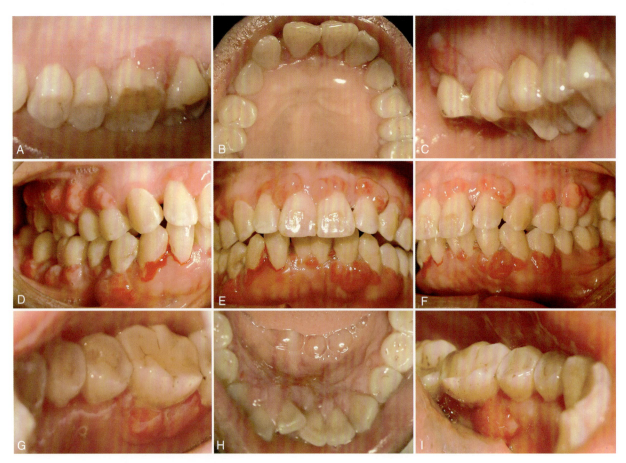

图 19-4 洁治后 1 周　A. 右上后牙腭侧；B. 上前牙腭侧；C. 左上后牙腭侧；D. 右后牙颊侧；E. 前牙唇侧；F. 左后牙颊侧；G. 右下后牙舌侧；H. 下前牙舌侧；I. 左下后牙舌侧

术前谈话告知手术目的、麻醉方式及风险、手术后牙龈退缩或再次增生、手术费用等，患者表示知情同意并签署牙周手术知情同意书。

手术步骤

（1）常规 0.5% 碘伏消毒口内黏膜，酒精消毒面部皮肤，常规包头铺巾；

（2）常规阿替卡因肾上腺素注射液局部浸润麻醉；

（3）用 11 号刀片自蒂部切除 17-27、37-47 唇颊侧、舌腭侧牙龈增生组织（图 19-5A）；

（4）刮除根骨界肉芽组织，刮除根面残余牙石及病变牙骨质，根面平整，小弯剪修剪牙龈外形（图 19-5B）；

（5）生理盐水冲洗创面，压迫止血，敷牙周塞治剂（图 19-5C、D）；

（6）将 4% 甲醛固定的病变组织送病理检查。

医嘱　①暂不刷牙，使用漱口水；②塞治剂脱落随时复诊；③1 周复诊。

4. 17-27、37-47 唇颊侧、舌腭侧牙龈神经纤维瘤切除术后 1 周复诊。

患者述　术后无不适。

检查　术区塞治剂部分脱落，创面较清洁。

病理结果　病理诊断为牙龈神经纤维瘤（图 19-6A、B）。

处置　17-27、37-47 去除余留塞治剂，生理盐水棉球擦拭术区，术区创面愈合良好（图 19-7）。

医嘱　①维护口腔卫生，采用正确刷牙方法；②1 个月复诊。

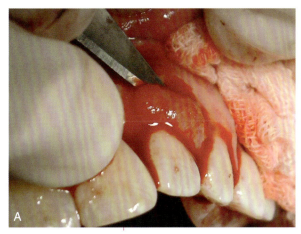
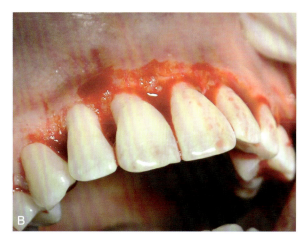
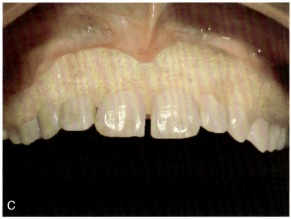
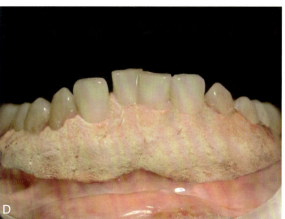

图 19-5　手术步骤　A. 11 号刀片自蒂部切除增生物；B. 上牙术后牙龈形态；C、D. 术区敷塞治剂

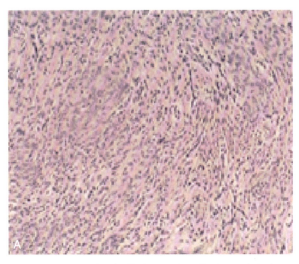
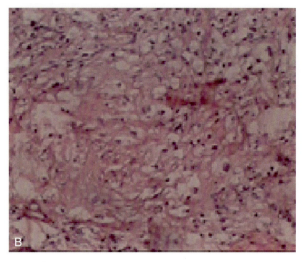

图 19-6　牙龈神经纤维瘤组织学图像（HE 染色）　A. 低倍；B. 高倍

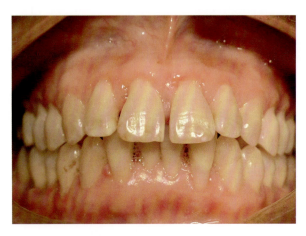

图 19-7　牙龈神经纤维瘤切除术后 1 周

定期随访

1. 17-27、37-47 牙龈神经纤维瘤切除术后 1 个月未按时复查，2 个月复查。

患者述　无不适。

检查　CI（0），DI（1），色素（-）；12-22、32-42 唇侧龈缘及龈乳头轻度红肿，余牙牙龈色粉红，牙龈退缩 1~2mm（图 19-8A~I）。

处置　3% 过氧化氢溶液含漱，0.5% 碘伏消毒；手工龈上洁治器去除软垢；3% 过氧化氢溶液冲洗，棉球擦干龈缘，袋内置 1% 碘甘油。

医嘱　①维护口腔卫生；②3 个月复查。

2. 17-27、37-47 牙龈神经纤维瘤切除术后 3 个月复查。

患者述　无不适。

检查　CI（0），DI（2），色素（-）；个别牙牙龈缘红肿，BOP（+）（图 19-9A、B）。

处置　3% 过氧化氢溶液含漱，0.5% 碘伏消毒；手工龈上洁治器去除软垢；3% 过氧化氢溶液冲洗，棉球擦干龈缘，袋内置 1% 碘甘油。

医嘱　①维护口腔卫生；②4 个月复查。

3. 17-27、37-47 牙龈增生物切除术后 4 个月复查。

患者述　自觉前牙牙龈略肿胀。

检查　CI（0），DI（1~3），色素（-）；12-22、32-42 牙龈红肿，龈乳头圆钝，龈缘散在小增生物，BOP（+）（图 19-10A~C）。

处置　3% 过氧化氢溶液含漱，0.5% 碘伏消毒；隔湿干燥，碘酚烧灼 12-22、32-42 龈缘增生物及龈袋内壁肉芽组织；手工龈上洁治器去除软垢；3% 过氧化氢溶液冲洗，棉球擦干龈缘，袋内置 1% 碘甘油。

医嘱　①再次口腔卫生宣教；②6 个月复查。

4. 17-27、37-47 牙龈增生物切除术后 6 个月未复查，术后 12 个月复查。

患者述　发现牙龈再次出现增生物 2 个月，无疼痛不适感。

检查 CI(1)，DI(1)，个别牙色素(+)；全口牙龈边缘红肿，唇颊侧牙龈乳头处广泛增生物，舌腭侧较少。增生牙龈色鲜红，表面光亮，呈颗粒状或结节状，大小不一；带蒂，蒂部边界清楚，质韧，BOP(+)；未探及附着丧失，生理动度（图19-11A~I）。

治疗计划 ①全口龈上洁治术；②牙龈神经纤维瘤切除术；③口腔卫生宣教。

处置 分别行全口龈上洁治术、全口牙龈神经纤维瘤切除术（与患者签署手术知情同意书）。

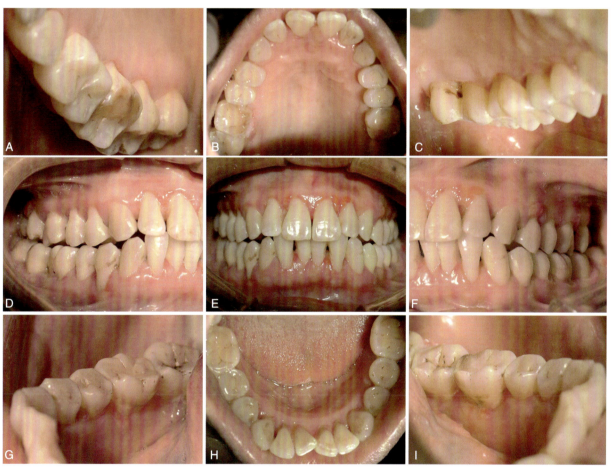

图19-8 术后2个月 A.右上后牙腭侧；B.上前牙腭侧；C.左上后牙腭侧；D.右侧后牙颊侧；E.前牙唇侧；F.左侧后牙颊侧；G.右下后牙舌侧；H.下前牙舌侧；I.左下后牙舌侧

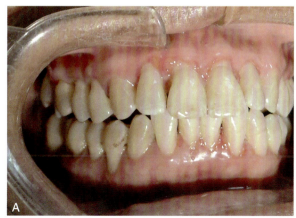
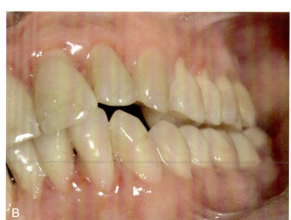

图19-9 术后3个月 A.右侧牙唇颊侧；B.左侧牙唇颊侧

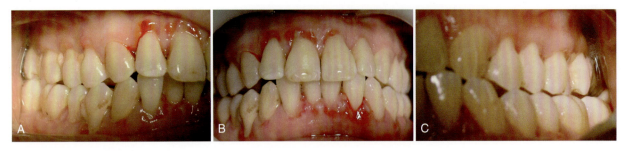

图 19-10　术后4个月　A.右侧后牙颊侧；B.前牙唇侧；C.左侧后牙颊侧

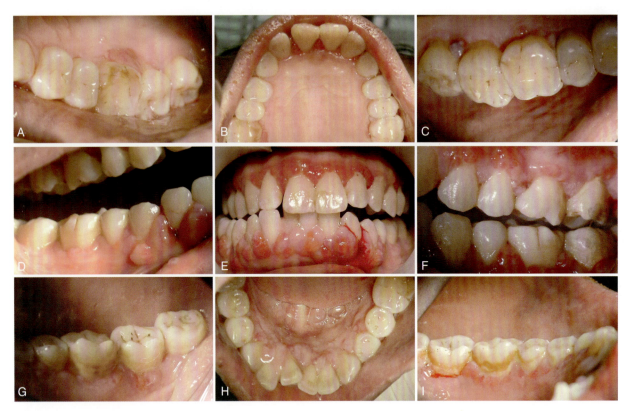

图 19-11　术后12个月　A.右上后牙腭侧；B.上前牙腭侧；C.左上后牙腭侧；D.右后牙颊侧；E.前牙唇侧；F.左后牙颊侧；G.右下后牙舌侧；H.下前牙舌侧；I.左下后牙舌侧

医嘱　再次口腔卫生宣教，采用正确刷牙方法刷牙，按约复诊。

5. 17-27、37-47牙龈神经纤维瘤切除术后15个月复查。

患者述　右侧后牙出现增生物，无不适。

检查　CI（0），DI（1），色素（-）；11、21、16、17腭侧、45、46颊侧龈乳头处增生物，色粉红，呈颗粒状或结节状；带蒂，蒂部边界清楚，质韧，BOP（+）；其余牙牙龈色、形、质基本正常（图19-12A~I）。

治疗计划　11、21、16、17、45、46牙龈纤维瘤切除术。

处置　常规术前谈话并签牙周手术知情同意书。3%过氧化氢液含漱，0.5%碘伏消毒；去除牙面软垢，常规局部麻醉下行11、21、16、17腭侧及45、46颊侧牙龈神经纤维瘤切除术（图19-13A~C）；术区敷塞治剂（图19-13D~F），非术区龈袋内置1%碘甘油。

医嘱　维护口腔卫生，采用正确刷牙方法刷牙；按约复查。

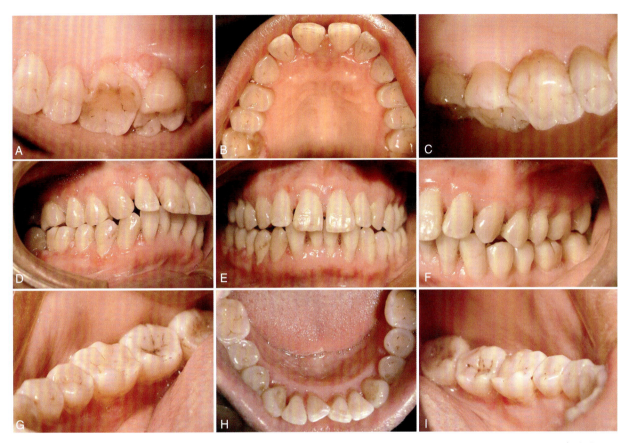

图 19-12　术后 15 个月　A.右上后牙腭侧；B.上前牙腭侧；C.左上后牙腭侧；D.右侧后牙颊侧；E.前牙唇侧；F.左侧后牙颊侧；G.右下后牙舌侧；H.下前牙舌侧；I.左下后牙舌侧

6. 11、21、16、17、45、46 牙龈神经纤维瘤切除术后 3d 复查。

患者述　上牙术区塞治剂脱落 3d。

检查　口腔卫生状况：DI（1）；塞治剂脱落，创面较清洁，牙龈乳头红肿，BOP（+）；其余牙龈色、形、质基本正常。

处置　11、21、16、17 生理盐水棉球擦试创面，0.5% 碘伏消毒，敷牙周塞治剂。

医嘱　维护口腔卫生，采用正确方法刷牙；按约复查。

7. 11、21、16、17、45、46 牙龈神经纤维瘤切除术后 2 周复查。

患者述　无不适。

检查　口腔卫生状况：CI（0），DI（1）；牙龈色形质基本正常（图 19-14A~I）。

处置　3% 过氧化氢液含漱，0.5% 碘伏消毒；去除牙面软垢；3% 过氧化氢液冲洗，棉球擦干龈缘，袋内置 1% 碘甘油。

医嘱　口腔卫生宣教，定期复查。

患者后期未复查，经电话随访，自觉牙龈无肿胀增生，也无疼痛等不适；再次口腔卫生宣教。

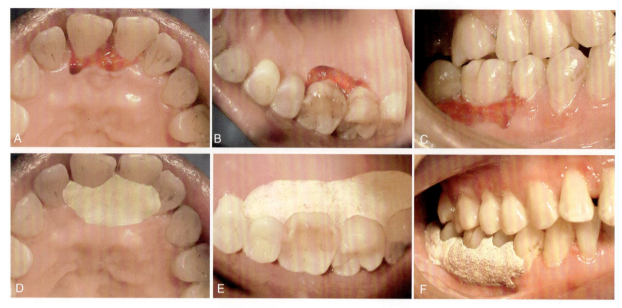

图 19-13　11、21、16、17、45、46 牙龈纤维瘤切除术　A、B、C. 术后创面；D、E、F. 术区敷塞治剂

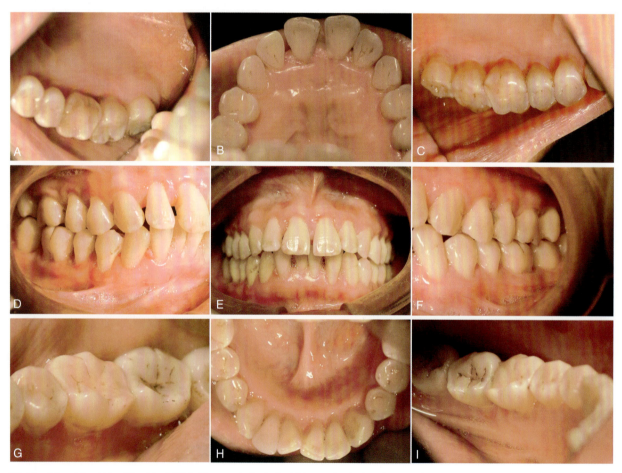

图 19-14　16、17、45、46 术后 2 周　A. 右上后牙腭侧；B. 上前牙腭侧；C. 左上后牙腭侧；D. 右后牙颊侧；E. 前牙唇侧；F. 左后牙颊侧；G. 右下后牙舌侧；H. 下前牙舌侧；I. 左下后牙舌侧

病例小结

2018年牙周病及种植体周病新分类

牙龈神经纤维瘤在新分类中属于非菌斑型牙龈病（遗传性疾病）。

诊断依据

本例患者唇颊侧牙龈乳头处广泛增生，舌腭侧较少。增生牙龈色鲜红，表面光亮，呈颗粒状或结节状；带蒂，蒂部边界清楚，质硬；病理检查诊断为牙龈神经纤维瘤。

牙龈神经纤维瘤会遗传吗？

神经纤维瘤病是一类主要由基因缺陷引起神经嵴细胞分化异常所导致的多系统损害的常染色体显性遗传病，是有可能遗传的。但如果临床表现只有神经纤维瘤，且局限于某部位，如牙龈，按照Riccardi的分类属于局限型神经纤维瘤病（NF5），则不会遗传，其他型均有遗传性。

按照Riccardi的分类，神经纤维瘤病分为8个类型。

诊断NF1型（Von Recklinghausen型）应具备下列7条中的2条或2条以上：①6个或6个以上咖啡牛奶斑。在青春期前最大直径超过5mm，青春期以后和成年时最大直径超过15mm；②2个或2个以上任何类型的神经纤维瘤或一个丛状神经纤维瘤；③在腋窝或腹股沟区有雀斑；④视神经胶质瘤；⑤2个或2个以上Lisch结节（虹膜错构瘤）；⑥特殊的骨性损害，如蝶骨发育异常或长骨皮质变薄，伴有或不伴有假性关节病；⑦根据以上标准，与NF1型有关的一级亲属（双亲、兄弟姐妹或子孙后代）。具备下列任何一条者即可诊断NF2型（听觉型）：①适当的影像学检查（如CT或MRI）可见双侧第Ⅷ对脑神经瘤；②与NF2型有关的一级亲属以及单侧第Ⅷ对脑神经瘤或下列两种：神经纤维瘤、脑膜瘤、胶质瘤、雪旺氏细胞瘤、青年后囊下晶体混浊。NF3型（混合型）的临床特点是多发性脑和脊髓肿瘤，伴有咖啡牛奶斑和神经纤维瘤。NF4型（变异型）的特点是咖啡牛奶斑和弥漫性神经纤维瘤，不能进一步分类。NF5型（局限型）的临床特点是咖啡牛奶斑或神经纤维瘤，或两者均有，局限于某部位。NF6型（咖啡牛奶斑型）特点是多发咖啡牛奶斑而无神经纤维瘤。NF7型（迟发型）的临床特点是20岁以后发生的神经纤维瘤病。NF8型仅有神经纤维瘤而无任何其他类型的特点。在以上8种类型中，NF1型约占神经纤维瘤病的85%~90%。局限性神经纤维瘤病（NF5）是NF1型的局部表现，且是8型中唯一非遗传性的。

> **关键点** 神经纤维瘤来源于神经内膜、神经束膜、外膜、鞘细胞。女性多见，10~20岁、50~70岁为高峰期。好发于躯干和四肢，有时出现于头颈部。发生于口腔部位的少见，仅占5%~10%；其中以上腭、舌或唇黏膜居多。发生牙龈神经纤维瘤更为罕见，可单发或多发，病因尚不明确。本病属于良性肿瘤，但易复发。

体会

牙龈的神经纤维瘤较少见，应与常见的牙龈增生类疾病相鉴别，如牙龈纤维瘤病、药物性牙龈肥大。询问病史和家族史时，应高度关注；另外，除口腔的检查外，应对全身表现出的症状进行检查以综合判断；后续还应结合病理检查的结果以确诊。

经第1次手术治疗后，切除了增生的牙龈神经纤维瘤，但10个月后再次出现牙龈的增生，证明了该病易复发。术后应强调患者做好菌斑控制，定期复查并进行牙周基础治疗以减小复发的可能。

（李珏丹　徐红艳　司薇杭）

病例 20　前牙被动萌出异常（露龈笑）

病例概况

患者，男，35岁。因上前牙露龈笑，影响美观，到本科就诊。向医生咨询："有什么办法可以改变我的露龈笑吗"？

病史

主诉　上前牙微笑时牙龈暴露多年。

现病史　多年来，上前牙微笑时牙龈暴露，影响美观。

既往史　无其他口腔疾病史。

全身健康状况及过敏史　否认全身系统性疾病及急慢性传染病史；否认药物过敏史。

检查

口内检查　牙列式：11-17、21-27、31-37、41-47。口腔卫生状况：CI（0），DI（0-1），色素（-）；牙龈轻度红肿，少数位点BOP（+）。

14-24牙冠完整，临床牙冠短，近远中径＞切龈径（图20-1），PD 1~3mm。

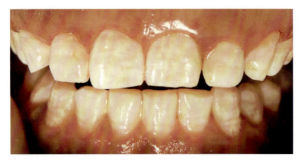

图20-1　初诊检查14-24临床牙冠短小

诊　断

14-24被动萌出异常（露龈笑）。

治　疗

治疗计划

1. 告知患者所患疾病、治疗方法、治疗次数、治疗效果及费用等。
2. 牙周治疗常规查血。
3. 14-24牙冠延长术。
4. 口腔卫生宣教。
5. 定期复查牙周情况。

治疗经过

1. 牙周治疗常规查血未见异常。
2. 依计划行14-24牙冠延长术。术前谈话，患者知情同意并签署知情同意书。

手术步骤

（1）阿替卡因肾上腺素注射液行14-24唇、腭侧局部浸润麻醉，探明14-24釉牙骨质界位置，定点（图20-2A）；

（2）根据定点位置做内斜切口、沟内切口以及水平切口，切除牙龈，翻开黏骨膜瓣，暴露牙槽嵴顶（图20-2B）；

（3）去除牙槽骨缘，使牙槽嵴位于釉牙骨质界根方3mm，修整牙槽骨形态（图20-2C）；

（4）黏骨膜瓣复位，观察牙龈缘形态及位置，修整牙龈缘（图20-2D）；

（5）冲洗，止血，间断缝合（图20-2E）；

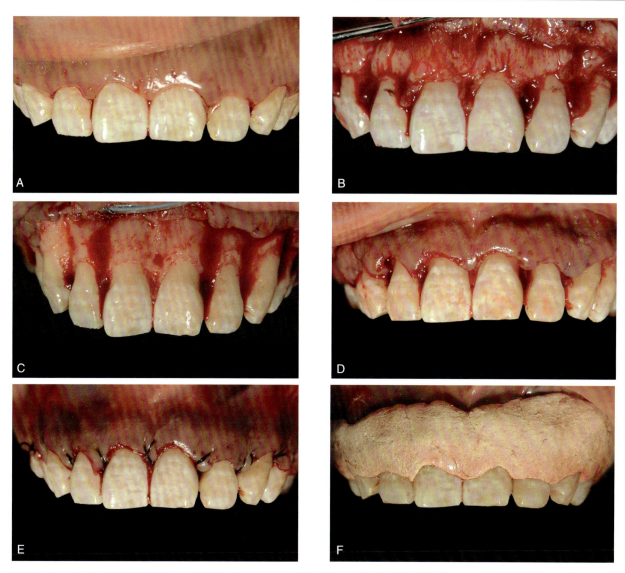

图20-2 14-24牙冠延长术 A.术前定点；B.翻开黏骨膜瓣；C.修整牙槽骨高度及形态；D.修整牙龈形态；E.间断缝合；F.敷塞治剂

（6）敷牙周塞治剂（图20-2F）。

医嘱 ①术后进食温凉、稀软食物；②术后24h内术区相应面部间断冰袋冷敷；③术后当天可刷牙，但不刷术区，用漱口水；④口服抗生素3~5d；⑤术区塞治剂如有脱落，随时复诊；⑥术后1周复诊拆线。

R

复方氯己定含漱液 300ml×1瓶
用法：含漱，每次10ml，3/d

3.术后1周复诊。

患者述 无明显肿胀，术后轻微疼痛。

检查 14-24术区塞治剂完好，无明显渗血及肿胀。

处置 14-24去除牙龈保护塞治剂，可见创口愈合良好，拆除缝线。

医嘱 ①加强口腔卫生维护，正常刷牙，使用漱口水含漱；②3个月后复查。

定期随访

术后2周复查。

患者述 无不适，对治疗效果满意。

检查 14-24口腔卫生良好，牙龈色、形、质良好，牙冠长宽比例协调（图20-3）。

医嘱 加强口腔卫生维护，定期复查。

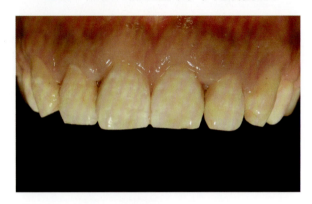

图20-3 术后3个月复查

病例小结

■ 露龈笑

露龈笑指的是微笑时暴露过多的上颌前牙唇侧牙龈（通常大于2mm），在一定程度上破坏面部的美观及和谐，甚至给有些患者带来心理负担。

理想的微笑是上切牙牙冠显露3/4以上，牙龈显露在2mm以内。露龈笑与颌骨、面部软组织结构、牙齿异常等多种因素之间存在相关性，并且可能是以上2种或2种以上因素的共同作用造成的。

■ 露龈笑和哪些因素有关？

露龈笑的病因比较复杂，临床上常见的是上颌（或双颌）前突：表现为上颌垂直向发育过度，上颌骨前突，上前牙唇向倾斜，可通过外科矫正手段治疗。还可能和上唇过短有关系，可以考虑施行上唇加高手术，即把上唇上方的鼻底切开，把双侧鼻翼外侧鼻唇沟的皮肤转移过来加高上唇高度，以此解决上唇过短的问题。

此外，临床所见上唇提肌功能亢进也是病因之一，表现为上颌骨外形正常，但微笑时有过多的牙龈暴露，可通过上唇提肌离断术或肉毒素注射等方法降低上唇提肌张力来矫正。本例患者病因是牙冠萌出不足，临床表现为牙冠过短而表现露龈笑，此时可行牙龈成形术、牙冠延长术。

> **关键点** 本例患者微笑时牙龈暴露，与临床牙冠短小相关，由牙齿被动萌出不足导致。因此，采用牙冠延长术的方法将被动萌出不足的牙齿周围过多的牙龈切除，并去除部分牙槽骨，暴露牙冠的正常解剖外形，减少牙龈过多暴露，纠正临床牙冠过短导致的露龈笑问题。

■ 体会

手术定点位置要准确，上颌中切牙与尖牙的牙龈顶点连线即牙龈平面应与上颌切端曲线及下唇曲线平行。侧切牙位于连线根方0.5~1mm，也可处于同一水平。同时两侧牙龈位置应对称。修整牙槽骨时，高速器械一定要冷却，防止过高热量传递到牙槽骨。修整后的牙槽骨缘要圆缓，牙间沟位置准确、深度适中，龈缘为扇贝状。

（郭晶 李珏丹 李美文）

病例 21　牙龈扁平苔藓

病例概况

患者，女，51岁。因牙龈多处反复发红糜烂就诊。就诊时急切地问医生："这是怎么回事？怎么治呢？"

病　史

主诉　牙龈多处糜烂，出血1个月。

现病史　患者自述1个月前出现口内牙龈多处发红、糜烂，疼痛较轻，未经任何治疗。饮食尚可，怕热、出汗、急躁，睡眠不佳。

既往史　2年前曾出现牙龈红肿、出血、糜烂反复发作，口服西药（药名不详），病情好转。无其他口腔疾病史。

全身健康状况及过敏史　否认有皮肤"扁平苔藓"；否认全身系统性疾病及急慢性传染病史；否认药物过敏史。

个人史　每天刷牙1次。

家族史　无特殊记载。

检　查

口内检查　口腔卫生状况：CI（1~2），DI（1~2）；全口牙龈乳头、游离龈和附着龈不同程度充血，多处牙龈上皮剥脱，表面糜烂、出血，后牙龈颊沟可见白色条纹（图21-1），触诊质软，疼痛较轻。

诊　断

牙龈扁平苔藓（OLP）。

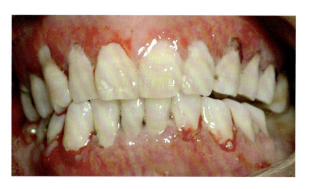

图21-1　初诊检查唇颊侧牙龈鲜红、出血、糜烂

治　疗

治疗计划

1. 告知患者所患疾病、治疗方法、治疗次数、治疗效果及费用等。
2. 心理疏导。
3. 药物治疗（全身治疗、局部治疗）。
4. 全口龈上洁治术。
5. 口腔卫生宣教，定期复查。

治疗经过

1. 心理疏导与患者沟通，在详细询问病史的基础上，了解其家庭、生活、工作状况，帮助其调节心理状态。同时建议患者调节其睡眠、更年期症状、消化道等全身状况。

2. 药物治疗。

R

胸腺肽肠溶片　15mg×48 片

用法：口服，15mg，2/d

重组人表皮生长因子　15ml×1 瓶

用法：喷于患处，适量，3/d

西帕依固龈液 100ml×1 瓶

用法：含漱，适量，3/d

3.常规全口龈上洁治术。

医嘱 ①生活起居规律，保证睡眠，忌劳累；保持心情愉快和大便通畅；②建议戒烟、酒，忌食用辛辣及烧烤、油炸食物，多吃新鲜蔬菜、水果；③在治疗过程中，遵医嘱按时服用药物，不得随意停减；④建议中医科诊疗，2周后复诊。

定期随访

患者未按时就诊，电话随访，患者诉牙龈糜烂已减轻，无疼痛。

病例小结

■ 诊断依据

根据本病例患者牙龈的临床表现：牙龈充血、多处上皮剥脱并糜烂出血、有白色条纹、疼痛较轻，可诊断为牙龈扁平苔藓，亦称为剥脱性龈炎。

■ 牙龈扁平苔藓有什么特点？

扁平苔藓是一种伴有慢性浅表性炎症的皮肤-黏膜角化异常性疾病，皮肤或黏膜可单独或者同时发病。口腔扁平苔藓（OCP）是一种常见的口腔黏膜慢性炎症性疾病，在人群中的患病率为0.1%~4%。典型病损是发生在黏膜上白色或灰白色的条纹，条纹间黏膜发红，并出现糜烂、溃疡，症状严重者口腔黏膜表现为萎缩、糜烂、大疱等；病程长，易复发，长期糜烂不愈合者容易发生癌变，癌变率为0.3%~10%；好发于颊、舌、牙龈等处，本病例就是发生在牙龈部位的牙龈扁平苔藓；好发于中年女性，近年来发病年龄呈现年轻化趋势，临床上可见该病发生于儿童口腔黏膜。典型病理表现为上皮不全角化，基底细胞液化变性，固有层有密集的淋巴细胞呈带状浸润。

■ 口腔扁平苔藓如何治疗？

OLP的病因目前尚不明确，与免疫因素、精神因素、内分泌因素、感染因素、微循环因素以及口腔局部刺激都有关系，但细胞介导的局部免疫应答紊乱在其发生发展中起着重要作用。OLP作为一种自身免疫性疾病，由于缺乏确切的病因，治疗困难，迄今尚无特效疗法。目前临床治疗OLP的首选药物是激素类药物，通过局部用药可以直达病灶发挥作用，具有一定的治疗效果；同时也可配合中药治疗，口服免疫调节类药物及物理治疗；维护口腔卫生良好也有利于治疗OLP。

> **关键点** 牙龈的剥脱性病损可以是糜烂性扁平苔藓或寻常型天疱疮或良性黏膜类天疱疮在牙龈上的一种表现，均可出现牙龈充血、水肿发亮、上皮浅层剥脱、糜烂和炎症，轻微触可有疼痛感，周围有或者无白色花纹。口腔的病损与皮肤病损并存，与指（趾）甲病损并存，在治疗上全身用药以皮肤科为主。

■ 体会

由于扁平苔藓是一种自身免疫性疾病，和多种致病因素都相关。因此针对该类患者，除了对症治疗外，还应该和患者进行全面的沟通，详细询问其病史，了解家庭、生活、工作、睡眠等的情况，进行相应的心理疏导和免疫调节治疗，保持相对较好的身心状态。

（赵珊梅　宋建玲）

病例 22　牙龈天疱疮

病例概况

患者，女，55岁，工人。口腔黏膜反复起疱，疱破后疼痛明显。患者到底得了什么病，如何治疗呢？

病　史

主诉　口腔黏膜反复起疱1年余。

现病史　1年前开始出现口腔黏膜反复起疱，疱破后疼痛明显，影响咀嚼。10个月前曾于外院就诊，口服消炎药治疗（具体药名、剂量不详），未见好转。无皮肤起疱。

既往史　无其他口腔疾病史。

全身健康状况及过敏史　否认全身系统性疾病及急慢性传染病史；否认药物过敏史。

个人史　每天刷牙1次。

家族史　无特殊记载。

检　查

口内检查　15、16颊侧牙龈，32-42舌侧口底黏膜分别见大小8mm×8mm及10mm×6mm的水疱，疱壁薄而透明。24、25颊侧牙龈见大小6mm×10mm的糜烂面，不出血，触诊疼痛明显；揭皮试验（+），探针可无痛性探入糜烂边缘黏膜下方（棘层松解）（图22-1A~F）。

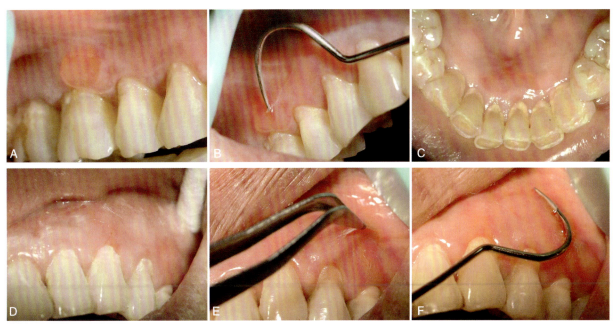

图22-1　初诊检查　A.右上后牙颊侧牙龈水疱；B.右上后牙颊侧牙龈棘层松解；C.下前牙舌侧口底黏膜水疱；D.左上后牙颊侧牙龈糜烂面；E.左上后牙颊侧揭皮实验（+）；F.左上后牙颊侧牙龈棘层松解

进一步检查血压，血糖，心电图，血常规，出、凝血时间，HBV，HCV，肾功能，HIV，梅毒螺旋体抗体，均未见明显异常。

诊断

牙龈天疱疮。

治疗

治疗计划

1. 告知患者所患疾病、治疗方法、治疗次数、治疗效果及费用等。
2. 支持治疗（高营养易消化饮食，必要时静脉补充）。中医治疗。
3. 全身治疗。
4. 局部治疗。
5. 择期全口龈上洁治术；定期复查。

治疗经过

1. 全身治疗。

R

醋酸泼尼松龙片 5mg×100 片

用法：口服，20mg/d，服用 2 周复诊。

2. 局部治疗。

R

复方氯己定含漱液 300ml×1 瓶

用法：含漱，10ml，3/d

重组人表皮生长因子 15ml×1 瓶

用法：外用，适量涂患处，3/d

医嘱 ①密切观察，2 周复诊，口服药物酌情减量；②若病情加重或变化，及时就诊。

病例小结

■ 诊断依据

本例患者口腔黏膜长期表现为起疱，疱壁薄而透明，疱破后形成糜烂面，疼痛明显；揭皮试验阳性，探针可无痛性探入糜烂边缘黏膜下方（棘层松解），因此诊断为牙龈天疱疮。

■ 鉴别诊断

瘢痕性类天疱疮：口腔好发于牙龈，表现呈剥脱性龈炎样损害；外观正常或红斑黏膜上发生的张力性大疱，疱壁较厚，疱破后为基底光滑的红色溃疡面；尼氏征阴性，无棘层松解现象。

剥脱性龈炎：表现为牙龈缘及附着龈呈弥散性红斑，上皮易剥脱；严重者全口牙龈疼痛，脱皮、表面覆以坏死的假膜，易出血。

多形性红斑：起病急，口内黏膜呈大小不等的红斑、糜烂；但在糜烂边缘，用探针不能探入表皮下方（无棘层松解），尼氏征阴性。

■ 使用糖皮质激素有哪些注意事项？

如果是大剂量使用，要根据病情注意减量时间，注意每次减的量。长期大量使用糖皮质激素者易并发股骨头坏死。年龄大的女性患者禁用或慎用。一定要和患者沟通好按时复诊的时间，培养患者良好的依从性。

> **关键点** 牙龈天疱疮是一类严重的、慢性的黏膜-皮肤自身免疫性疾病。临床上根据皮肤损害特点可分为寻常型（口腔黏膜损害最多）、增生型、落叶型和红斑型。口腔黏膜和皮肤往往同时出现病损，口腔科医生不要忽略了对皮肤的问诊和检查。

■ 体会

天疱疮治疗目的为尽快控制病情，修复松解的表皮，减少或延缓复发，预防感染，减少药物副作用，提高患者的生活质量。对于轻中度病变的患者，外用或者系统应用中强效糖皮质激素仍是首选。有研究显示，联合应用免疫抑制剂或生物靶向制剂治疗重度天疱疮，有望取得满意疗效。若患者为重度天疱疮或与皮肤同时发病，应在皮肤科治疗，口腔配合局部治疗。

（宋建玲）

病例 23　牙龈黑色素沉着

病例概况

患者，男，10岁，小学生。近2年牙龈颜色变黑，就诊时家长询问："能让牙龈颜色恢复正常吗？"

病　史

代主诉　牙龈颜色发黑2年。

现病史　2年前发现牙龈颜色变黑，影响美观；无疼痛不适，未经任何治疗。

既往史　无其他口腔疾病史。

全身健康状况及过敏史　否认全身系统性疾病及急慢性传染病史；否认药物过敏史。

个人史　每天刷牙2次，无特殊饮食嗜好。

家族史　否认家族遗传疾病。

检　查

口内检查　全口牙龈唇颊侧可见棕色或黑色的色素沉着带，边界清楚，未高出黏膜表面；质地坚韧，触诊无不适（图23-1A~C）。

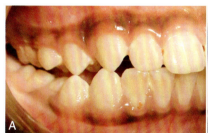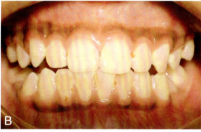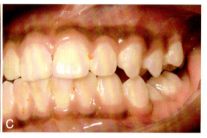

图23-1　初诊检查　A.右侧后牙颊侧；B.前牙唇侧；C.左侧后牙颊侧

诊　断

牙龈黑色素沉着？

治　疗

治疗计划

1. 告知患儿家长治疗方法（激光治疗和手术治疗及其优缺点）、治疗效果、术后注意事项及并发症等。由于患者未成年，建议先行观察，定期复查，暂不进行治疗，家长表示知情同意。
2. 请消化内科会诊是否有口周色素沉着肠道息肉综合征。
3. 请皮肤科会诊是否有重金属色素沉着等外源性色素沉着异常。
4. 口腔卫生宣教。

处置　告知监护人患儿所患疾病、治疗计划、治疗次数、治疗效果及费用等。

建议患儿生长发育稳定后酌情治疗。

病例小结

■ **诊断依据**

本病例患儿全口牙龈唇颊侧棕色或黑色的色素沉着带，边界清楚，未高出黏膜表面；质地坚韧，触诊无不适，无明确诱因；不能归入其他类疾病。由此可诊断为牙龈黑色素沉着。

■ **鉴别诊断**

色素沉着息肉综合征：特征为口腔黏膜、口周皮肤等部位黑素斑，胃肠道多发性息肉，有家族遗传性。此外患者常有腹痛、呕吐、腹泻、贫血等症状。

重金属色素沉着：多见于某些职业暴露者，慢性铅、铋和汞中毒时，可在牙龈边缘形成铅线、铋线、汞线，表现为蓝黑色或灰蓝色的色素沉着带；严重时在唇、舌、颊黏膜亦可见沉着斑，并伴有口腔黏膜的炎症。

对于牙龈色素沉着患者，应先对有明确诱因的疾病如色素沉着息肉综合征、重金属色素沉着等进行检查排除。若查出异常，应先治疗相关疾病；若未查出异常，且无明确诱因时，则对牙龈色素沉着进行对症治疗。

■ **牙龈色素沉着的治疗方法**

传统方法主要包括去除色素层和利用移植物覆盖色素层两大类。去除色素层包括外科手术切除法、车针磨除法和化学药物法。而利用移植物覆盖色素层，包括自体游离龈移植和异体脱细胞真皮基质移植。近年来，随着激光在口腔医学中的应用，激光手术治疗牙龈色素沉着被认为是最有效、舒适、安全的方法之一。其优点：有较强的凝固及切削组织的能力；灭菌消毒功能；手术创伤小、术中出血少、瘢痕少，对组织机械损伤小；手术耗时短。因此，患者接受度高，术后痛苦小。

> **关键点** 黑色素、血红蛋白等常见的色素成分形成正常牙龈的自然颜色。牙龈黑色素异常沉着与外源性或内源性因素相关：牙龈色素沉着可由灰尘、强光等直接途径而来；也可由金属或金属样物质、血液和胆汁色素沉着；内分泌失调或新陈代谢障碍也可导致牙龈色素沉着。并非所有的色素沉着均属病理状态，如人种的黑色素沉着即是如此。此类色素常沉着于游离龈和附着龈黏膜上，很少超过黏膜的界限。而由内分泌失调或新陈代谢障碍导致的病理性色素沉着，常常会超过这个界限。

■ **体会**

牙龈黑色素沉着在临床常见，有的患者不以牙龈黑色素沉着为主诉就诊，而以其他疾病为主诉就诊。当其他疾病治疗中或治疗后，患者才发现牙龈上的黑色素沉着，这时往往会发生纠纷，认为是医生治疗过程中导致的。提示医生应该严格执行"首诊医生负责制"，检查记录详细。虽然不是主诉病变，也要以非主诉病变写出检查和诊断，并且以口头及病历的形式告知患者。

（孙俊毅）

病例 24 牙龈恶性黑色素瘤

病例概况

患者，男，55岁，乡村教师。牙龈渐进性发黑3个月，不知能治好吗？

病　史

主诉　上前牙区牙龈渐进性发黑3个月。

现病史　3个月来，上前牙区牙龈不明原因渐进性发黑。开始为褐色，个别牙龈逐渐颜色变黑，发展到多个牙，偶有刷牙牙龈出血。曾在当地医院就诊，医生告之是色素沉着，建议观察，如有变化可到专科医院进一步就诊。

既往史　无其他口腔疾病史。

全身健康状况及过敏史　否认全身系统性疾病及急慢性传染性疾病史；否认药物过敏史。

个人史　刷牙每日1~2次，吸烟30年，每天10~15支。

家族史　否认家族遗传性疾病。

检　查

口腔检查　牙列式：11-17、21-27、31-37、41-47。

口腔卫生状况：CI（1），DI（2），色素（+）。12-23龈缘、龈乳头及附着龈黑色光亮；黑色部位与牙龈外形一致，质韧，边界不清（图24-1）；33-44牙龈散在的、不同大小的褐色斑块，质韧；舌、腭侧未见明显异常。牙生理动度。未触及颌下淋巴结。

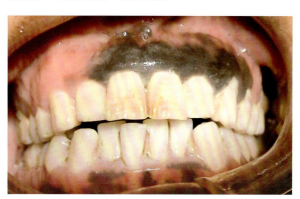

图24-1　12-23牙龈恶性黑色素瘤

诊　断

12-23牙龈恶性黑色素瘤？

治疗计划

建议请头颈肿瘤外科进一步检查诊断和治疗。

病例概况

患者，男，50岁，电工。2个月前突然发现牙龈发黑，在外院口腔科做了牙龈切除手术。近1个月牙龈又变黑了，且有出血疼痛、口腔异味。

病　史

主诉　下前牙牙龈发黑2个月。

现病史 2个月前突然发现有4颗下前牙牙龈发黑，但没有任何不适，在外院口腔科做了"牙龈切除术"。近1个月发现做手术的4颗牙以及两边牙的牙龈也变黑了，近日有出血、疼痛、口腔异味，前来就诊。

既往史 无其他口腔疾病史。

全身健康状况及过敏史 否认全身系统性疾病及急慢性传染性疾病史；否认药物过敏史。

个人史 刷牙每日1次（早上），吸烟32年，每天20支。

家族史 否认家族遗传性疾病。

检查

口腔检查 牙列式：11-17、21-27、31-37、41-48。

口腔卫生状况：CI(2), DI(2), 色素(++)。35-43唇侧龈缘及龈乳头带状隆起，呈黑褐色，边界清，糜烂，有脓性分泌物；牙龈退缩约4mm，根颈1/3外露；附着龈及下唇黏膜散在浅褐色斑块（图24-2）。32-42舌侧龈乳头鲜红，充血水肿，松动Ⅰ度。可触及颌下淋巴结，较硬。

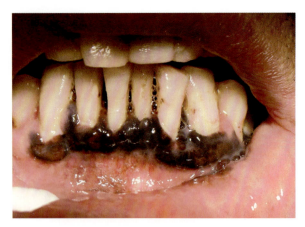

图24-2 35-43牙龈恶性黑色素瘤

诊断

35-43牙龈恶性黑色素瘤？

治疗计划

建议请头颈肿瘤外科进一步检查诊断和治疗。

病例小结

■ **什么是恶性黑色素瘤？**

恶性黑色素瘤是一种来源于上皮组织的恶性肿瘤（简称"黑素瘤"或"恶黑"）。发病率较低，好发于皮肤，发生于黏膜者较少见。而口腔黏膜原发性黑色素瘤（PMMM）是一种发生在口腔黏膜少见的肿瘤，常发生在上腭和牙龈。

■ **诊断要点**

发病年龄多为40岁左右，病变部位一般呈黑蓝色，为扁平结节状或乳头状的肿块。生长迅速，常向四周扩散，并侵入至黏膜下及骨组织内，引起牙槽突及颌骨破坏，使牙齿发生松动。

■ **鉴别诊断**

口腔黏膜黑斑：以唇部多见，发生于腭部的病变，恶变率较高。一般无自觉症状，边界清楚，可稍高出黏膜表面，黑色或灰色，缓慢扩展。病理表现为上皮基底细胞层及基底细胞上层色素增多，呈棕色带状；色素颗粒细小，呈圆形，均匀地散布于胞质内；固有层内载色素细胞增多。

口腔色素沉着斑：发生在口腔黏膜上的色素斑，多发生于浅肤色个体。病变好发部位主要是下唇、牙龈、颊、唇黏膜；多为孤立性病变，边界清楚，一般直径不超过1cm。临床表现为蓝色、棕色或黑色斑块。组织学表现与口腔黏膜黑斑相似：基底细胞层内色素明显增多，固有层以及噬黑素细胞内亦含有黑素。本病无恶变倾向。

色素痣：常在出生时或其后若干年内发现。痣可发生在皮肤和黏膜的任何部位，大小从几毫米至1cm不等，呈淡褐色、暗褐色、黑色的斑片、丘疹或结节。根据痣细胞在皮肤组织内的位置不同，色素痣可分为交界痣（3%）、皮内痣（64%）、复合痣（16.5%）等。其中以交界痣易恶变，尤其是位于足底、黏膜交界处及生殖器部位的交界痣更易恶变。

■ **如何治疗？**

治疗原则是早发现、早诊断、早治疗，以保守治疗为主。但在不断改善手术治疗效果的同时，还要辅以化疗、生物免疫治疗、基因疗法、病灶冷冻等。及早确诊口腔黏膜黑斑，并防止损伤和慢性刺激，是预防口腔黏膜恶性黑色素瘤最有效的措施。大部分早期黑色素瘤是可以通过外科手术治愈的。对于不能手术切除的晚期恶性黑色素瘤，一般建议肿瘤内科治疗为主的全身治疗。

> **关键点** 当出现以下临床表现时应该高度警惕其恶性转变：肿瘤为扁平结节状或者乳头状的肿块；显著而迅速的增大；颜色加深、发亮呈现黑蓝色；表面结痂，经常出血，发生破溃；附近淋巴结肿大，向四周扩散，并侵入至黏膜下及骨组织内，造成周围的卫星样损害；引起牙槽骨及颌骨破坏，使牙齿发生松动。与皮肤恶性黑色素瘤相比较，口腔及牙龈黏膜的恶性黑色素瘤常起源于外胚层，更容易发生浸润、复发、转移，预后较差；且其预后与性别、年龄、部位、临床分期及病变厚度、浸润深度均有关。

■ **体会**

在牙周病科经常会接诊到因牙龈颜色异常而就诊的患者。如果怀疑为恶性黑色素瘤，首先应该根据牙龈黑色素瘤的原发病变、受累部位和区域淋巴结进行视诊和触诊，进行初步诊断，进而建议患者到头颈肿瘤外科或肿瘤内科治疗。在整个诊治过程中，要体现爱伤观念和人文关怀，注意安抚患者的情绪和心理疏导。建议将病情和治疗方案一起告知患者及家属，使其主动参与治疗，获得更好的疗效。

（郭晶　苟建重）

病例 25　牙龈白斑

病例概况

患者，女，50岁，职员。牙龈发白2年左右，就诊时咨询医生："我这个病会癌变吗？"

病　史

主诉　右上后牙区牙龈发白2年。

现病史　2年前发现右上后牙区牙龈发白，有粗糙感，无疼痛，未经任何治疗。

既往史　无其他口腔疾病史。

全身健康状况及过敏史　否认全身系统性疾病及急慢性传染病史；否认药物过敏史。

检　查

口内检查　15、16颊侧近龈缘处可见一大小15mm×10mm白色斑块，斑块表面皲裂，稍高于黏膜表面；边界清楚，触诊质地柔软，粗糙；无触痛，周围黏膜正常（图25-1）。

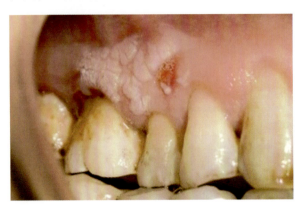

图25-1　初诊检查15、16颊侧牙龈白色斑块

实验室检查血常规、凝血系列、HBV、HCV、HIV、梅毒螺旋体抗体均未见明显异常。

诊　断

15、16牙龈白斑（斑块状）。

治　疗

治疗计划

1. 告知患者所患疾病、治疗方法、治疗次数、治疗效果及费用等。
2. 15、16切除颊侧牙龈白色斑块组织，并行病理检查。
3. 定期复查：前3个月，每月复查1次；根据情况每半年复查1次。

治疗经过

1. 术前谈话告知患者治疗目的、危险因素评估、治疗程序及方法、疗效及费用，经患者知情同意并签署手术知情同意书。

2. 手术步骤：

（1）常规消毒，常规包头铺巾；

（2）15、16颊侧阿替卡因肾上腺素注射液局部浸润麻醉，用11号手术刀片切除15、16颊侧牙龈白色斑块，缺损区植生物补片，间断缝合（图25-2）；

（3）术区置碘仿纱条，敷牙周塞治剂，反包扎（图25-3）；

（4）切除的牙龈病变组织用4%甲醛固

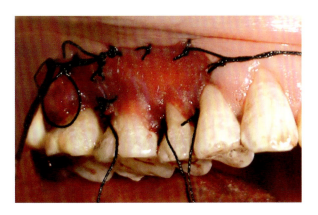

图 25-2 切除白斑，植生物补片间断缝合

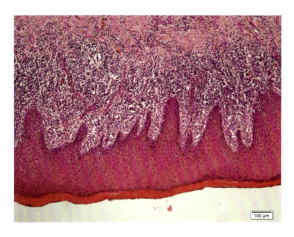

图 25-4 牙龈白斑组织学图像

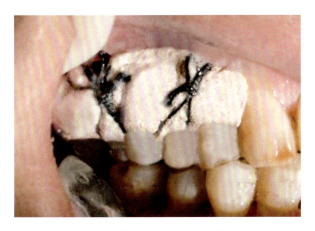

图 25-3 置碘仿纱条，敷塞治剂反包扎

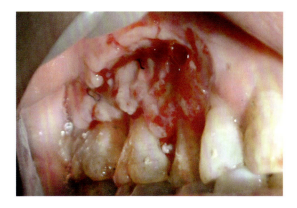

图 25-5 术后2周15、16创面

定后送病理检查。

医嘱 ①术后24h内口腔内有少量渗血，是正常现象，若出血不止，随时复诊；②术区不刷牙，用含漱液漱口；③手术2h后即可进食，手术当天宜吃温凉、稀软食物；④2周复诊。

3. 15、16牙龈白斑切除术后2周复诊。

患者述 术后无疼痛无其他不适。

检查 15、16术区塞治剂在。

病理报告 15、16牙龈符合白斑病临床诊断，不伴有异常增生（图25-4）。

处置 15、16术区去除塞治剂，生理盐水棉球轻拭表面；见术区牙龈略红肿，质地松软，有薄层上皮覆盖，部分上皮角化（图25-5）。0.5%碘伏消毒术区，拆除缝线；碘仿纱条覆盖术区，敷牙周塞治剂。

医嘱 ①塞治剂脱落随时复诊，维护口腔卫生。②2周复诊。

定期随访

1. 15、16颊侧牙龈白斑切除后1个月复查。

患者述 塞治剂脱落1周，伤口已愈合，无不适。

检查 15、16术区牙龈红肿减轻，质地松软。

医嘱 维护口腔卫生，2个月复查。

2. 15、16颊侧牙龈白斑切除后2个月复查。

患者述 无不适。

检查 15、16颊侧龈缘可见软垢，牙龈轻度水肿，新生牙龈色偏白，质软，牙龈退缩2~3mm（图25-6）。

处置 3%过氧化氢液含漱，去除15、16的软垢，3%过氧化氢液冲洗15、16龈缘，棉球擦干龈缘，置1%碘甘油。

医嘱 维护口腔卫生，3个月复查。

3. 术后3个月未复查，电话随访，无不适。

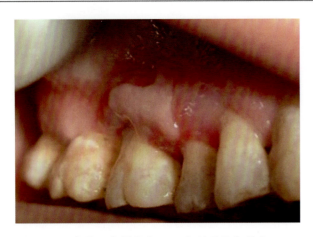

图25-6 术后2个月复查 16颊侧牙龈色偏白

病例小结

■ 诊断依据

本例患者颊侧牙龈黏膜白色斑块，稍高于黏膜表面，边界清楚，触诊柔软，粗糙，不疼痛，周围黏膜正常。病理检查报告符合口腔白斑病临床诊断，不伴有异常增生。结合临床表现和病理报告，可诊断为牙龈白斑。

■ 鉴别诊断

白色角化症：长期受到机械或化学因素的刺激引起，白色或灰白色斑块；边界不清，平滑，柔软；刺激因素去除后，病损可完全消退。

白色水肿：多见于前磨牙和磨牙的咬合线部位，灰白色光滑的"面纱样"膜；可以部分刮去，晚期表面粗糙有皱纹。

迷脂症：多位于颊部和唇红部，为异位的皮脂腺，淡黄色颗粒；可散在或丛集，表面光滑，无自觉症状。

牙龈扁平苔藓（斑块型）：多伴有口腔其他部位病损，可见不规则白色线状花纹；病损变化较快，常有充血、糜烂。

白色海绵状斑痣：具有遗传性，灰白色水波样皱褶或沟纹；表面呈小的滤泡状，形似海绵；具有正常黏膜的柔软和弹性，无发硬粗糙。

黏膜下纤维化：以颊、咽、软腭多见；初期为小水泡与溃疡，随后为淡白色斑纹，似云雾状，并可触及黏膜下纤维性条索；后期可出现舌运动和张口受限，吞咽困难等自觉症状。

■ 白斑病变会癌变吗？

口腔白斑病可以癌变。可能因为与口腔鳞癌（口腔鳞状细胞癌）有相同的基因突变，或者相同通路调控基因的改变。口腔白斑病变可癌变为口腔鳞癌，但是，患者不必过度惊慌。口腔白斑病属于癌前病变，大部分人都停留在癌前这个阶段，只有3%~5%患者癌变。患者定期复诊，及时与医生沟通病变进展尤为重要。

> **关键点** 口腔白斑病损害口腔黏膜主要表现为白色病损，并且不能擦去，好发于牙龈、前庭沟、腭部、唇、舌部及颊黏膜咬合线区域。WHO建议在口腔白斑病的病理诊断报告中，必须注明是否伴有上皮异常增生，提示临床医生采取相应的治疗措施，口腔白斑病属于癌前病变或潜在恶性疾病范畴，目前预测白斑癌变风险的重要指标，主要是病理检查有无异常增生及异常增生的程度。
>
> 口腔白斑病患者如果伴有以下情况应严密随诊及观察，必要时应定期组织活检。①伴有上皮异常增生及异常增生程度患者；②尤其是症状、颗粒型、溃疡或糜烂型伴有念珠菌感染和人乳头状瘤病毒感染者；③白斑已位于舌缘、舌腹、口底及口角部位者；④病程较长者；⑤不吸烟者；⑥女性患者特别是不吸烟的年轻女性；⑦白斑病损面积大于200mm^{2}的患者。

■ 体会

牙龈白斑目前尚无根治方法。主要治疗原则为消除局部刺激因素，使用去角化药物，通过组织病理活检和定期随访预防和监测癌变。但对于危险区的均质性白斑，疣状型、颗粒型和溃疡糜烂的白斑，以及除去可能的刺激因素保守治疗3~6周后仍未见好转者，可考虑手术治疗。

（宋建玲 王宝彦 李美文）

第二部分

牙周炎

病例 26　侵袭性牙周炎（广泛型）

病例概况

患者，女，22岁，护士。牙龈出血，多个牙松动，前牙移位有间隙，曾于外院行全口龈上洁治术，并口服药物治疗，效果不佳，要求进一步诊治。牙周治疗后能通过正畸治疗改善牙移位吗？

病　史

主诉　多个牙松动并逐渐加重6个月。

现病史　近6个月来自觉多个牙松动，逐渐加重，咀嚼无力，并有牙龈出血，牙齿移位出现间隙，影响美观。2个月前曾于外院就诊，诊断为"慢性牙周炎"，行"全口龈上洁治术"并口服"牙周宁"。自觉症状改善不明显，今于我科就诊。

既往史　无其他口腔疾病史。

全身健康状况及过敏史　否认全身系统性疾病史及急慢性传染性疾病史，有青霉素过敏史。

个人史　每日早晚刷牙各1次；无特殊嗜好。

家族史　无遗传性疾病，父母牙齿健康。

检　查

口内检查　牙列式：11-17、21-27、31-37、41-47。

口腔卫生状况：CI（1），DI（1~2），色素（+）；牙龈边缘充血水肿，牙龈退缩2~4mm；BOP（+），PD 3~10mm，可探及龈下牙石；32、41-43松动Ⅰ度，11、12、31、34松动Ⅱ度，21、22、24松动Ⅲ度；21、22、23之间有2~3mm间隙，11远中移位、21近中移位（图26-1 A~I）。11、21、24有早接触。

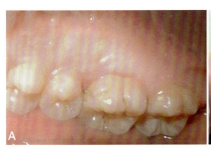 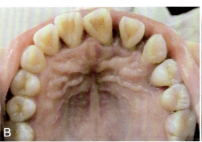 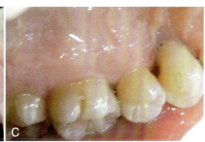

图26-1　初诊检查　A.右上后牙腭侧；B.上前牙腭侧；C.左上后牙腭侧

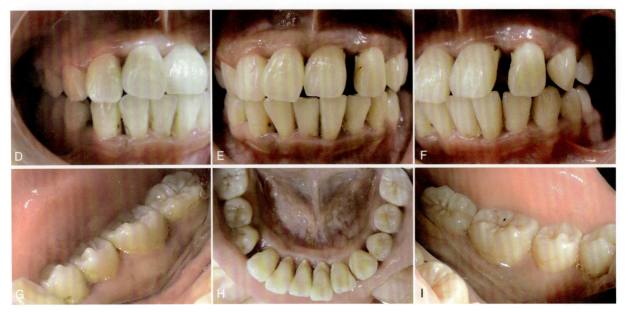

续图 26-1　D. 右侧后牙颊侧；E. 前牙唇侧；F. 左侧后牙颊侧；G. 右下后牙舌侧；H. 下前牙舌侧；I. 左下后牙舌侧

影像学检查　全口曲面体层片显示 11、21、24 牙根短，21 远中、22 近中牙槽骨水平吸收至根尖 1/3；24 近中牙槽骨水平吸收至根尖，远中牙槽骨垂直吸收至根尖，根周低密度影；22 远中、31 远中牙槽骨水平吸收至根尖 1/3，根尖牙周膜间隙增宽；16、26、36 近中牙槽骨垂直吸收至根中 1/3；余牙牙槽骨不同程度水平吸收达根颈 1/3 至根中 1/3；38、48 近中埋伏阻生（图 26-2）。

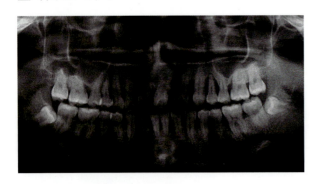

图 26-2　初诊全口曲面体层片

诊　断

1. 侵袭性牙周炎（广泛型）。
2. 38、48 近中埋伏阻生。

治　疗

治疗计划

1. 告知患者所患疾病、治疗方法，治疗次数，治疗效果及费用等。
2. 牙周治疗常规查血。
3. 全口龈上洁治术。
4. 牙周探诊检查，制定进一步牙周治疗计划。
5. 11、21、24 择期调𬌗；择期酌情正畸治疗。
6. 38、48 择期拔除。
7. 口腔卫生宣教，定期复查复治。

治疗经过

1. 牙周治疗常规查血无明显异常，依治疗计划行全口龈上洁治术。

处置　常规全口龈上洁治术：3% 过氧化氢液含漱，0.5% 碘伏消毒龈缘及牙颈部；使用超声工作头去除牙面牙石、软垢及菌斑；抛光杯蘸抛光膏抛光牙面；3% 过氧化氢液冲洗牙周袋，棉球擦干龈缘，袋内置 1% 碘甘油。

医嘱　①常规医嘱：选择正确刷牙方式，采用小头、软毛牙刷、牙线、牙缝刷等进行口腔卫生维护；②1 周复诊。

2.全口龈上洁治术后1周复诊。

患者述 牙龈出血、肿胀减轻。

检查 口腔卫生状况：CI(0)，DI(1~2)；牙龈仍红肿，PD、BOP、牙龈退缩及松动度检查结果见Florida探针牙周检查图表（图26-3），制定进一步治疗计划。

（1）11-17、21-27、31-37、41-47行龈下刮治术和根面平整术。

（2）11、12、16、21-24、26、32、34、36、37、42、43酌情行翻瓣术、植骨术（告知患者牙周手术治疗，患者不接受，要求牙周基础治疗）。

（3）加强口腔卫生维护，定期复查。

处置 3%过氧化氢液含漱，0.5%碘伏消毒，盐酸阿替卡因肾上腺素液局部浸润麻醉，行11-17、21-27、31-37、41-47龈下刮治术和根面平整术，3%过氧化氢液冲洗牙周袋，棉球擦干龈缘，袋内置盐酸米诺环素软膏。

医嘱 ①维护口腔卫生；②若牙齿敏感，建议使用脱敏牙膏；③如有其他不适随时复诊；④采用正确刷牙方法；⑤1周复诊。

R

阿莫西林 0.5g×24粒 ×1盒

用法：口服，0.5g，3/d，连用7d

甲硝唑 0.2g×21片 ×1盒

用法：口服，0.2g，3/d，连用7d

复方氯己定含漱液 300ml×1瓶

用法：含漱，10ml，2/d

3.龈下刮治术和根面平整术后1周复诊。

患者述 牙龈出血、肿胀减轻，仍有松动。

检查 口腔卫生状况：CI(0)，DI(1~2)，牙龈红肿减轻，BOP(+)；牙龈退缩及松动度同初诊检查。

处置 3%过氧化氢液含漱，去除全口牙面软垢，3%过氧化氢液冲洗牙周袋，棉球擦干龈缘，袋内置盐酸米诺环素软膏。

医嘱 ①常规医嘱；②定期复诊：1个月、3个月、6个月、9个月、1年。

定期随访

1.牙周基础治疗后1个月复查。

患者述 牙龈出血及肿胀好转，自觉前牙仍有松动。

检查 口腔卫生状况：CI(1~2)，DI(2~3)；牙龈微红，质较韧，牙龈退缩1~3mm，BOP(+)；21、22、24松动Ⅲ度，21、22前伸咬合早接触及24侧向咬合存在殆干扰。

处置 调磨21、22、24舌斜面，抛光；3%过氧化氢液含漱，0.5%碘伏消毒，超声去除全口牙面牙石、软垢，抛光，3%过氧化氢液冲洗牙周袋，棉球擦干龈缘，袋内置1%碘甘油。

医嘱 ①常规医嘱；②3个月复查。

2.牙周基础治疗后3个月复查。

患者述 无明显不适。

检查 口腔卫生状况：CI(0)，DI(1~2)，牙龈红肿，PD、BOP、牙龈退缩及松动度检查结果见Florida探针牙周检查图表（图26-4）。11、21、24仍有早接触，制定进一步治疗计划。

（1）16、22、24、26、36牙周手术（但患者要求暂缓手术治疗，继续牙周基础治疗）。

（2）11、12、14、16、17、21-26、31、33、34、36、37、43-46进行龈下刮治术和根面平整术，牙周袋内置盐酸米诺环素软膏。每周1次，4次1个疗程。

（3）11、21、24调殆。

处置 11、21调磨舌面窝及24殆面窝（早接触区）。常规全口龈上洁治术；11、12、14、16、17、21-26、31、33、34、36、37、43-46行龈下刮治术和根面平整术，3%过氧化氢液冲洗牙周袋，棉球擦干龈缘，袋内置盐酸米诺环素软膏。

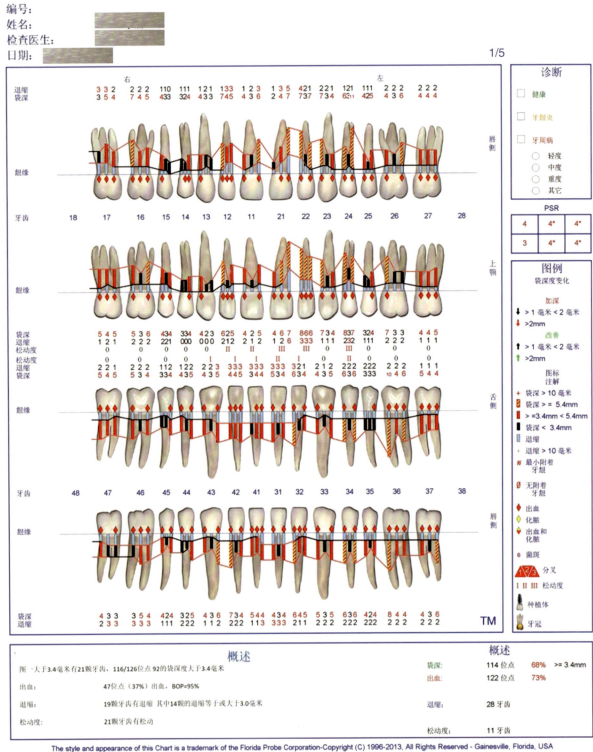

图26-3 全口龈上洁治术后1周Florida探针牙周检查图表

病例 26 侵袭性牙周炎（广泛型）

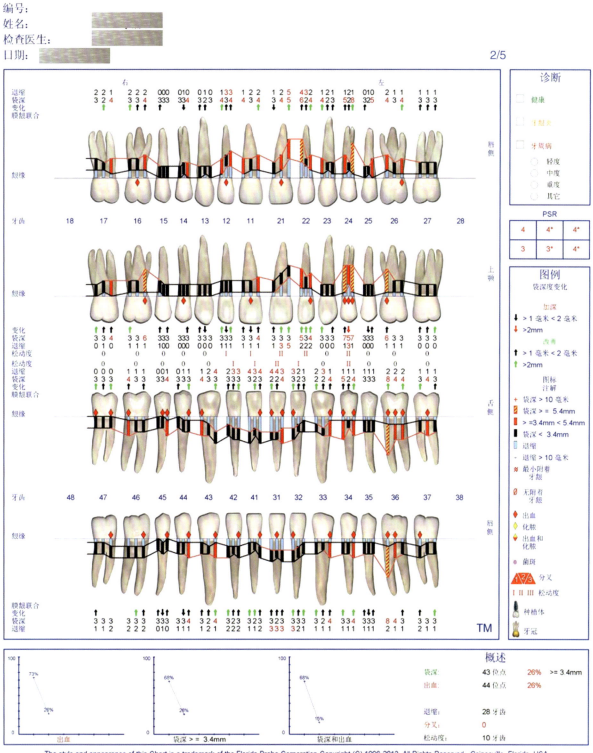

图 26-4　全口龈下刮治术后 3 个月 Florida 探针牙周检查图表

医嘱　①注意刷牙方法及刷牙时间；②3周内每周复诊1次，牙周袋置盐酸米诺环素软膏；口服阿莫西林1周。③3个月复查。

3. 牙周基础治疗后6个月复查。

患者述　牙龈红肿好转，牙松动减轻。

检查　口腔卫生状况：CI（0），DI（1），牙龈无红肿，个别位点BOP（+），PD 3~6mm，11、12、22松动Ⅰ度、24松动Ⅱ度。无咬合创伤。

处置　常规龈上洁治术，常规冲洗上药。

医嘱　①常规医嘱；②配合使用冲牙器维护好口腔卫生；③3个月复查。

4. 牙周基础治疗后9个月复查。

患者述　无牙龈出血症状，牙松动有好转。

检查　口腔卫生状况：CI（0），DI（0~1），牙龈无红肿，牙龈退缩1~4mm，BOP（+）位点数为12%，PD 3~4mm，11、21、22、24松动Ⅰ度（图26-5 A~E）。

处置　常规冲洗上药。建议正畸治疗。

正畸治疗前告知患者　①若在正畸过程中牙周炎复发，应立即停止治疗，待炎症控制后再行正畸治疗；②11、21、24牙体及牙周条件差，疗效不佳；③正畸中需缓慢加力，治疗过程及保持期较长；④正畸中需要保持良好口腔卫生；⑤已告知患者正畸的风险、治疗过程和大概费用，患者表示知情同意。

正畸治疗

主诉　上前牙向右飘移，要求正畸。

检查　11、21-23前突、右侧移位，有2~3mm的间隙，牙龈色粉红，质韧，松动Ⅰ度。

处置　支抗牙放置橡皮圈分牙。

医嘱　①维护口腔卫生，正畸中严格控制菌斑；②正畸复诊同时需牙周复诊；③1周复诊。

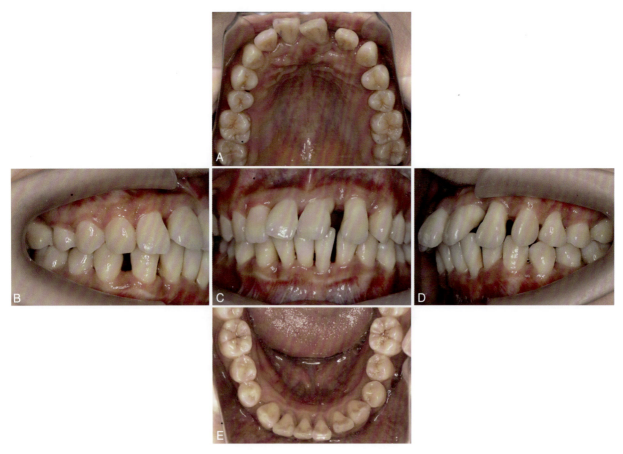

图26-5　牙周基础治疗后9个月复查　A.上前牙腭侧；B.右侧后牙颊侧；C.前牙唇侧；D.左侧后牙颊侧；E.下前牙舌侧

正畸科复诊，放置橡皮圈分牙1周。

患者述　放置橡皮圈的牙胀痛2d后缓解。

检查　支抗牙分牙圈完好，牙龈无炎症。

处置　16、26、36、46牙冠颊面粘接金属托槽，前牙及前磨牙粘接3M陶瓷托槽，上下颌牙0.012英寸Ni-Ti弓丝结扎，末端有效回弯。建议注意刷牙方法；1个月复诊。

5.牙周基础治疗10个月、正畸治疗1个月。

（1）正畸科复诊。

检查　上下颌牙排齐整平中，下颌前牙舌侧CI（1），牙龈无明显炎症（图26-6A~E）。

处置　上下颌牙0.014英寸Ni-Ti弓丝结扎，末端有效回弯。建议使用正畸牙刷；2个月复诊。

（2）牙周科复诊。

患者述　牙龈无出血症状，无明显不适。

检查　口腔卫生状况：CI（1），DI（1~2），牙龈无红肿，PD 1~4mm；16-26、36-46唇颊面可见陶瓷、金属托槽和弓丝。

处置　常规全口龈上洁治术、常规冲洗上药。

医嘱　①常规医嘱；②2个月复诊。

6.牙周基础治疗12个月、正畸治疗3个月。

（1）正畸科复诊。

检查　上下颌牙排齐整平中，下颌前牙舌侧CI（1），DI（1），牙龈轻微红肿（图26-7A~E）。

处置　上下颌牙继续用0.014英寸Ni-Ti弓丝结扎，末端有效回弯。建议采用正确刷牙方法；2个月复诊。

（2）牙周科复诊。

患者述　无明显不适。

检查　口腔卫生状况：CI（1），DI（1~2），牙龈微红肿，BOP（+），16-26、36-46唇颊

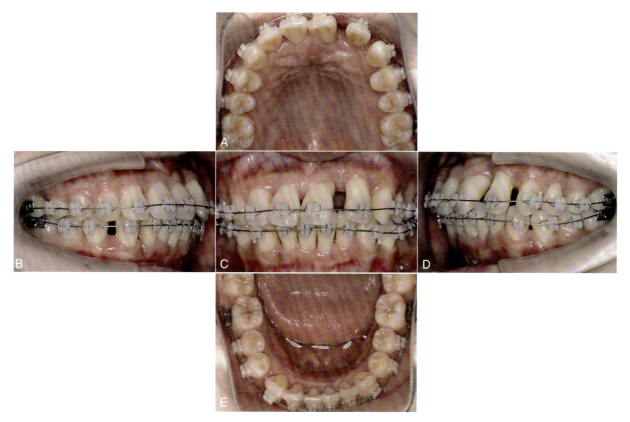

图26-6　牙周基础治疗后10个月，正畸治疗1个月复查　A.上前牙腭侧；B.右侧后牙颊侧；C.前牙唇侧；D.左侧后牙颊侧；E.下前牙舌侧

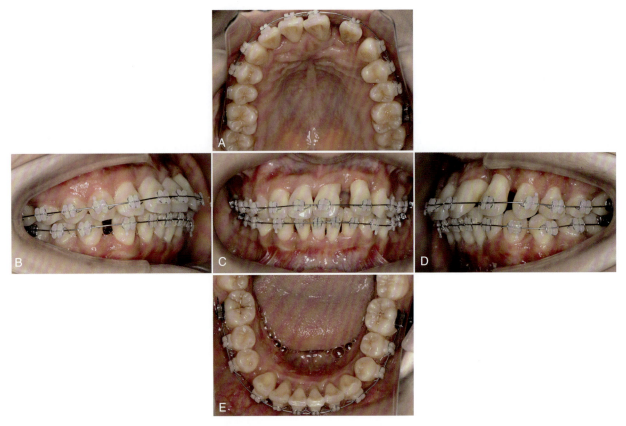

图 26-7　牙周基础治疗后 12 个月，正畸治疗 3 个月复查　A. 上前牙腭侧；B. 右侧后牙颊侧；C. 前牙唇侧；D. 左侧后牙颊侧；E. 下前牙舌侧

面可见陶瓷、金属托槽和弓丝。

处置　常规全口龈上洁治术去除软垢。

医嘱　①常规医嘱；②2 个月复诊。

7. 牙周基础治疗 14 个月，正畸治疗 5 个月。正畸科复诊。

检查　口腔卫生维护良好，牙龈无炎症。

处置　上颌换 0.014 英寸 Ni-Ti 弓丝，21 完全入槽，弹力线结扎托槽远中翼行远移，末端可靠回弯；下颌换 0.016 英寸澳丝，双侧小圈曲，弹力线 I 类牵引关闭间隙。建议保持口腔卫生，1 个月复诊。

8. 牙周基础治疗 15 个月、正畸治疗 6 个月。

（1）正畸科复诊。

检查　22、23 间隙基本关闭，DI（0~1），牙龈无红肿（图 26-8A~E）。

处置　上颌换 0.016 英寸 ×0.022 英寸 Ni-Ti 弓丝，末端可靠回弯；下颌换 0.018 英寸澳丝，标准弓形。建议保持口腔卫生，1 个月复诊。

（2）牙周科复诊。

患者述　刷牙偶有牙龈出血。

检查　口腔卫生状况：DI（0~1），牙龈无红肿，31-42 BOP（+），16-26、36-46 牙唇颊面可见陶瓷、金属托槽和弓丝（图 26-8A~E）。

处置　常规全口龈上洁治术，常规冲洗上药。

医嘱　①常规医嘱；②1 个月复诊，复诊时带牙刷、牙膏。

9. 牙周基础治疗 19 个月、正畸治疗 10 个月。

（1）正畸科复诊。

患者述　因工作忙未按时复诊，无不适症状。

检查　牙龈充血水肿，CI（2），DI（2），BOP（+），有多个牙齿松动 I~II 度。

处理　拆除弓丝停止加力，建议牙周治疗稳定后再行正畸。

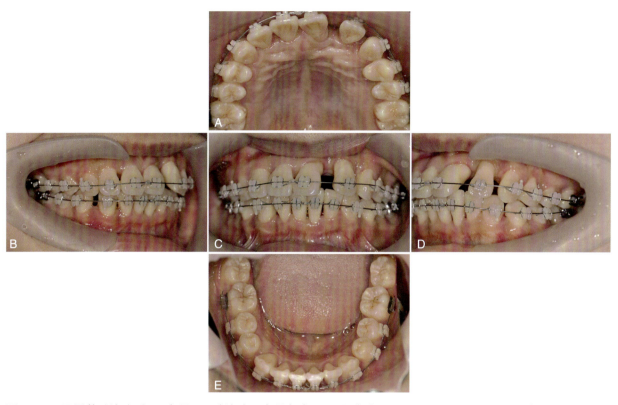

图 26-8　牙周基础治疗后 15 个月，正畸治疗 6 个月复查　A. 上前牙腭侧；B. 右侧后牙颊侧；C. 前牙唇侧；D. 左侧后牙颊侧；E. 下前牙舌侧

（2）牙周科复诊。

患者述　自觉个别牙位近期偶有刷牙出血。

检查　口腔卫生状况：CI（1~2），DI（2），PD、BOP、松动度复查详见 Florida 探针牙周检查图表（图 26-9）；16-26、36-46 唇颊面可见陶瓷、金属托槽，未见弓丝（图 26-10A~I）。

治疗计划　拍全口曲面体层片；牙周治疗常规查血。

处置　再次口腔卫生宣教，教患者 Bass 刷牙法，牙线和牙间刷的使用方法。

医嘱　①常规医嘱；②1 周复诊。

（3）牙周科复诊。

患者述　无刷牙出血。

检查　口腔卫生状况：DI（1），牙龈红肿略有减轻。

牙周治疗常规查血无异常。

影像学检查　全口曲面体层片显示 24 根尖周牙槽骨密度和高度增加，近中达根中 1/3，远中达根尖 1/3；31、41 根周牙槽骨密度增加；其余牙与初诊时对比牙槽嵴顶处骨硬板恢复（图 26-11）。

进一步治疗计划

（1）建议去除余留正畸附件后，16、24、34、36、44 行牙周手术，23、24、25 松牙固定，患者同意先做 24 牙周手术及松牙固定；

（2）正畸治疗暂停，先行牙周维护，待牙周稳定后再继续行正畸治疗；

（3）建议患者加强口腔卫生维护、预约牙周翻瓣术和植骨术时间。

处置　3% 过氧化氢液含漱，0.5% 碘伏消毒；常规全口龈上洁治，去除牙面软垢；15-17、22-24、31-32、34、36、37、42-47 行龈下刮治，根面平整术；3% 过氧化氢液冲洗牙周袋，棉球擦干龈缘，置 1% 碘甘油。

医嘱　①常规医嘱；②1 周复诊。

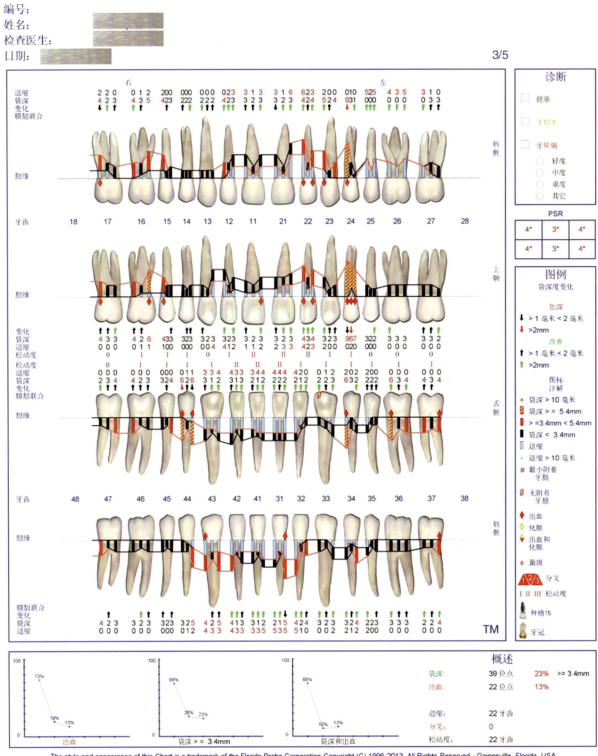

图26-9 牙周基础治疗后19个月、正畸治疗10个月Florida探针牙周检查图表

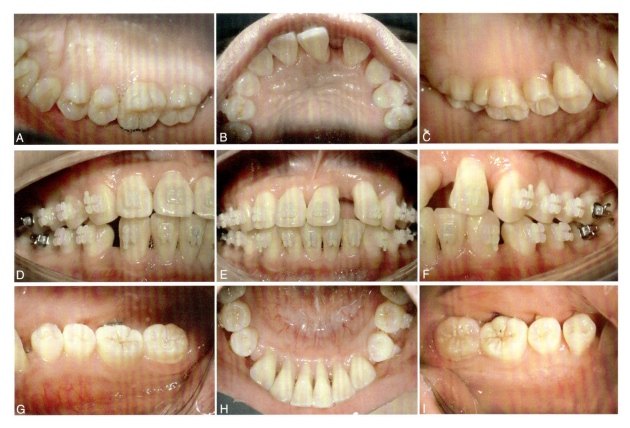

图26-10 牙周基础治疗后19个月、正畸治疗10个月复诊检查 A.右上后牙腭侧；B.上前牙腭侧；C.左上后牙腭侧；D.右侧后牙颊侧；E.前牙唇侧；F.左侧后牙颊侧；G.右下后牙舌侧；H.下前牙舌侧；I.左下后牙舌侧

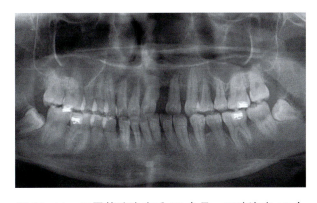

图26-11 牙周基础治疗后19个月、正畸治疗10个月，去除正畸附件后全口曲面体层片

（4）依治疗计划拟行24翻瓣术、植骨术。

术前谈话告知患者麻醉风险、手术目的、手术方法、术中术后出现的并发症、预后和大概费用；患者表示完全知情同意手术治疗，并签署牙周手术知情同意书。

手术步骤：

（1）常规消毒、铺巾，局部浸润麻醉。

（2）23-25用11号手术刀片行沟内切口、龈乳头切口，翻开黏骨膜瓣，见24根周大量肉芽组织，牙槽骨吸收达根尖区；去除肉芽组织，刮除根面牙石及病变牙骨质，平整根面，修整牙槽骨及龈瓣；17% EDTA处理牙根表面，刺激骨面出血；于24近远中植入Bio-Oss®Collagen（骨胶原）。

（3）23-25黏骨膜瓣复位，间断缝合；创面覆碘仿纱条，敷牙周塞治剂。

R

阿莫西林 0.5g×24片×2盒

用法：口服，0.5g，3/d，连用7d

甲硝唑 0.2g×21片×1盒

用法：口服，0.2g，3/d，连用7d

地塞米松片 0.75mg×20片×1瓶

用法：口服，1.5mg，2/d，连用3d

西帕依固龈液 100ml×1瓶

用法：含漱，10ml，3/d

医嘱 ①术后24h内局部冷敷；②口腔内有少量渗血，是正常现象，若出血不止随时复诊；③术区手术当天不刷牙，用漱口水含漱，非术区正常刷牙；④术后2h可进食，手术当天宜吃温凉、稀软食物；⑤按时口服抗生素、地塞米松片，1周复诊。

（4）24翻瓣术和植骨术后1周复诊。

患者述 术后无疼痛及不适感。

检查 口腔卫生较好，23-25塞治剂存。

处置 3%过氧化氢液含漱，去除23-25塞治剂，生理盐水棉球蘸洗术区，见术区牙龈粉红，龈乳头对位良好，愈合好；0.5%碘伏消毒、拆除缝线。23-25行树脂夹板固定，调𬌗。

医嘱 ①注意口腔卫生；②每3个月定期复查。

定期随访

1. 牙周基础治疗22个月、24翻瓣术和植骨术后3个月复查。

患者述 牙龈不红肿，不出血，松动好转。

检查 口腔卫生状况：CI（1），DI（1~2）。牙龈无明显红肿，树脂夹板完好。

影像学检查 24根尖片显示远中牙槽骨高密度影像达根颈1/3，近中牙槽骨高密度影像达根中1/3（图26-12）。

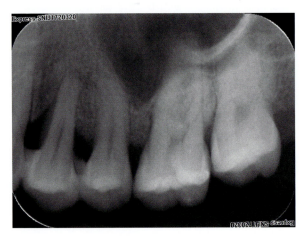

图26-12 24翻瓣术和植骨术后3个月X线片

处置 3%过氧化氢液含漱，0.5%碘伏消毒，超声洁治器行全口龈上洁治术，抛光牙面，3%过氧化氢液冲洗牙周袋，棉球擦干龈缘，置1%碘甘油。

医嘱 ①加强口腔卫生维护，采用正确刷牙方法；②使用牙线，23-25用牙缝刷及冲牙器。

2. 牙周基础治疗25个月、24翻瓣和植骨术后6个月复查。

患者述 无牙松动及不适。

检查 口腔卫生状况：CI（0~1），DI（1）；PD、BOP、牙龈退缩及松动度见Florida探针牙周检查图表（图26-13）；牙龈无明显红肿，树脂夹板固定良好。

处置 3%过氧化氢液含漱，0.5%碘伏消毒，全口龈上洁治术，抛光牙面，3%过氧化氢液冲洗牙周袋，棉球擦干龈缘，置1%碘甘油。

医嘱 注意口腔卫生，23-25用牙缝刷，定期复查。

3. 牙周基础治疗28个月、24翻瓣植骨术后9个月复查。

患者述 无不适。

检查 口腔卫生状况：CI（0），DI（1）；PD、BOP、牙龈退缩及松动度见Florida探针牙周检查图表（图26-14）；牙龈无明显红肿（图26-15A~I）。

影像学检查 全口曲面体层片显示24牙槽骨高度增加达根颈区，其余牙可见牙槽骨致密，骨白线形成（图26-16）。

处置 3%过氧化氢液含漱，0.5%碘伏消毒，全口龈上洁治术，去除软垢，抛光牙面，3%过氧化氢液冲洗牙周袋，置1%碘甘油。

医嘱 ①1周后正畸治疗；②正畸治疗中同时进行牙周复查；③若有牙龈红肿、出血随时复诊；④使用正畸牙刷正确刷牙。

病例 26 侵袭性牙周炎（广泛型）

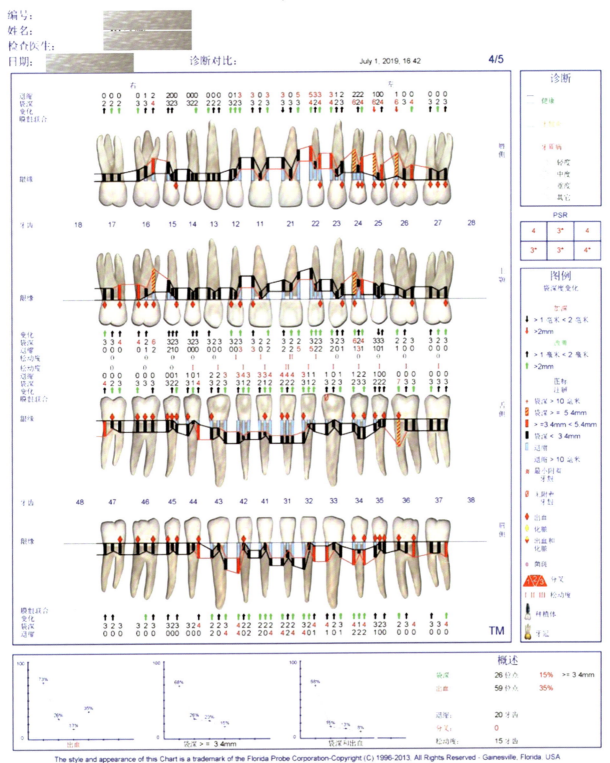

图 26-13 牙周治疗 25 个月，24 翻瓣术和植骨术 6 个月 Florida 探针牙周检查图表

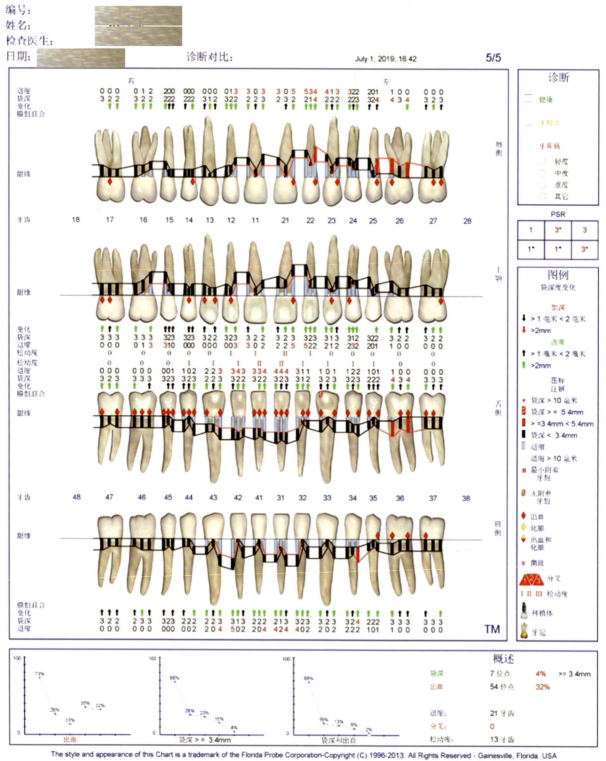

图26-14 牙周治疗28个月，24翻瓣术和植骨术9个月Florida探针牙周检查图表

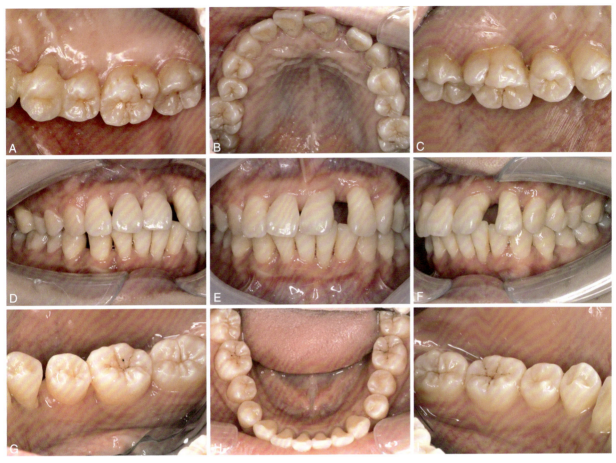

图 26-15　牙周治疗 28 个月，24 翻瓣术和植骨术 9 个月　A. 右上后牙腭侧；B. 上前牙腭侧；C. 左上后牙腭侧；D. 右侧后牙颊侧；E. 前牙唇侧；F. 左侧后牙颊侧；G. 右下后牙舌侧；H. 下前牙舌侧；I. 左下后牙舌侧

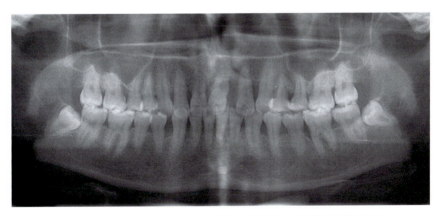

图 26-16　牙周治疗 28 个月，24 翻瓣术和植骨术 9 个月曲面体层片

病例小结

■ 2018 年牙周病及种植体周病新分类

侵袭性牙周炎（广泛型）在新分类中属牙周炎的Ⅲ期，C 级。

■ 诊断分析

本病例患者年龄仅 22 岁，口内检查却显示有大量龈下牙石和广泛的深牙周袋，多数牙槽骨吸收可达根尖 1/3，上前牙已经发生扇形移位、扭转和倾斜，还存在咬合创伤。符合

1999年牙周疾病分类标准中广泛型侵袭性牙周炎的特征：有广泛的邻面附着丧失，侵犯第一磨牙和切牙以外的恒牙至少3颗。实际上，通常累及全口大多数牙齿，有重度牙周破坏，因此不难诊断为广泛型侵袭性牙周炎。

■ 患者比较关注牙周治疗后，还能否通过正畸治疗改善前牙移位的情况。那么对于牙周炎患者，是否还能进行正畸治疗？如何有效评估牙周状况及选择正畸的时机？

牙周炎并非正畸治疗的禁忌证。相反，正畸治疗可以改善因牙齿排列不佳造成的菌斑堆积，减少咬合创伤，有利于牙周组织长期健康稳定。牙周炎患者经过完善的牙周基础治疗后3~6个月，对牙周进行再评估，若达到良好的菌斑控制（菌斑阳性率<20%），软硬组织无炎症（探诊出血阳性率<15%，PD<5mm，无Ⅱ度以上的根分叉病变），软硬组织厚度充足，即可开始进行正畸治疗。

> **关键点** 牙周炎患牙在正畸治疗中需采用细丝轻力，避免大范围的牙齿移动，防止牙槽骨高度降低。同时，正畸过程中务必加强菌斑控制和牙周病情的监控。经过规范的牙周基础治疗和咬合调整后，患者能够很好地控制菌斑，牙周炎症基本能得到控制，使牙周炎处于静止期。开始正畸治疗后，在严格控制正畸力的前提下，牙齿缓慢加力，上前牙缝隙开始逐渐关闭（因正畸过程只进行了10个月，后期仍需继续追踪）。

■ 体会

临床牙周检查时应注意牙龈色、形、质的改变，牙周袋深度和附着丧失的程度，牙松动度及牙槽骨吸收的情况。在阅读X线片时应注意：①牙槽骨吸收的类型，即水平型和垂直型吸收；②牙槽骨吸收的程度，即骨吸收区占牙根长度的比例；③牙周膜间隙宽度、硬骨板是否完整或消失。对于颊舌侧及根分叉区显示不清者，可用CBCT片显示的三维结构作为进一步诊断手段。

本病例患者为广泛型侵袭性牙周炎，病变范围广、附着丧失严重，并发牙齿移位、松动，且伴有咬合创伤，X线片可见典型的牙槽骨吸收累及全口多数牙，以第一磨牙、切牙及第二前磨牙为重，是一个比较复杂的病例。

在进行龈下刮治术、根面平整术时，应注意基本操作要点：器械的握持、稳固的支点，选择正确的器械和工作刃，以适合的用力方向、用力方式以及正确的角度刮治。因器械需伸入牙周袋内，操作应小心，勿损伤牙龈及牙体组织。术后4周内勿探牙周袋。

本病例患者经过牙周系统治疗后，初始阶段菌斑控制并不理想，经过牙周医生的多次指导，掌握了菌斑控制的方法，经过评估，牙周炎处于静止期后，开始进行正畸治疗。在前几个月的正畸治疗过程中，患者菌斑控制较好，牙周状况维护稳定。但在正畸10个月的复查中，患者未按时复查，口腔卫生维护不佳，牙周炎再次处于活动期。同时，由于正畸加力作用，大多数牙齿出现Ⅰ~Ⅱ度松动，因此暂停正畸加力。暂时拆除正畸附件后，进行了牙周基础治疗、24松牙固定、调𬌗及牙周手术治疗，待牙周情况再度稳定后才能继续进行正畸治疗，并且将菌斑控制贯穿于整个牙周治疗及后续其他治疗的始终。

（刘瑾 司薇杭 李美文）

病例 27　侵袭性牙周炎（局限型）

病例概况

患者，女，23岁，大学生。因牙龈退缩就诊，她问医生："牙龈退缩不是年纪大的人才会有吗？为什么我这么年轻就出现牙龈退缩了呢？"

病史

主诉　下前牙区牙龈退缩半年。

现病史　半年前自觉下前牙区牙龈退缩，以往未曾诊治。

既往史　无其他口腔疾病史。

全身健康状况及过敏史　否认全身系统性疾病史及急慢性传染性疾病史；否认药物过敏史。

个人史　每日刷牙2次。

家族史　无特殊记载。

检查

口内检查　牙列式：11-17、21-27、31-37、41-48。

口腔卫生状况：CI（1），DI（1），色素（+）；33-43牙龈边缘轻度充血，牙龈退缩1~3mm，11、21牙间及32-42牙间黑三角（图27-1A、B）；BOP（+），PD 2~5mm，可探及龈下牙石；其余牙牙龈色红、质软，牙龈退缩1~2mm；BOP（+），PD 2~7mm，探及龈下牙石（图27-2I）。12、21、22、31、41松动Ⅰ度，11松动Ⅱ度。

37咬合面、46颊沟及咬合面见树脂充填物（图27-2A~I）；48牙冠部分萌出，近中阻生。

影像学检查　根尖片显示11牙槽骨水平吸收至根尖1/3；41近中牙槽骨角形吸收至根尖1/3，远中牙周膜间隙增宽；21、31、32、42牙槽骨水平吸收至根中1/3；16、26近中牙槽骨垂直吸收至根中1/3；36、46近中牙槽骨混合吸收至根颈1/3；14、24牙槽骨水平吸收至根中1/3（图27-3A~F）。

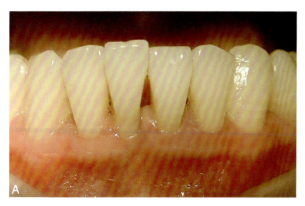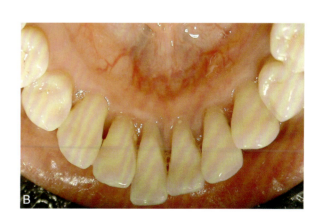

图27-1　33-43初诊检查　A.唇侧；B.舌侧

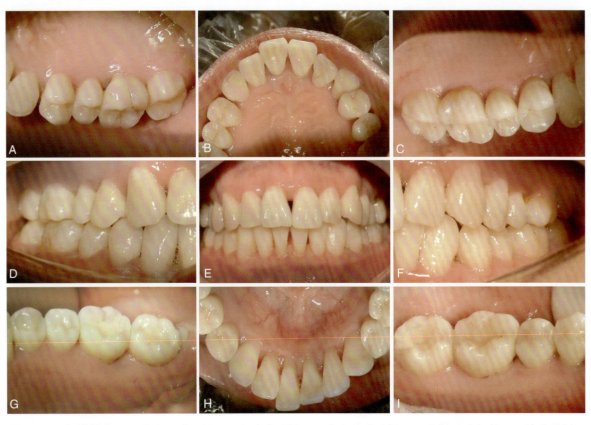

图 27-2 初诊检查　A.右上后牙腭侧；B.上前牙腭侧；C.左上后牙腭侧；D.右侧后牙颊侧；E.前牙唇侧；F.左侧后牙颊侧；G.右下后牙舌侧；H.下前牙舌侧；I.左下后牙舌侧

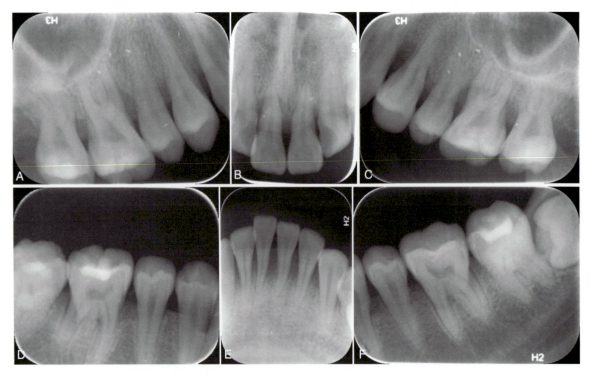

图 27-3 初诊X线片检查　A.右上后牙；B.上前牙；C.左上后牙；D.右下后牙；E.下前牙；F.左下后牙

诊 断

1. 侵袭性牙周炎（局限型）。
2. 48近中阻生。
3. 牙龈退缩。

治 疗

治疗计划

1. 告知所患疾病、治疗计划、治疗方法及次数、治疗效果及费用等。
2. 牙周治疗常规查血。
3. 全口龈上洁治术。
4. 复诊牙周检查，制定进一步牙周治疗计划。
5. 择期拔除48阻生牙。
6. 酌情行牙周手术或正畸治疗。
7. 口腔卫生宣教，定期复查复治。

治疗经过

1. 实验室检查：血常规、凝血系列、HBV、HCV、HIV、梅毒螺旋体抗体均未见明显异常。

依治疗计划行全口龈上洁治术：3%过氧化氢液含漱1min，0.5%碘伏消毒；行超声波全口龈上洁治术，抛光杯蘸抛光膏抛光牙面；3%过氧化氢液冲洗牙周袋，置1%碘甘油。

2. 全口龈上洁治术后1周复诊，行牙周检查。

患者述 治疗后无不适。

检查 口腔卫生状况：DI（1），CI（1）；牙龈红肿略有减轻。牙龈退缩、BOP、PD及松动度见Florida探针牙周检查图表（图27-4）。

治疗计划

（1）11、14、16、21、24、26、31、32、36、41、42、46行龈下刮治术及根面平整术。

（2）复诊，14、16、24、26酌情行牙周手术治疗（翻瓣术和植骨术）。

（3）再次口腔卫生宣教，定期复查复治。

处置 3%过氧化氢液含漱1min，0.5%碘伏消毒；11、14、16、21、24、26、31、32、36、41、42、46行龈下刮治和根面平整术，脱敏剂处理根面；3%过氧化氢液冲洗牙周袋，PD≥6mm牙周袋内置盐酸米诺环素软膏，其余牙周袋内置1%碘甘油。

医嘱 加强口腔卫生维护，使用牙线，牙缝刷，漱口水；按约复诊。

3. 牙周基础治疗后1个月复诊。

患者述 治疗后无不适。

检查 口腔卫生状况：CI（1），DI（1），牙龈红肿减轻；BOP（+），14、16、24、26 PD 5~7mm（图27-5A~I）。

处置 拟行24-27翻瓣术和植骨术。

术前谈话告知患者麻醉风险、手术目的、手术方法、术中术后出现的问题，以及预后；患者完全知情并同意手术，签署知情同意书。

手术步骤（图27-6A~H）：

（1）常规消毒、铺巾，局部浸润麻醉。

（2）24-27使用11号手术刀片行沟内切口及龈乳头切口，翻开黏骨膜瓣，见24-27根周大量肉芽组织。

（3）24-27使用挖匙去除肉芽组织，见24近中根面少量龈下牙石，24、26近中骨下袋深6mm；刮除根面残余牙石及病变牙骨质，平整根面，修整牙槽骨及龈瓣。

（4）17% EDTA处理24-27牙根表面，生理盐水冲洗，刺激骨面出血；24、26近中植入Bio-Oss® Collagen（骨胶原）。

（5）24-27黏骨膜瓣复位，间断缝合；创面置碘仿纱条，敷牙周塞治剂。

R

阿莫西林 0.5g×24片 ×2盒
用法：口服，0.5g，3/d，连用7d
甲硝唑 0.2g×21片 ×1盒
用法：口服，0.2g，3/d，连用7d
地塞米松片 0.75mg×20片 ×1瓶
用法：口服，1.5mg，2/d，连用3d
西帕依固龈液 100ml×1瓶
用法：含漱，10ml，3/d

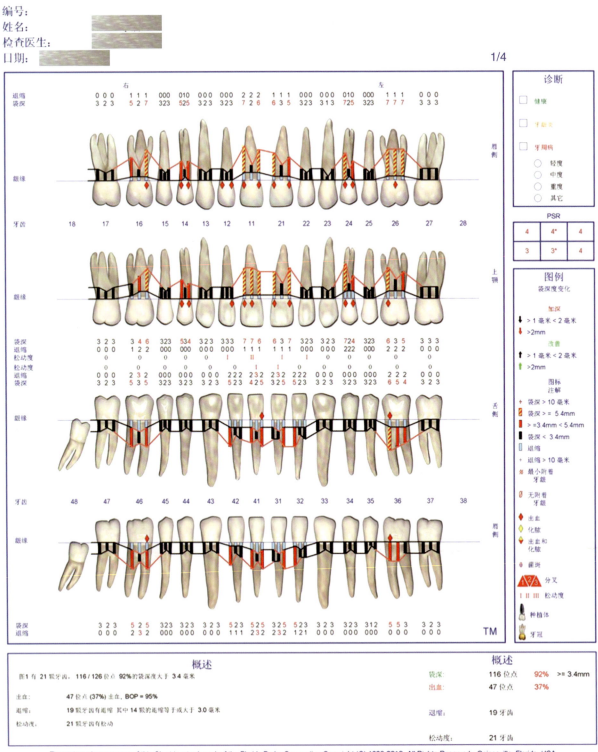

图 27-4 龈上洁治术后 1 周 Florida 探针牙周检查图表

病例 27 侵袭性牙周炎（局限型）

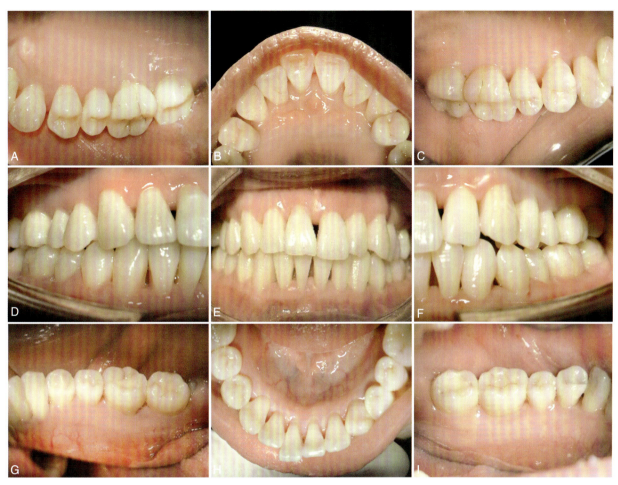

图 27-5 牙周基础治疗后 1 个月　A. 右上后牙腭侧；B. 上前牙腭侧；C. 左上后牙腭侧；D. 右侧后牙颊侧；E. 前牙唇侧；F. 左侧后牙颊侧；G. 右下后牙舌侧；H. 下前牙舌侧；I. 左下后牙舌侧

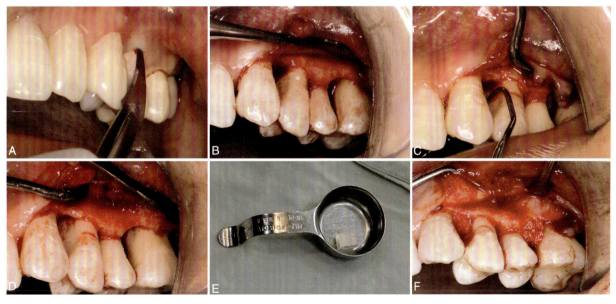

图 27-6　24-27 翻瓣术和植骨术　A. 沟内切口；B. 翻开黏骨膜瓣；C. 刮除根面牙石；D. 修整牙槽骨；E. Bio-Oss® Collagen（骨胶原）；F. 植入骨胶原

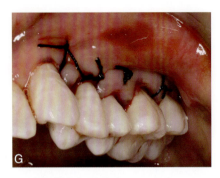
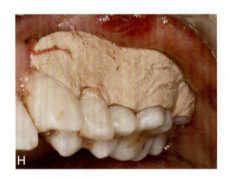

续图 27-6　24-27 区翻瓣术和植骨术　G.缝合；H.创面覆盖牙周塞治剂

医嘱　①术后 24h 内局部冷敷；②口腔内有少量渗血，是正常现象，若出血不止随时复诊；③术区当天不刷牙，漱口水含漱，非术区正常刷牙；④术后 2h 勿进食，手术当天宜吃温凉、稀软食物；⑤按时口服抗生素、地塞米松片；⑥1 周复诊。

4. 24-27 翻瓣术后 1 周复诊；拟行 14-17 翻瓣术和植骨术。

患者述　术后无疼痛及不适感。

检查　口腔卫生较好，24-27 塞治剂在，创面清洁。

14-17 牙龈色泽基本正常，PD 5~7mm，BOP（+）。

处置

（1）去除 24-27 塞治剂，生理盐水冲洗术区；术区牙龈粉红，龈乳头对位良好，创面愈合良好；0.5% 碘伏消毒术区，拆除缝线（图 27-7A、B）。

（2）拟行 14-17 牙周翻瓣术和植骨术

常规与患者术前谈话，患者表示知情同意并签知情同意书。

术前采自体静脉血制备 CGF 和 CGF 膜供术中备用。

手术步骤（图 27-8A~F）：

（1）常规消毒、铺巾，局部浸润麻醉；

（2）14-17 用 11 号手术刀片行沟内切口、龈乳头切口，翻开黏骨膜瓣，见大量肉芽组织；

（3）14-17 用挖匙去除肉芽组织，见 14 近中根面少量龈下牙石，14、16 近中骨下袋，深 4mm；刮除根面残余牙石及病变牙骨质，平整根面，修整牙槽骨及龈瓣；

（4）14-17 17% EDTA 处理牙根表面，刺激骨面出血；于 14、16 近中植入 Bio-Oss®（骨颗粒）与 CGF 混合物，覆盖 CGF 膜；

（5）14-17 黏骨膜瓣复位，间断缝合；创面置碘仿纱条，敷牙周塞治剂。

R

阿莫西林　0.5g×24 片　×2 盒

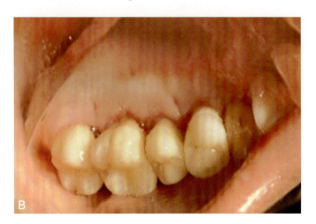

图 27-7　24-27 区翻瓣术和植骨术后 1 周　A.颊侧拆线后；B.腭侧拆线后

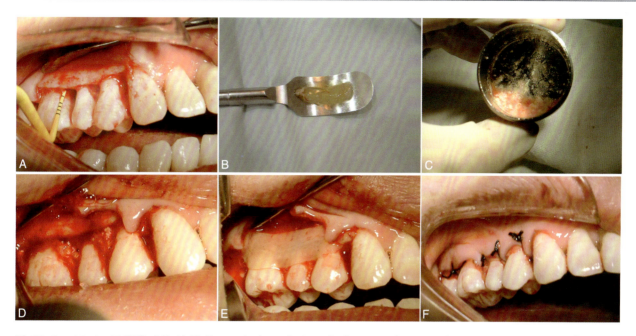

图 27-8 14-17 区翻瓣术和植骨术 A. 探查 16 颊侧近中骨缺损深度；B. 制备 CGF 膜；C. Bio-Oss® 骨粉与 CGF 混合物；D. 植入混合物；E. 放置 CGF 膜；F. 间断缝合

用法：口服，0.5g，3/d，连用 7d

地塞米松片 0.75mg×20 片 ×1 瓶

用法：口服，1.5mg，2/d，连用 3d

西帕依固龈液 100ml×1 瓶

用法：含漱，10ml，3/d

医嘱

①术后 24h 内局部冷敷；②口腔内有少量渗血属正常现象，若出血不止随时复诊；③术区 1 周内不刷牙，用漱口水含漱，非术区正常刷牙；④术后 2h 后即可进食，手术当天宜吃温凉、稀软的食物；⑤按时口服抗生素、地塞米松片；⑥1 周复诊。

5. 14-17 翻瓣术和植骨术术后 1 周复诊。

患者述 术后无疼痛及不适感。

检查 口腔卫生较好，14-17 术区塞治剂脱落；创面清洁，术区牙龈粉红，创面愈合良好。

处置 生理盐水冲洗创面，0.5% 碘伏消毒 14-17 术区，拆除缝线（图 27-9A、B）。

医嘱 维护口腔卫生，使用牙线及牙间刷，按约复诊。

定期随访

1. 14-17、24-27 术后 1 个月复查。

患者述 无明显不适。

检查 口腔卫生较好，DI（1），全口牙龈色、形、质基本正常。

处置 3% 过氧化氢液含漱 1min，0.5% 碘伏消毒；锄形器去除龈缘软垢；3% 过氧化氢液冲洗龈缘，置 1% 碘甘油。

医嘱 保持口腔卫生，使用牙线及牙间刷，按约复查。

2. 14-17、24-27 术后 3 个月复查。

患者述 无明显不适。

检查 口腔卫生较好，牙龈色、形、质基本正常（图 27-10A~I）。

影像学检查 X 线片显示 16、26 近中可见植骨区高密度影像（图 27-11A、B）。

医嘱 保持口腔卫生，不适随诊，定期复查。

3. 14-17、24-27 术后 6 个月复查。

患者述 无明显不适。

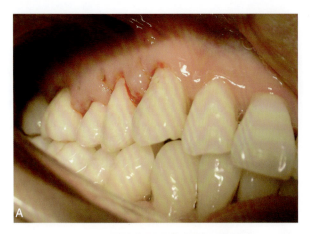
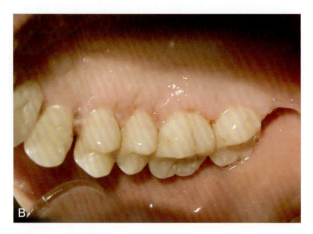

图27-9　14-17翻瓣术和植骨术后1周拆线　A.颊侧；B.腭侧

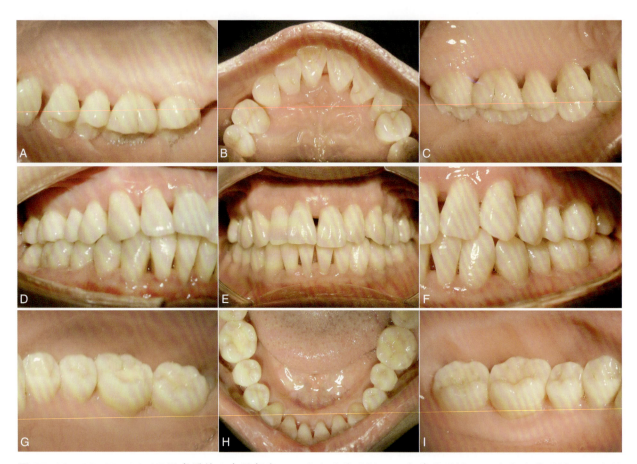

图27-10　14-17、24-27区术后约3个月复查　A.右上后牙腭侧；B.上前牙腭侧；C.左上后牙腭侧；D.右侧后牙颊侧；E.前牙唇侧；F.左侧后牙颊侧；G.右下后牙舌侧；H.下前牙舌侧；I.左下后牙舌侧

检查　口腔卫生良好，牙龈色粉红、质韧（图27-12A~I）。

影像学检查　X线片示16、26植骨区骨密度及骨高度增加（图27-13A、B）。

PD、BOP和松动度见Florida探针牙周检查图表（图27-14）。

医嘱　保持口腔卫生。定期复查。

病例 27　侵袭性牙周炎（局限型）

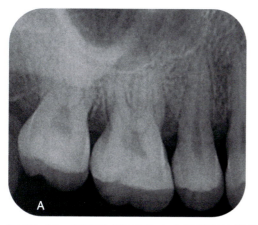
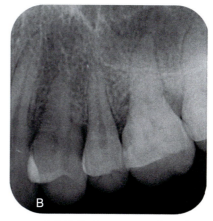

图 27-11　牙周手术治疗后 3 个月复查 X 线片　A. 16 近中植骨区；B. 26 近中植骨区

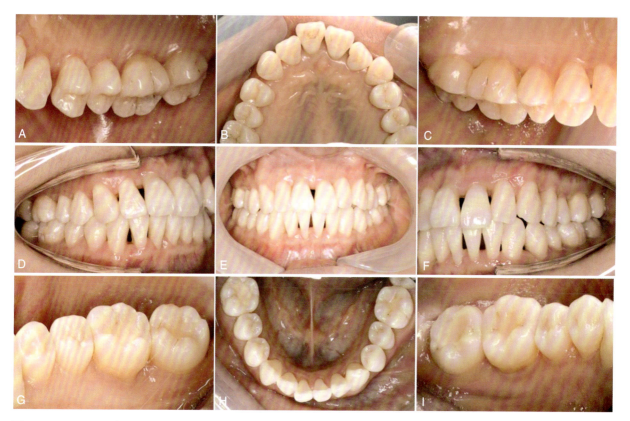

图 27-12　牙周手术治疗后 6 个月复查　A. 右上后牙腭侧；B. 上前牙腭侧；C. 左上后牙腭侧；D 右侧后牙颊侧；E. 前牙唇侧；F. 左侧后牙颊侧；G. 右下后牙舌侧；H. 下前牙舌侧；I. 左下后牙舌侧

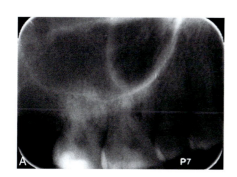
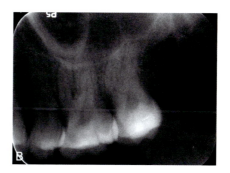

图 27-13　牙周手术治疗后 6 个月复查 X 线片　A. 16 近中植骨区；B. 26 近中植骨区

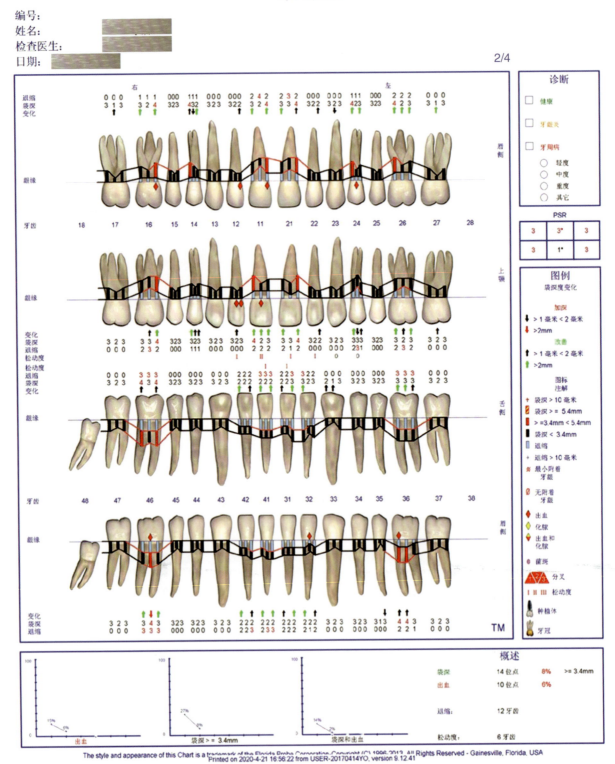

图27-14 系统性牙周治疗6个月后Florida探针牙周检查图表

4. 14-17、24-27 术后约 9 个月复查。

患者述 无牙龈出血等不适。

检查 口腔卫生较好,牙龈无红肿,11、41 正中咬合早接触,松动Ⅱ度(图 27-15A~I)。

影像学检查 X 线片显示 16、26 近中植骨区骨密度致密(图 27-16A、B)。

PD、BOP、牙龈退缩和松动度见 Florida 探针牙周检查图表(图 27-17)。

处置 磨改 11 舌窝,抛光(图 27-18A~D)。

医嘱 保持口腔卫生,不适随诊。

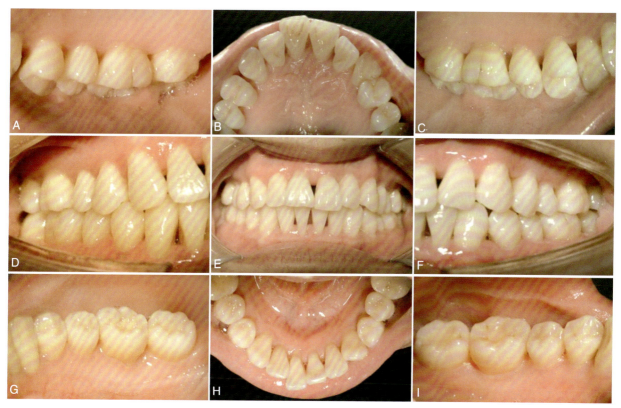

图 27-15 牙周手术后 9 个月 A.右上后牙腭侧;B.上前牙腭侧;C.左上后牙腭侧;D.右侧后牙颊侧;E.前牙唇侧;F.左侧后牙颊侧;G.右下后牙舌侧;H.下前牙舌侧;I.左下后牙舌侧

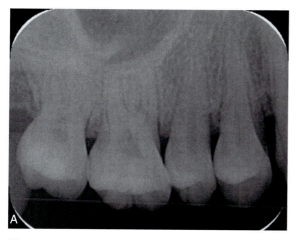
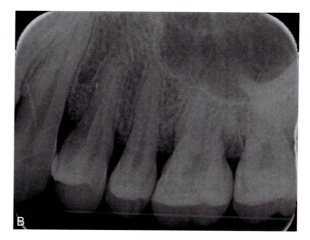

图 27-16 牙周手术后 9 个月 X 线片 A:16 近中植骨区;B.26 近中植骨区

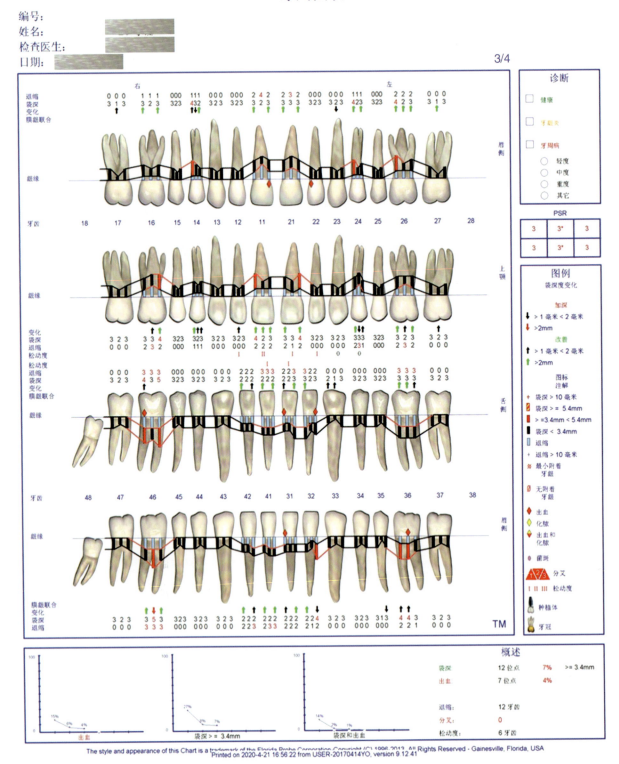

图 27-17 牙周手术后 9 个月 Florida 探针牙周检查图表

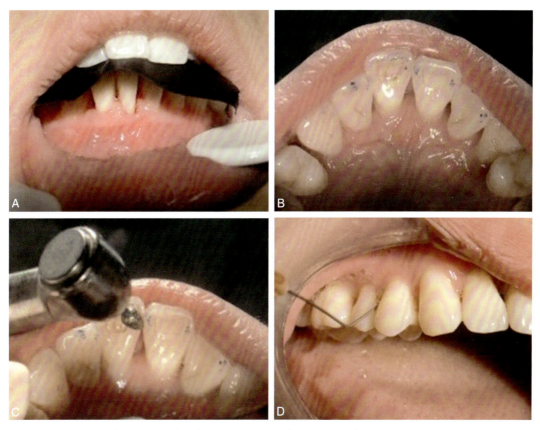

图 27-18　牙周手术治疗后 9 个月复查调𬌗　A. 正中咬合；B. 蓝点显示；C. 调磨；D. 牙周冲洗

5. 牙周手术治疗后约 12 个月复查。

患者述　无不适。

检查　口腔卫生状况：CI（0），DI（1）；全口牙龈粉红色、质韧、牙龈不同程度退缩 1~3mm，11、21 之间、31、32、41、42 之间可见"黑三角"；11、24、31、46 BOP（+），PD 2~4mm；11 正中咬合、前伸咬合均无早接触，松动Ⅱ度，12、21、22、31、32 松动Ⅰ度（图 27-19A~I）。

影像学检查　X 线片显示多数牙的牙槽骨密度增高，骨白线形成，11、21、32、42 牙槽骨高度达根中 1/3，31、41 牙槽骨高度达根尖 1/3（图 27-20A~F）。

PD、BOP、牙龈退缩和松动度详见 Florida 探针牙周检查图表（图 27-21）。

处置　3% 过氧化氢液含漱，消毒，手用龈上洁治器清除软垢，3% 过氧化氢液冲洗龈沟，置 1% 碘甘油。

医嘱　①建议正畸治疗，请于当地医院正畸科会诊（因患者毕业去外地工作）；②维护口腔卫生，定期复诊。

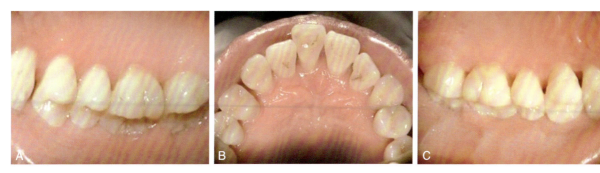

图 27-19　牙周手术治疗后 12 个月复查　A. 右上后牙腭侧；B. 上前牙腭侧；C. 左上后牙腭侧

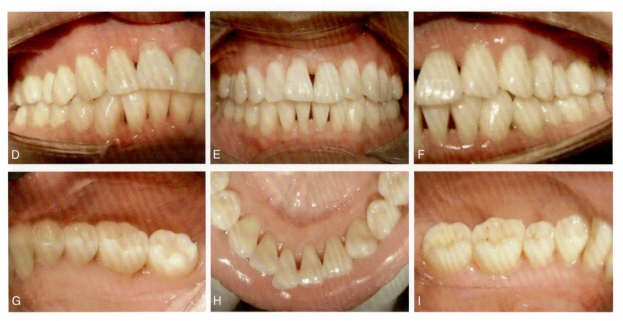

续图27-19 牙周手术后12个月复查 D.右侧后牙颊侧;E.前牙唇侧;F.左侧后牙颊侧;G.右下后牙舌侧;H.下前牙舌侧;I.左下后牙舌侧

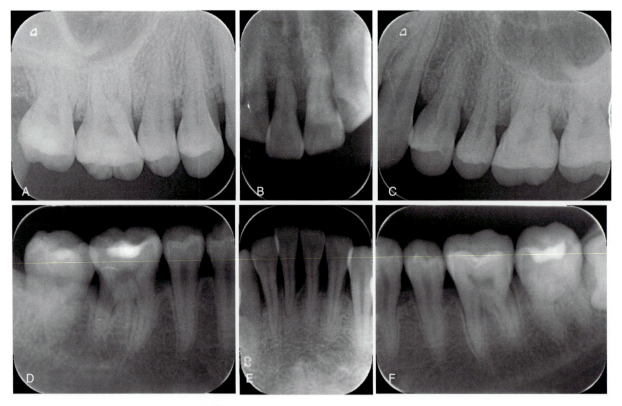

图27-20 牙周手术后12个月复查X线片 A.右上后牙;B.上前牙;C.左上后牙;D.右下后牙;E.下前牙;F.左下后牙

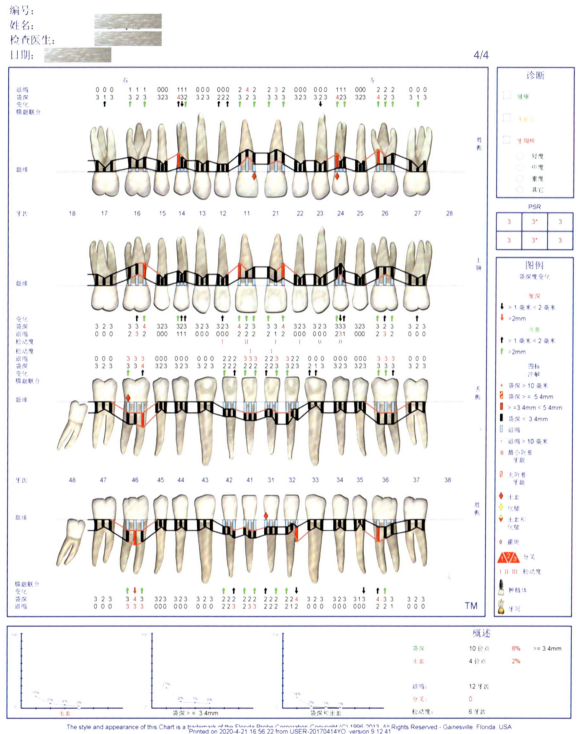

图 27-21　牙周手术治疗后 12 个月 Florida 探针牙周检查图表

病例小结

2018年牙周病及种植体周病新分类

侵袭性牙周炎（局限型）在牙周病新分类中属牙周炎的Ⅲ期，C级。

诊断依据

本病例患者为23岁的年轻女性，口腔卫生状况尚可，患者菌斑、牙石量少，但已有深牙周袋和牙槽骨破坏，以切牙、第一磨牙为重，疾病严重程度与患者年龄不相符。此外，影像学检查24有牙槽骨吸收。因此，根据1999年牙周疾病分类标准，侵犯第一磨牙和切牙以外不超过2颗牙，本病例可诊断为局限型侵袭性牙周炎。

患者为什么这么年轻就出现了牙龈退缩呢？如何治疗呢？

通过详细全面的问诊和检查，患者所患疾病为局限型侵袭性牙周炎。该病的特点为发病年龄较轻，一般从青春期发病，出现症状就诊时已20岁左右。牙龈表面的炎症轻微，但已有深牙周袋、牙槽骨吸收和附着丧失，出现牙龈退缩。本病例患者前牙区龈乳头退缩明显，形成"黑三角"。首先应进行牙周基础治疗以及手术治疗改善牙周症状，防止加重；后期建议正畸治疗。该患者牙齿形态为尖圆形，可通过邻面去釉将接触点变为宽广的接触面，并关闭间隙来改善"黑三角"。

> **关键点** 牙龈退缩是牙周炎常见伴发病变之一。对于已经发生较严重的或广泛的牙龈退缩，治疗主要在于防止其加重及预防根面龋的发生，如控制炎症、调𬌗、消除食物嵌塞等病因，改正刷牙方法等。对于因牙龈退缩影响美观的患牙，常用手术方法达到根面覆盖，如黏骨膜全厚瓣的冠向复位或侧向转位瓣术、上皮下结缔组织移植术、引导性组织再生术等。

表 27-1　早接触点的选磨原则

早接触点位置				选磨部位
正中𬌗	前伸𬌗	侧𬌗	前牙	后牙
有	无	无	上牙舌窝早接触区	上、下牙𬌗面窝的早接触区
无	有	有	上牙舌斜面早接触区	上牙颊尖的𬌗斜面早接触区 下牙舌尖的𬌗斜面早接触区
有	有	有	下牙切嵴早接触区	上牙腭尖，下牙颊尖早接触区

正中𬌗又称牙尖交错𬌗

体会

11、21牙周治疗前PD 6~7mm，X线片检查牙槽骨水平吸收，在基础治疗1个月后PD ≤ 4mm。单根前牙单纯行牙周刮治，能有效消除牙龈炎症和减少牙周袋探诊深度。11治疗时发现咬合创伤，调𬌗处理后有所改善。调𬌗一定要根据选磨原则严格操作（表27-1）。41 X线检查近中牙槽骨有角型吸收，后期复查时需仔细检查是否有早接触、𬌗干扰。磨牙由于器械不易对深部及根分叉做彻底的根面清创，治疗效果不理想。X线片显示16、26牙槽骨角形吸收，因此，在牙周基础治疗后行翻瓣术、植骨术；术后立即口服甲硝唑和阿莫西林，此时口腔中龈下菌斑数量最少，生物膜被破坏，能发挥药物的最大疗效，并有助于防止术后感染和肿胀的发生。

（赵珊梅　李娜　李美文）

病例 28　伴糖尿病的牙周炎

病例概况

患者，男，28岁，工人。1年前查出患有糖尿病，伴白内障；3个月前开始出现上前牙松动。患者就诊时迫切地问："这个牙松动和我的糖尿病有关系吗？该怎么治疗啊？"

病　史

主诉　上前牙松动3个月。

现病史　近3个月来自觉上前牙松动，以往未经任何治疗。

既往史　无其他口腔疾病史。

全身健康状况及过敏史　"2型糖尿病"病史1年，治疗前空腹血糖11.5mmol/L，服用降糖药物（具体药名剂量不详）治疗后空腹血糖4.5~5.3mmol/L。1年前因视力模糊，诊断为"白内障"，曾于外院行"玻璃体置换术"。否认其他全身系统性疾病史；否认急慢性传染病史；有青霉素药物过敏史。

个人史　每日刷牙2次。不吸烟。

家族史　无特殊记载。

检　查

口内检查　牙列式：11-18、21-28、31-38、41-48。

口腔卫生状况：CI（3），DI（1）；13-23牙龈缘红肿，龈乳头圆钝，附着龈点彩消失；BOP（+），PD 4~10mm；13、23松动Ⅰ度，11、12、22松动Ⅱ度，21松动Ⅲ度；21与31、32正中、前伸咬合均有明显早接触。

14-18、24-28、31-38、41-48牙龈缘充血水肿；BOP（+），PD 3~6mm，可探及龈下牙石；33、43-45松动Ⅰ度，26、31、32松动Ⅱ度。

影像学检查　全口曲面体层片示21牙槽骨水平吸收至根中1/3，牙周膜间隙增宽；11、12、22、26牙槽骨水平吸收至根颈1/3，余牙牙槽嵴低平（图28-1）。

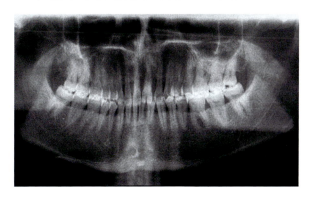

图28-1　初诊全口曲面体层片

诊　断

伴糖尿病的牙周炎。

治　疗

治疗计划

1. 告知患者所患疾病，治疗方法，治疗次数，治疗效果及费用。
2. 牙周治疗常规查血，空腹血糖、糖化血红蛋白检测。
3. 全口龈上洁治术。
4. 复诊，牙周探诊检查后制定进一步治疗计划（去除不良咬合因素，21牙周夹板固定，酌情牙周手术治疗）。
5. 口腔卫生宣教，定期复查复治。
6. 定期请内分泌医师复查。

治疗经过

1. 依治疗计划行全口龈上洁治术。

牙周治疗常规查血均未见明显异常；糖化血红蛋白浓度4.8%（参考值范围4%~6.5%），空腹血糖5.1mmol/L（参考值范围3.9~6.1mmol/L）；告知患者洁治中可能出现牙齿敏感和牙龈出血。

处置　3%过氧化氢液含漱1min，0.5%碘伏消毒；超声去除全口牙面软垢和牙石，橡皮杯蘸抛光膏抛光牙面；3%过氧化氢液冲洗牙周袋，并置1%碘甘油。

医嘱　①术后勿饮食易着色食物，如咖啡、茶等；②如出现冷热酸甜敏感，饮食时避免冷热酸甜刺激，可使用脱敏牙膏；③如出现明显牙龈自发性出血请及时复诊；④使用正确的刷牙方法，使用牙线；⑤按约复诊。

2. 全口龈上洁治术后1周复诊。

患者述　无不适。

检查　口腔卫生状况：CI（0），DI（1），牙龈红肿略减轻（图28-2A~I）。Florida探针检查PD、BOP、牙龈退缩及松动度（图28-3）如下。

4mm ≤ PD ≤ 5mm：15；

PD ≥ 6mm：11-14、16-18、21-28、38-48；

BOP（+）：11-14、16-18、21-27、31、32、34、35、38、41-45、28、48；

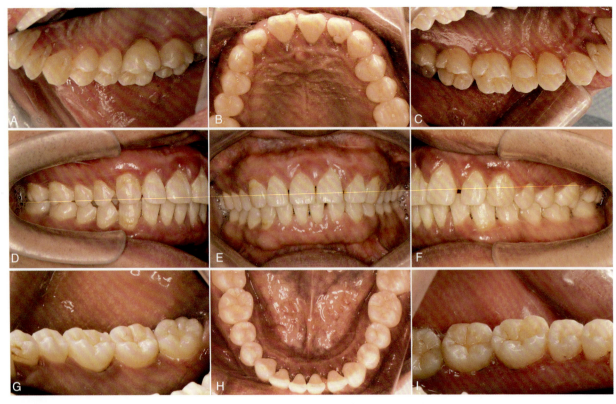

图28-2　全口龈上洁治术后1周　A.右上后牙腭侧；B.上前牙腭侧；C.左上后牙腭侧；D.右侧后牙颊侧；E.前牙唇侧；F.左侧后牙颊侧；G.右下后牙舌侧；H.下前牙舌侧；I.左下后牙舌侧

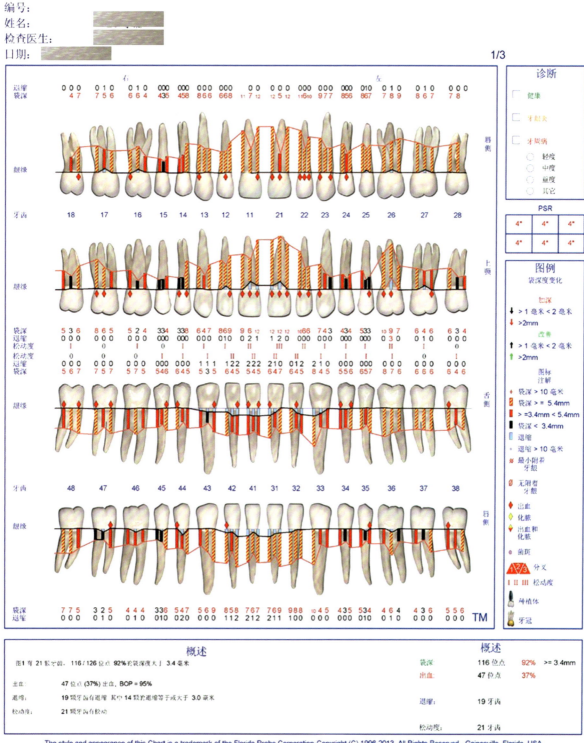

图 28-3 全口龈上洁治术术后 1 周 Florida 探针牙周检查图表

牙松动Ⅰ度：12-14、16、18、23-25、27、33-36、38、43-45；

牙松动Ⅱ度：11、22、26、32-42；

牙松动Ⅲ度：21；

牙髓电活力检查：21牙髓活力正常。

进一步制定治疗计划

（1）18-28、38-48行龈下刮治术和根面平整术；

（2）试行上颌牙周夹板固定（21松动Ⅲ度，告知患者因糖尿病可能影响21治疗效果，患者表示知情并同意治疗）；

（3）再次口腔卫生宣教。

处置　3%过氧化氢液漱口，0.5%碘伏消毒；阿替卡因肾上腺素注射液局部麻醉下行18-28、38-48龈下刮治、根面平整术；3%过氧化氢液冲洗，牙周袋内置盐酸米诺环素软膏。

医嘱　①牙周上药后2h内勿饮水、进食，连续上药4次，每周1次；②加强口腔卫生维护，使用牙线，牙缝刷；③不适随诊，按约复诊。

3. 龈下刮治术和根面平整术后1周复诊。

患者述　牙龈肿胀、牙龈出血明显好转，21松动略缓解。

检查　口腔卫生状况：DI（1），牙龈红肿减轻。21与31、32正中、前伸咬合早接触，21松动减轻。

处置　①调磨31、32切缘唇斜面；②常规取模，灌制超硬石膏模型，在压膜机上将膜片加热、成型、修剪、抛光（图28-4A~C）；③3%过氧化氢液漱口，0.5%碘伏消毒，手工去除牙面软垢，3%过氧化氢液冲洗牙周袋，置盐酸米诺环素软膏。戴入上颌牙周夹板。

医嘱　①牙周上药后2h内勿饮水、进食；②加强口腔卫生维护，使用牙线，牙缝刷；③按约复诊；④坚持佩戴牙周夹板。

4. 龈下刮治术和根面平整术后2周复诊。

患者述　21松动好转，无不适。

检查　口腔卫生状况：DI（1），牙龈色、形、质基本正常。

处置　3%过氧化氢溶液含漱，0.5%碘伏消毒；手工去除牙面软垢；3%过氧化氢液冲洗牙周袋，袋内置盐酸米诺环素软膏。

医嘱　①牙周上药后2h内勿饮水、进食；②加强口腔卫生维护，使用牙线，牙缝刷；③按约复诊。

5. 龈下刮治术和根面平整术后3周复诊。

患者述　无不适。

检查　口腔卫生状况：DI（1），牙龈色、形、质基本正常。

处置　3%过氧化氢溶液含漱，0.5%碘伏消毒；手工去除牙面软垢；3%过氧化氢液冲洗牙周袋，袋内置盐酸米诺环素软膏。

医嘱　①牙周上药后2h内勿饮水、进食；②加强口腔卫生维护，使用牙线，牙缝刷；③按约复诊。

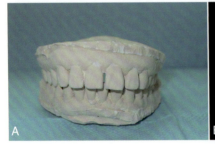
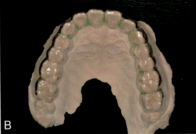
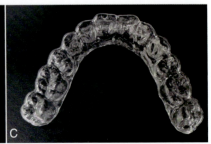

图28-4　制作牙周夹板　21龈下刮治术和根面平整术后1周制作上颌牙周夹板暂时固定21。A.超硬石膏模型；B.上颌牙周夹板制备完成；C.上颌牙周夹板

定期随访

1. 牙周基础治疗后6周未按时复查；3个月后复查，1周前牙周夹板破损。

患者述　刷牙无牙龈出血，21松动明显缓解，牙间隙增大。

检查　口腔卫生状况：32-42 CI（1），DI（1），牙龈色、形、质基本正常（图28-5A~I）。

Florida探针牙周检查PD、BOP、牙龈退缩、松动度（图28-6）如下。

4mm ≤ PD ≤ 5mm：13-18、23-27、31、32、34-37、41-48；

PD ≥ 6mm：11、12、21、22、28、33、38；

BOP（+）：38、46、48；

松动Ⅰ度：11、12、14、22、24、26、27、32、35、37、42、44；

松动Ⅱ度：21、31、41。

实验室检查　糖化血红蛋白浓度4.7%，空腹血糖浓度5.3mmol/L，在正常范围内。

治疗计划

（1）11、12、21、22、28、33、38、46、48行第二轮龈下刮治术和根面平整术；

（2）11、12、21、22、28、33、38酌情行牙周手术治疗（患者要求先行第二轮龈下刮治）；

（3）再次口腔卫生宣教，定期复查复治。

处置　3%过氧化氢液漱口，0.5%碘伏消毒；阿替卡因肾上腺素注射液局部麻醉下11、12、21、22、28、33、38、46、48行龈下刮治术和根面平整术；3%过氧化氢液冲洗，置1%碘甘油。

制作牙周夹板，继续佩戴。

医嘱　加强口腔卫生维护，按约复查。

2. 牙周基础治疗后6个月时患者在外地，未及时就诊，9个月后复查。

患者述　21无明显松动，无不适。

检查　口腔卫生良好，牙龈无红肿。

Florida探针牙周检查PD、BOP、牙龈退缩、松动度（图28-7）如下。

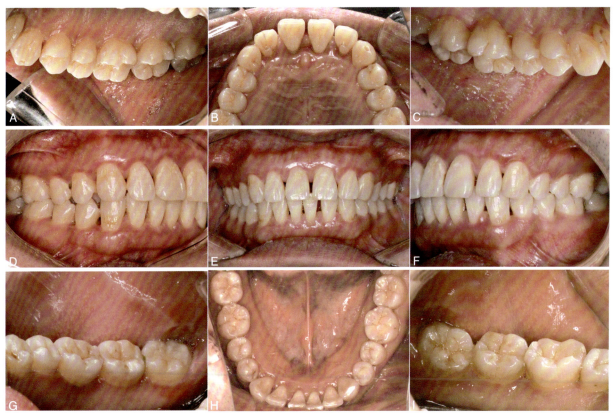

图28-5　牙周基础治疗后3个月　A.右上后牙腭侧；B.上前牙腭侧；C.左上后牙腭侧；D.右侧后牙颊侧；E.前牙唇侧；F.左侧后牙颊侧；G.右下后牙舌侧；H.下前牙舌侧；I.左下后牙舌侧

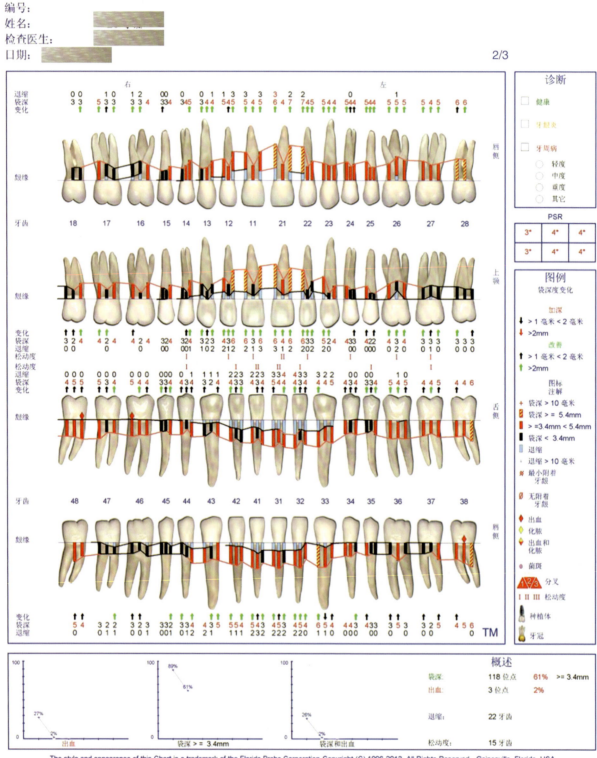

图 28-6　牙周基础治疗后 3 个月 Florida 探针牙周检查图表

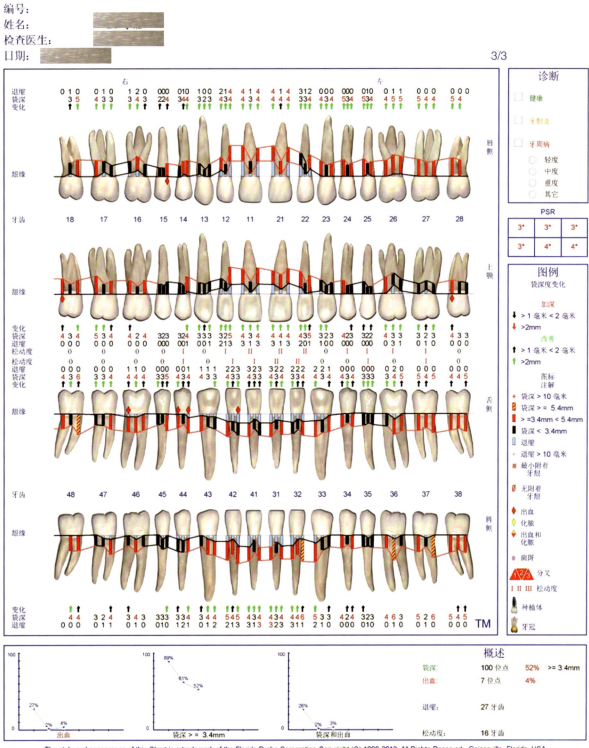

图28-7 牙周基础治疗后9个月Florida探针牙周检查图表

4mm ≤ PD ≤ 5mm：11、12、14-18、21-28、31、33、34、38、41-47；

PD ≥ 6mm：32、36、37、48；

BOP（+）：15、18、28、42、44、46；

松动Ⅰ度：12、14、24-27、35、37、41、42、44；

松动Ⅱ度：11、21、22、31、32。

实验室检查 糖化血红蛋白浓度 4.5%，空腹血糖浓度 5.1mmol/L。

治疗计划 ①15、18、28、32、36、37、42、44、46、48行第三轮龈下刮治术和根面平整术；②再次口腔卫生宣教，定期复查复治。

处置 3%过氧化氢液漱口，0.5%碘伏消毒，去除32-42龈上牙石；盐酸阿替卡因肾上腺素注射液局部麻醉下15、18、28、32、36、37、42、44、46、48行龈下刮治术和根面平整术；3%过氧化氢液冲洗，置1%碘甘油。

医嘱 ①加强口腔卫生维护；②按约复查。

患者后期未按约复诊，经电话随访，患者因工作调动暂时不能复诊。建议患者每年监控血糖的同时，每半年进行牙周复查。

病例小结

2018年牙周病及种植体周病新分类

在2018年新分类中，慢性牙周炎按照疾病的严重程度和治疗的复杂性，分为4个阶段。本例患者初诊时，牙周骨组织破坏吸收超过牙根的颈1/3部分，存在深牙周袋（PD ≥ 6mm），并且患者尚未因为牙周炎而丧失牙齿，属于慢性牙周炎的第Ⅲ期。对患者进行等级分类时，假定患者属于B等级，即进展速率符合预期，然后对患者的危险因素进行评估，确定为A或C等级。在本病例中，患者患有糖尿病，增加了患者治疗的危险因素，但是血糖控制良好（糖化血红蛋白浓度<7.5%），属于A等级。因此，根据新的分类方法，本患者属于慢性牙周炎的Ⅲ期，A级。

诊断依据

临床检查发现有牙龈的炎症和深牙周袋，X线片检查牙槽骨吸收，提示有附着丧失；并且患者有糖尿病，可诊断为伴糖尿病的牙周炎。

> **关键点** 糖尿病是牙周病进程的重要影响因素，糖尿病患者的牙周治疗应根据血糖控制情况及其健康状况实施。血糖控制良好的患者，牙周治疗同健康者。伴糖尿病的牙周治疗初期先应急处理，可多次、短时，以基础治疗为主，血糖控制稳定后开始复杂治疗。

牙齿松动和糖尿病有关吗？

牙齿松动的常见原因是牙周炎、外伤以及其他因素，如激素水平的改变等。牙周手术后，牙周膜炎症等因素也会暂时性加重牙齿松动。本患者就诊时，X线片显示上前牙牙槽骨吸收较多，这可能是牙齿松动的直接原因。但是患者控制血糖前，血糖较高，使牙周组织对局部致病因子的抵抗力下降，破坏加重、加快，牙周组织炎症较重，牙槽骨破坏，导致牙齿松动。

体会

良好的血糖控制对牙周病的治疗至关重要。因此，在整个牙周治疗过程中，要求患者定期监测血糖并进行良好的控制（<7mmol/L，未见大幅度波动）。此外，定期复查对于糖尿病相关的牙周维护也至关重要。尽量每3个月复查一次，指导患者口腔卫生，检查牙周病变进展变化；对于PD ≥ 4mm且BOP（+）的位点进行牙周再治疗。需要注意的是，对于口腔卫生习惯不良的患者，应缩短复诊时间。

（朱春晖　仇冬冬　潘洋）

病例 29　慢性牙周炎（轻度）

病例概况

患者，男，23岁，大学生。因1年来刷牙时牙龈经常出血就诊，诊断为慢性牙周炎，他问医生："听说牙周炎根本治不好，是真的吗？"

病　　史

主诉　右上后牙牙龈红肿3d。

现病史　3d前出现右上后牙牙龈红肿，刷牙出血，未行任何治疗。

既往史　近1年来刷牙时牙龈经常出血，无自发性出血。于外院就诊，诊断为"慢性牙周炎"，进行洗牙，有好转。无其他口腔疾病史。

全身健康状况及过敏史　否认全身系统性疾病史及急慢性传染性疾病史；否认药物过敏史。

个人史　每日刷牙1~2次。偶有吸烟3年。

家族史　无特殊记载。

检　　查

口内检查　牙列式：11-18、21-28、31-37、41-47。

口腔卫生状况：CI（1），DI（1~2），色素（+）；15颊侧牙龈边缘轻度红肿，其余牙牙龈水肿，32-42唇侧牙龈表面有散在黑色素沉着；个别牙牙龈退缩1~2mm；BOP（+），PD 2~4mm，个别牙探及龈下牙石，可探及釉牙骨质界；生理动度（图29-1A~I）。

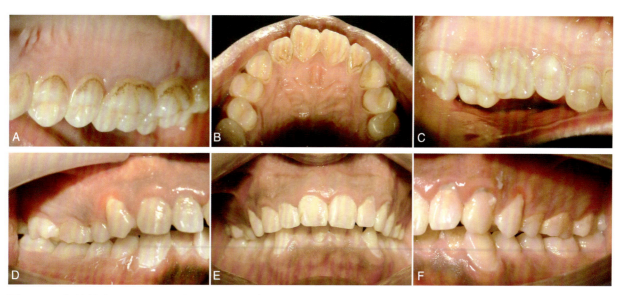

图29-1　初诊检查　A.右上后牙腭侧；B.上前牙腭侧；C.左上后牙腭侧；D.右侧后牙颊侧；E.前牙唇侧；F.左侧后牙颊侧

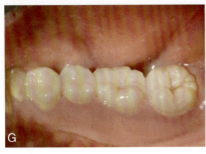
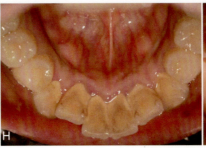
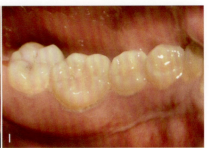

续图29-1 初诊检查 G.右下后牙舌侧；H.下前牙舌侧；I.左下后牙舌侧

影像学检查 全口曲面体层片显示部分牙牙槽骨嵴顶低平，38远中阻生（图29-2）。

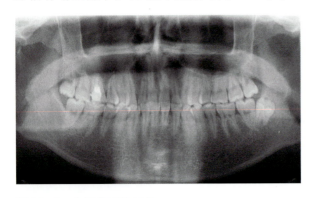

图29-2 全口曲面体层片

诊 断

1. 慢性牙周炎（轻度）。
2. 38阻生牙。
3. 牙龈黑色素沉着。

治 疗

治疗计划

1. 告知患者所患疾病、治疗方法、治疗次数、治疗效果及大概费用等。
2. 牙周治疗常规查血。
3. 全口龈上洁治术。
4. 复诊，牙周检查制定进一步治疗计划。
5. 注意观察牙龈色素。
6. 口腔颌面外科拔除38阻生牙。
7. 口腔卫生宣教，定期复诊。
8. 停止吸烟。

治疗经过

1. 牙周治疗常规查血未见异常，依治疗计划行全口龈上洁治术。

处置 牙面涂菌斑显示剂（图29-3A~I），1min后清水漱口3遍，记录菌斑指数。3%过氧化氢液含漱1min，0.5%碘伏消毒；超声波龈上洁治器去除牙面软垢、色素、牙石等，抛光杯蘸抛光膏抛光牙面；3%过氧化氢液冲洗龈沟，置1%碘甘油（图29-4A、B）。

医嘱 ①术后勿饮食易着色食物，如咖啡，茶等；②饮食时避免冷热酸甜刺激，可使用脱敏牙膏；③如出现明显牙龈自发性出血，请及时复诊；④停止吸烟；⑤1周复诊。

2. 全口龈上洁治术后1周复诊

患者述 牙龈红肿减轻，无其他不适。

检查 Florida探针牙周检查，结果显示PD 1~3mm，个别牙位点BOP（+），32-42松动Ⅰ度（图29-5）。

口腔卫生状况：23 DI（1）；全口牙龈红肿减轻（图29-6A~I）。

处置 3%过氧化氢液漱口，手用龈上洁治器清除23软垢，抛光牙面，3%过氧化氢液冲洗龈沟，置1%碘甘油。

医嘱 ①加强口腔卫生维护，注意刷牙方法和时间；②每隔3个月定期随访复查；③若有牙龈红肿，刷牙时牙龈出血随时复诊。④注意观察牙龈色素沉着的颜色、范围和增厚等变化。

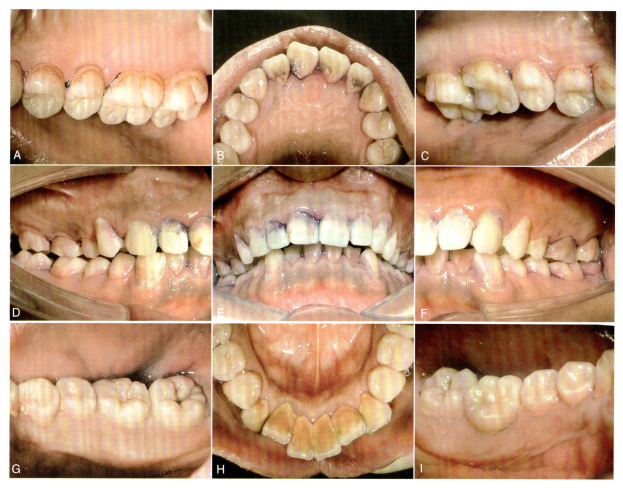

图 29-3 全口牙面涂菌斑显示剂　A.右上后牙腭侧；B.上前牙腭侧；C.左上后牙腭侧；D 右侧后牙颊侧；E 前牙唇侧；F.左侧后牙颊侧；G.右下后牙舌侧；H.下前牙舌侧；I.左下后牙舌侧

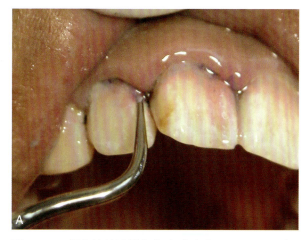
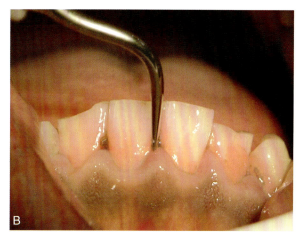

图 29-4　超声波洁治器行龈上洁治术　A.洁治上前牙；B.洁治下前牙

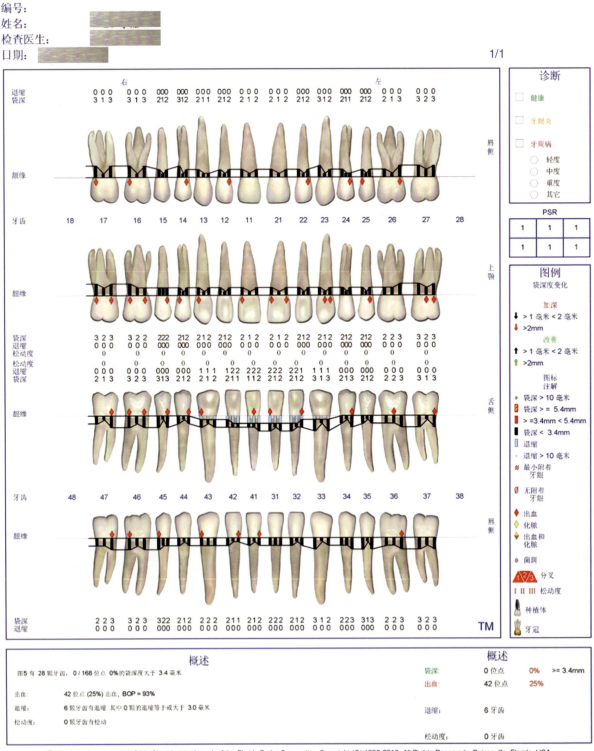

图 29-5 全口龈上洁治术后 1 周 Florida 探针牙周检查图表

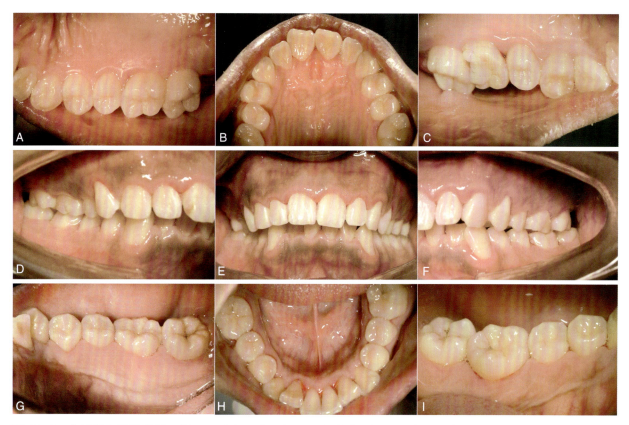

图 29-6　全口龈上洁治术后 1 周　A.右上后牙腭侧；B.上前牙腭侧；C.左上后牙腭侧；D.右侧后牙颊侧；E.前牙唇侧；F.左侧后牙颊侧；G.右下后牙舌侧；H.下前牙舌侧；I.左下后牙舌侧

病例小结

■ 2018年牙周病及种植体周病新分类

在新分类中基于病理生理学，已经确定了3种明显不同形式的牙周炎，包括坏死性牙周病、牙周炎以及反映全身疾病的牙周炎。按照疾病的严重程度和治疗的复杂性，将牙周炎分为Ⅰ、Ⅱ、Ⅲ、Ⅳ期。此外，依据可能影响疾病进展的危险因素，以及患者对治疗的反应，共分为A、B、C三个级别。本病例慢性牙周炎为牙周炎Ⅰ期，A级。

■ 诊断分析

本病例患者长期刷牙时牙龈出血，口内检查牙面可见菌斑、牙石，且牙龈炎症较为明显。影像学检查虽然未见明显的牙槽骨吸收，但可见部分牙牙槽嵴顶骨质稀疏，硬骨板消失，同时探诊检查14、23、24、33、43唇颊侧，31、41、42舌侧可探及釉牙骨质界，袋底位于釉牙骨质界根方，说明已发生了附着丧失，因此可诊断为轻度慢性牙周炎。

> **关键点**　菌斑控制在整个牙周病治疗过程中及治疗后都应贯穿始终。菌斑是牙周病的始动因子，去除之后还会在牙面不断形成，因此，必须坚持每天彻底清除，才能预防牙周病的发生和复发。医师应在牙周治疗开始前，即向患者说明菌斑的危害性及菌斑控制的重要性。针对不同患者的具体情况，应教会患者合适的菌斑控制方法，并在治疗过程中随时检查和进行个性化的指导。

■ 鉴别诊断

轻度慢性牙周炎主要与牙龈炎进行区别，有无附着丧失和牙槽骨吸收是区别两者的重要标志（表29-1）。

表 29-1　牙龈炎与轻度慢性牙周炎的鉴别

	牙龈炎	牙周炎
牙龈炎症	有，BOP（+）	有，BPO（+）
牙周袋	假性牙周袋（龈袋）	真性牙周袋，≤4mm
附着丧失	无	有，能探到釉牙骨质界
牙槽骨吸收	无	牙槽骨嵴顶吸收，或牙槽骨吸收不超过根长1/3
治疗结果	病变可逆，组织恢复正常	炎症消退，病变静止，但已破坏的支持组织难以完全恢复正常

■ **慢性牙周炎能治好吗？**

慢性牙周炎只能控制，不能真正治愈。只要发生了牙槽骨的吸收，出现了附着丧失，一旦确诊为慢性牙周炎，个体将一生都是牙周炎的状态，同时牙周炎的治疗也是终身的。我们需要通过控制菌斑、定期洁治、刮治等治疗，消除局部致病因素，将牙周区域的细菌数量尽可能控制，将慢性牙周炎长期维持在相对静止的状态，减缓轻度慢性牙周炎向中重度慢性牙周炎进展的速度，防止慢性牙周炎的复发。

■ **牙周支持治疗**

牙周支持治疗（SPT）：通过对牙周病变的积极治疗，达到健康牙周的目标后即进入维护阶段。包括以下内容：定期复诊时病情评估，强化与患者的沟通和菌斑控制，实施必要的治疗，复查间隔期及治疗时间的确定，牙周病患者的依从性及长期疗效的观察记录，牙周病患者种植术后的支持治疗。

■ **体会**

慢性牙周炎治疗目标是彻底清除菌斑、牙石等刺激物，消除牙龈炎症，使牙周袋变浅和改善牙周附着水平，并争取适当的牙周组织再生。该患者属于轻度慢性牙周炎，在经过龈上洁治术后，牙龈炎症减轻。进行牙周检查显示，PD 1~3mm，未探及龈下牙石，因此无需行龈下刮治术，以免造成进一步的附着丧失。通常轻度慢性牙周炎牙周袋≤4mm，探诊出血，可探及龈下牙石，需进行龈下刮治术和根面平整术，去除龈下菌斑和牙石，消除牙周感染，使牙周组织恢复健康。患者后续进入维护期治疗，应做好菌斑控制，并且定期复诊。

（司薇杭）

病例 30　慢性牙周炎（中度）

病例概况

患者，男，37岁，公务员。正畸治疗2年结束时，发现口内数颗牙齿松动，建议到口腔专科医院治疗牙周。这种情况该如何处理呢？

病　史

主诉　在当地医院正畸治疗2年出现牙齿松动，正畸医生建议牙周治疗。

现病史　2年前因上前牙散在间隙于当地医院矫正牙齿，治疗前未行牙周专科检查。目前矫正即将结束，发现口内数颗牙齿松动，建议到牙周专科进行诊治。

既往史　左上后牙曾做"根管治疗"。无拔牙史。

全身健康状况及过敏史　否认全身系统性疾病史及急慢性传染性疾病史；否认药物过敏史。

个人史　每天刷牙3次，饭后刷牙，竖刷。

家族史　无特殊记载。

检　查

口内检查　牙列式：11、12、14-17，21、22、24-27、31-37、41-47。全口固定正畸矫治器。

口腔卫生状况：CI（2），DI（2），色素（+）；牙龈边缘色红，水肿，点彩消失，质松软；前牙龈乳头球形突起，双侧上后牙颊侧及下前牙舌侧牙龈退缩1~2mm；BOP（+），PD 2~6mm，可探及龈下牙石；11、12、16、17、21、22、25、36、43松动Ⅰ度，24、31、32、41、42松动Ⅱ度；咬合检查未见𬌗干扰（图30-1A~I）。13、23缺失。12-22无间隙。

24𬌗面可见金属充填物，边缘密合，冷诊无反应，叩痛（-）；其余牙体组织及口腔黏膜未见明显异常。

影像学检查　全口曲面体层片显示16、17、34、35、46、47牙槽骨水平吸收至根颈1/3，36、37近中牙槽骨垂直吸收至根颈1/3，其余牙齿牙槽骨水平吸收至根中1/3；24根管内可见高密度根充影像达根尖部，密合度欠佳，根尖周未见明显异常；38、48近中埋伏阻生，无对𬌗牙（图30-2）。

诊　断

1. 慢性牙周炎（中度）。
2. 牙列缺损（先天13、23缺失）。
3. 38、48埋伏阻生牙。

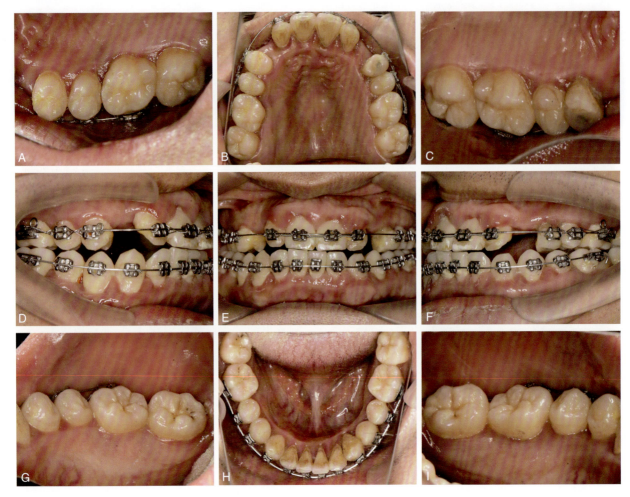

图30-1 初诊检查 A.右上后牙腭侧；B.上前牙腭侧；C.左上后牙腭侧；D.右侧后牙颊侧；E.前牙唇侧；F.左侧后牙颊侧；G.右下后牙舌侧；H.下颌牙舌侧；I.左下后牙舌侧

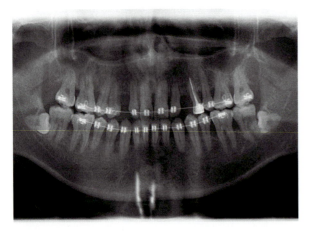

图30-2 初诊全口曲面体层片

治 疗

治疗计划

1. 告知患者所患疾病、治疗方法、治疗次数、治疗效果及大概费用等。
2. 牙周基础治疗（牙周治疗常规查血，全口龈上洁治术，龈下刮治术和根面平整术，菌斑控制）。
3. 酌情牙周手术治疗（翻瓣术＋引导性组织再生术）。
4. 建议拔除38、48。
5. 13、23择期义齿修复。
6. 口腔卫生宣教，定期复查复治。

治疗经过

1. 与患者沟通：告知治疗目的、危险因素、治疗程序及方法、疗效及费用；经患者知情同意，依治疗计划，拆除上下颌弓丝；查血，预约洁治时间。

2. 查血结果未见明显异常，依治疗计划行全口龈上洁治术。

处置 ①3%过氧化氢液含漱，0.5%碘伏常规消毒（图30-3A）；②全口超声龈上洁治（图30-3B、C），喷砂、抛光牙面（图30-3D）；③3%过氧化氢液冲洗牙周袋，置1%碘甘油。龈上洁治术中出血不多，无牙龈损伤，无牙本质过敏，个别位点有出血现象（图30-4A~I）。

医嘱 ①避免冷热刺激；②加强含漱，加强口腔清洁；③1周复诊。

3. 全口龈上洁治术后1周复诊。

患者述 无明显不适，2d前去除牙面托槽。

检查 口腔卫生状况：DI（1），色素（-）；全口牙龈红肿减轻（图30-5A~I）。Florida探针牙周检查图表显示：PD 2~6mm，BOP（+），牙龈退缩0~2mm，松动0~Ⅱ度（图30-6）。

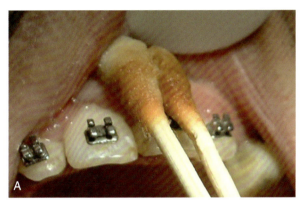
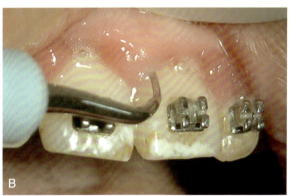
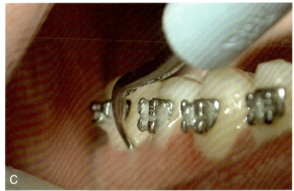
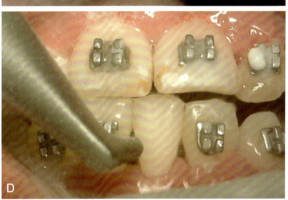

图30-3 全口龈上洁治术 A.常规消毒；B.龈上洁治上颌牙；C.龈上洁治下颌牙；D.喷砂

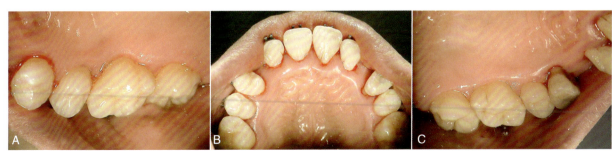

图30-4 全口龈上洁治术后检查 A.右上后牙腭侧；B.上前牙腭侧；C.左上后牙腭侧

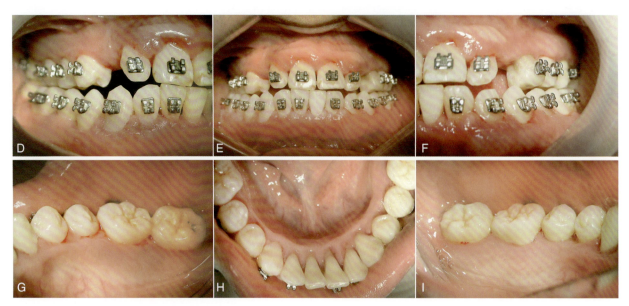

续图30-4 全口龈上洁治术后检查 D.右侧后牙颊侧；E.前牙唇侧；F.左侧后牙颊侧；G.右下后牙舌侧；H.下颌牙舌侧；I.左下后牙舌侧

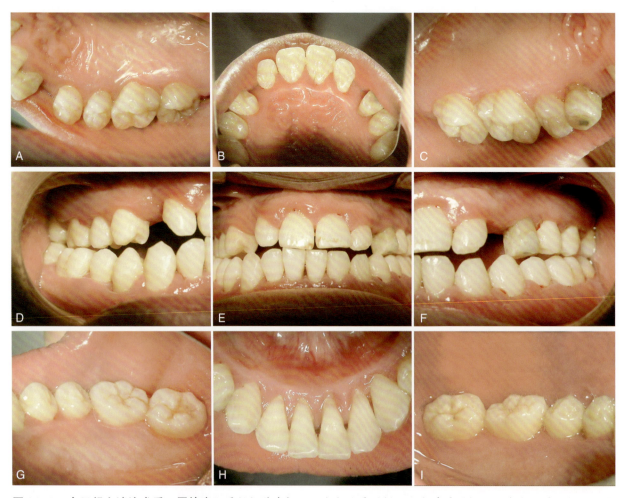

图30-5 全口龈上洁治术后1周检查 牙龈红肿减轻。A.右上后牙腭侧；B.上前牙腭侧；C.左上后牙腭侧；D.右侧后牙颊侧；E.前牙唇侧；F.左侧后牙颊侧；G.右下后牙舌侧；H.下颌牙舌侧；I.左下后牙舌侧

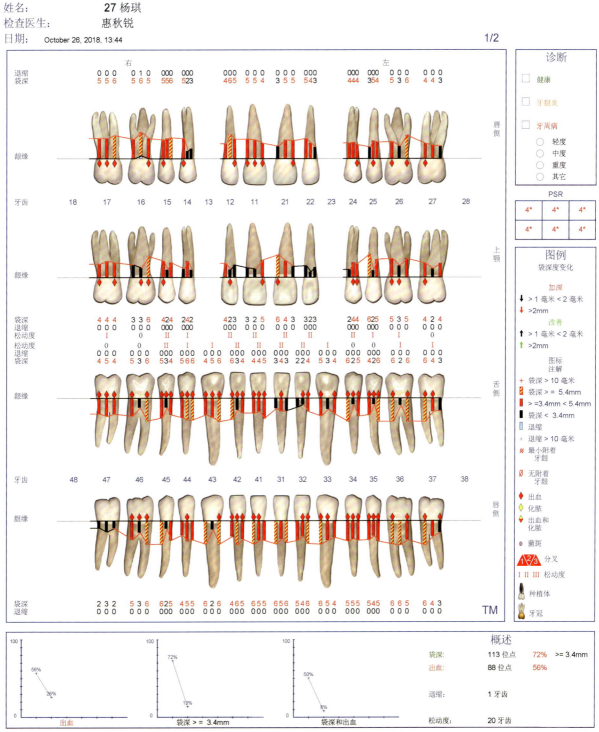

图 30-6　全口龈上洁治术后 1 周 Florida 探针牙周检查图表

处置 3%过氧化氢液含漱、0.5%碘伏消毒；行11、12、14-17、21、22、24-27、31-37、41-47牙龈下刮治术和根面平整术（图30-7A~D）；3%过氧化氢液冲洗牙周袋，袋内置盐酸米诺环素软膏。

医嘱 口腔卫生宣教，加强菌斑控制，2周复诊。

4.龈下刮治术和根面平整术后2周复诊。

患者述 无不适。

检查 口腔卫生状况：CI（0），DI（1），色素（-）；全口牙龈红肿明显减轻，个别牙位点BOP（+），可探及散在龈下牙石（图30-8A~I）。

处置 3%过氧化氢液含漱、0.5%碘伏消毒；刮除散在龈下牙石，根面平整；3%过氧化氢液冲洗牙周袋，袋内置盐酸米诺环素软膏。

医嘱 口腔卫生宣教，加强菌斑控制，1个月复诊。

5.龈下刮治术和根面平整术后1个月复诊。

患者述 无不适。

检查 口腔卫生状况：CI（0），DI（1），

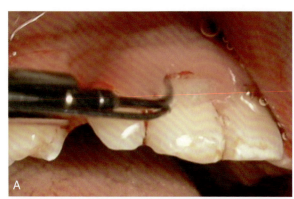
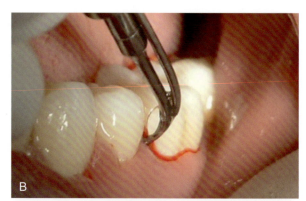
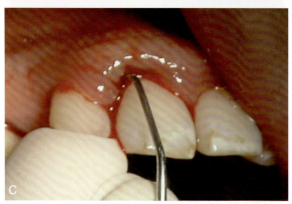
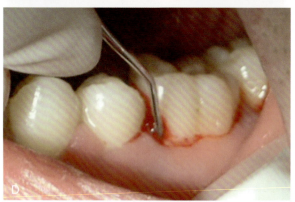

图30-7 龈下刮治术和根面平整术 A.超声波龈下刮治上颌牙；B.超声波龈下刮治下颌牙；C.手工龈下刮治器行上颌牙龈下刮治、根面平整；D.手工龈下刮治器行下颌牙龈下刮治、根面平整

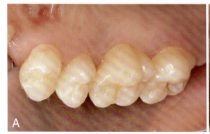
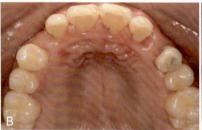
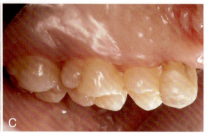

图30-8 龈下刮治术和根面平整术后2周口腔检查 A.右上后牙腭侧；B.上前牙腭侧；C.左上后牙腭侧

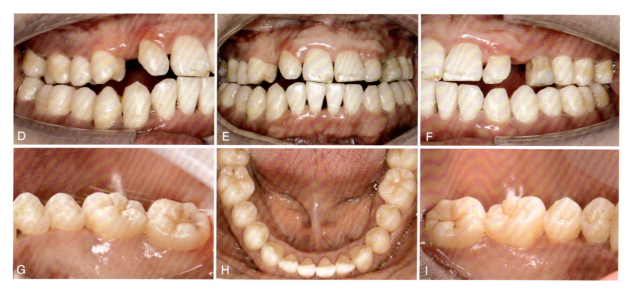

续图 30-8 龈下刮治术和根面平整术后 2 周口腔检查　D. 右侧后牙颊侧；E. 前牙唇侧；F. 左侧后牙颊侧；G. 右下后牙舌侧；H. 下颌牙舌侧；I. 左下后牙舌侧

色素（−）；全口牙龈轻度水肿（图 30-9A~I）。

处置　3% 过氧化氢液含漱，0.5% 碘伏消毒，去除软垢、菌斑，3% 过氧化氢液冲洗牙周袋，置盐酸米诺环素软膏。

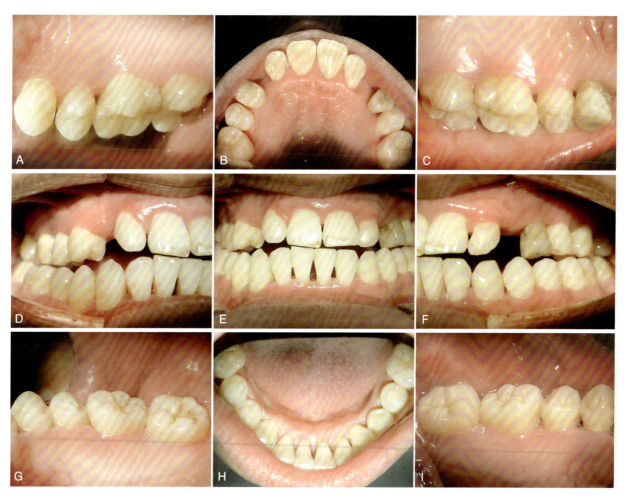

图 30-9　龈下刮治术和根面平整术后 1 个月口腔检查　A. 右上后牙腭侧；B. 上前牙腭侧；C. 左上后牙腭侧；D. 右侧后牙颊侧；E. 前牙唇侧；F. 左侧后牙颊侧；G. 右下后牙舌侧；H. 下颌牙舌侧；I. 左下后牙舌侧

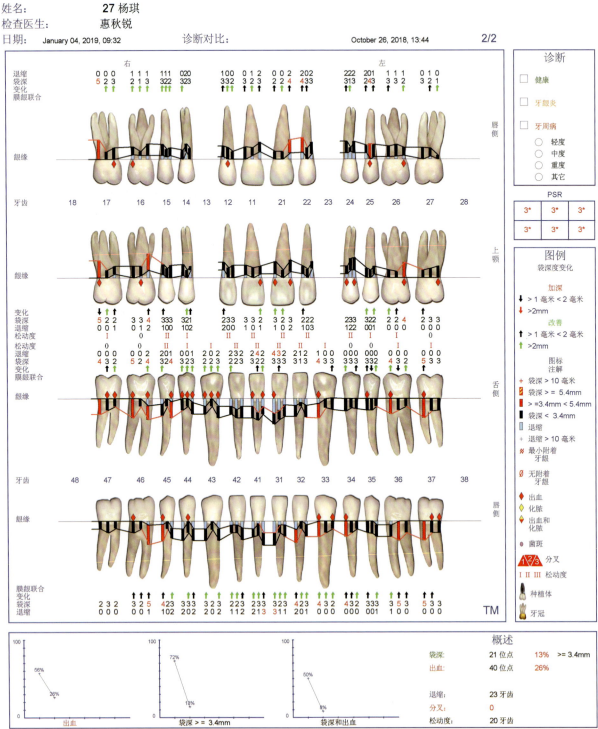

图30-10 牙周基础治疗后2个月Florida探针牙周检查图表

6. 龈下刮治术和根面平整术后2个月复诊。

患者述 无不适。

检查 Florida探针牙周检查（图30-10）结果显示：BOP（+）位点有所减少，PD大于等于3.4mm的牙周袋位点有所下降，但仍有13%的位点PD大于3.4mm。口腔卫生状况：CI（0），DI（1），色素（-）；全口牙龈轻度水肿（图30-11A~I）。

建议患者进一步行牙周手术治疗，患者考虑时间原因，选择于当地医院行第二轮龈下刮治。

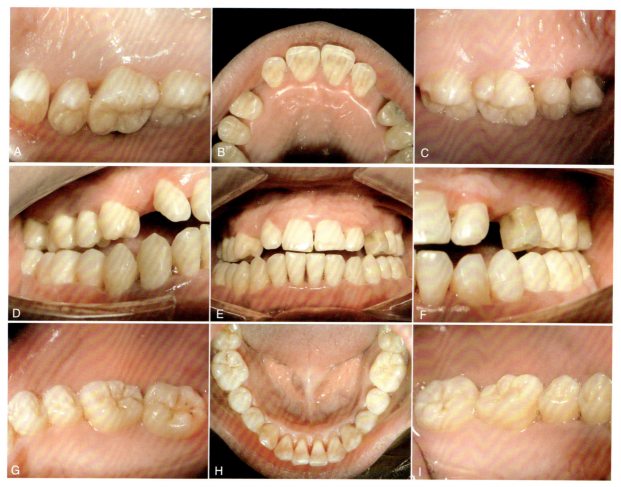

图30-11 牙周基础诊疗后2个月口腔检查 A.右上后牙腭侧；B.上前牙腭侧；C.左上后牙腭侧；D.右侧后牙颊侧；E.前牙唇侧；F.左侧后牙颊侧；G.右下后牙舌侧；H.下颌牙舌侧；I.左下后牙舌侧

病例小结

■ 2018年牙周病及种植体周病新分类

在新分类中本例慢性牙周炎属于Ⅲ期，B级。

■ 诊断分析

本例患者口腔卫生状况较差，探诊深度2~6mm，全口多数牙齿松动Ⅰ~Ⅱ度，影像学检查示全口牙槽骨吸收达根颈1/3至根中1/3，因此，不难诊断为中度慢性牙周炎。

关键点 由于牙周膜间隙的存在，牙齿本身有生理性动度，正畸矫治过程中牙周膜仅会出现一定程度的组织反应。温和而持续的正畸力作用于牙体后，牙周膜一侧受牵引，另一侧受压迫，牙周膜产生代谢改变，牙齿会出现暂时的松动，这时产生的松动是正常的。但是对于正畸过程中牙齿松动是否正常，还需要在牙周炎严格控制的基础上，再次评估。若发现有局部刺激因素，有牙龈增生，唇颊、舌腭侧牙槽骨变薄，牙槽骨吸收应积极治疗。

■ 慢性牙周炎与侵袭性牙周炎的区别

以病因、主要致病菌、发病年龄、病变范围、进展速度、牙齿松动度、口腔卫生状况、牙周袋类型和X线片为鉴别点（表30-1）。

表30-1 慢性牙周炎与侵袭性牙周炎的鉴别诊断

	慢性牙周炎	侵袭性牙周炎
发病率	高	低
病因	局部和全身因素	遗传和局部因素
主要致病菌	牙龈卟啉单胞菌（Pg）	伴放线放线杆菌（Aa）
发病年龄	多为成年人	青春期前后，20~30岁年轻人
病变范围	部分牙或全口牙	在局限型中，除切牙、第一磨牙，其他患牙不超过2颗；在广泛型中，全口大多数牙，除切牙、第一磨牙，其他患牙至少3颗
进展速度	缓慢	快速，是慢性牙周炎的3~4倍
牙齿松动	晚期牙槽骨吸收出现	早期牙槽骨吸收，出现牙松动，甚至移位
牙周袋	早期牙周袋较浅	早期已有深牙周袋
口腔卫生	大量菌斑、牙石	局限型早期菌斑、牙石少；广泛型有大量菌斑、牙石
X线片	牙槽骨有水平或垂直型吸收	第一磨牙牙槽骨垂直型或弧形吸收，切牙牙槽骨水平型吸收
治疗	牙周基础治疗，手术治疗	牙周基础治疗，手术治疗，全身药物治疗
预后	一般较好	一般较差，易复发

■ 体会

根据本例患者正畸治疗前的全口曲面体层片（图30-12），可以看出该患者在正畸治疗前就存在广泛的牙槽骨吸收。但在未进行牙周系统治疗的情况下，经过2年的正畸治疗，患者的牙周炎加重。对于牙周炎患者，在正畸治疗前，应先进行彻底的牙周基础治疗，甚至牙周手术治疗。在牙周炎得到控制或牙周炎处于静止期时，再进行正畸治疗。当牙周状况满足以下条件时才能进行正畸治疗：BOP（+）位点<15%，全口菌斑指数<25%，全口牙周探查无PD大于5mm的患牙，无Ⅱ度以上根分叉病变，且患者口腔卫生维护良好。此外，进行正畸治疗时，对其牙周的治疗与维护应贯穿始终。

相对于牙周健康人群，受损的牙周储备力

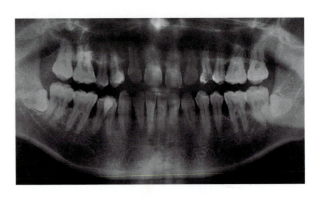

图30-12 正畸治疗前全口曲面体层片

使牙周炎患者的正畸治疗复杂化。牙周炎患者在正畸治疗时，无论是使用固定矫治还是无托槽隐形矫治，都应遵循轻力、细丝、易清洁的原则。并对牙槽骨支持情况做出评估，根据评估结果决定对牙齿的移动程度，且遵循少量牙移动的原则。

（谷冬华　李娜　贺望虹）

病例 31 慢性牙周炎（重度）

病例概况

患者，女，32岁，自由职业。2年来右上前牙松动越来越明显，牙齿伸长，今来我科要求治疗，询问能治好吗？

病　　史

主诉　右上前牙松动2年。

现病史　2年前自觉右上前牙松动，近1年自觉牙齿松动明显，有伸长，无自发性疼痛，未经任何治疗。

既往史　无其他口腔疾病史；否认外伤史。

全身健康状况及过敏史　否认全身系统性疾病史及急慢性传染性疾病史；否认药物过敏史。

个人史　每天刷牙2次。

家族史　无特殊记载。

检　　查

口内检查　牙列式：11-17、21-27、31-37、41-47。

口腔卫生状况：CI(1)，DI(1)，色素(+)。

11伸长约4mm，冷诊正常，电活力15（21电活力19），叩痛（-）；牙龈红肿明显，质软，BOP（+），PD 6~10mm，溢脓，可探及龈下牙石，松动Ⅲ度；正中、前伸𬌗均有早接触（图31-1A~H）。

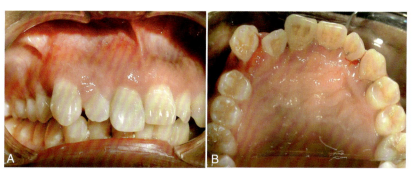

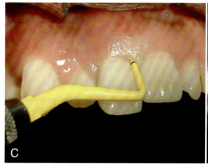 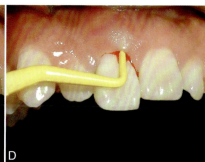 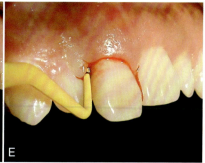

图31-1　11-13初诊检查　A.唇侧；B.腭侧；C.11PD唇侧近中；D.11PD唇侧正中；E.11PD唇侧远中

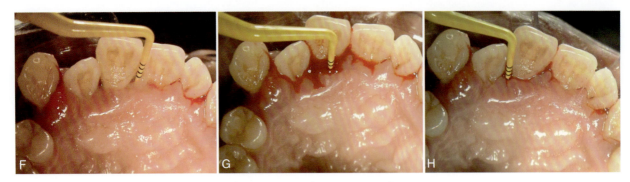

续图 31-1　11 初诊检查 PD　F. 腭侧近中；G. 腭侧正中；H. 腭侧远中

12 舌向错位，冷诊正常，牙髓电活力 20（22 牙髓电活力 23），叩痛（-）；腭侧牙龈红肿明显，质松软，BOP（+），PD 3~9mm，可探及龈下牙石；松动Ⅱ度（图 31-2A~F）。

13 唇向错位，冷诊正常，牙髓电活力 19（23 牙髓电活力 22），叩痛（-）；腭侧牙龈红肿，龈乳头球形突起，质软，BOP（+），PD 3~10mm，可探及龈下牙石；松动Ⅱ度，13、14 间约 3mm 间隙（图 31-3A~F）。其余牙牙龈色、形、质基本正常，BOP（-），PD 1~3mm。

影像学检查　11-13 根尖周均未见明显异常，11 远中牙槽骨混合吸收至根尖，11 近中、12 牙槽骨吸收至根中 1/3，13 牙槽骨混合吸收至根尖 1/3（图 31-4）。

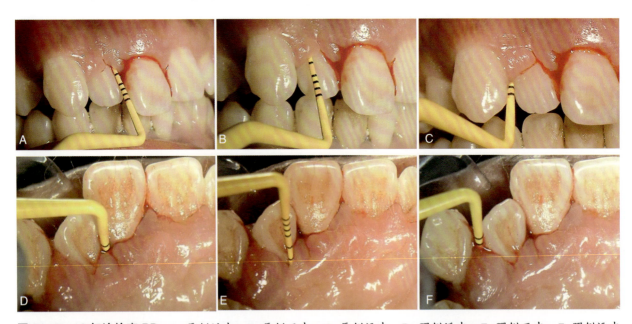

图 31-2　12 初诊检查 PD　A. 唇侧近中；B. 唇侧正中；C. 唇侧远中；D. 腭侧近中；E. 腭侧正中；F. 腭侧远中

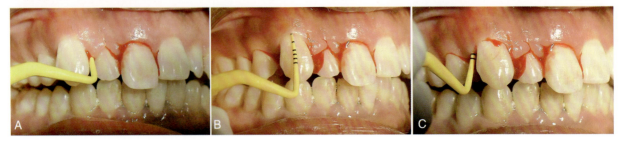

图 31-3　13 初诊检查 PD　A. 唇侧近中；B. 唇侧正中；C. 唇侧远中

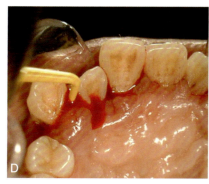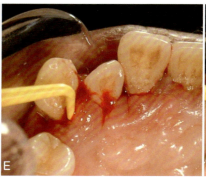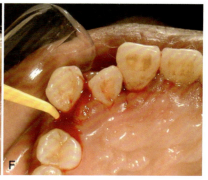

续图 31-3　13 初诊检查 PD　D. 腭侧近中；E. 腭侧正中；F. 腭侧远中

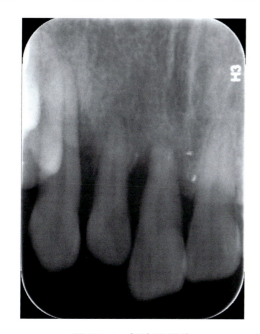

图 31-4　初诊 X 线片

诊　断

1. 11-13 慢性牙周炎（重度）。
2. 11 𬌗创伤。

治　疗

治疗计划

1. 告知患者所患疾病，治疗方法，治疗次数，治疗效果及费用等。
2. 牙周治疗常规查血。
3. 试行 11-13 牙周基础治疗，牙周手术治疗。
4. 建议牙周稳定后行正畸治疗。
5. 口腔卫生宣教、定期复查复治。

治疗经过

1. 与患者反复沟通，强烈要求保牙，试行 11-13 龈下刮治术和根面平整术、翻瓣术和植骨术、松牙固定术。

2. 牙周治疗常规查血未见异常，依治疗计划行全口龈上洁治术。

处置　①3% 过氧化氢液含漱，0.5% 碘伏常规消毒；②全口超声龈上洁治，橡皮杯及抛光膏牙面抛光。龈上洁治术中出血不多，无牙龈损伤，无牙本质过敏；③3% 过氧化氢液冲洗牙周袋，袋内置盐酸米诺环素软膏。

医嘱　①避免冷热刺激，不食易着色的食物；②正确刷牙，并使用牙线；③1 周复诊。

3. 全口龈上洁治术后 1 周复诊。

患者述　无明显不适。

检查　11-13 PD 3~10mm，BOP（+）；11 松动Ⅲ度，12、13 松动Ⅱ度。

处置　取 EP 模制作𬌗垫；复方氯己定含漱液含漱，0.5% 碘伏消毒，阿替卡因肾上腺素注射液局部麻醉下行 11-13 龈下刮治术和根面平整术，术中出血较多；3% 过氧化氢液冲洗牙周袋，袋内置盐酸米诺环素软膏（图 31-5A~C）。

4. 11-13 龈下刮治术和根面平整术后 1 个月复诊。

患者述　无明显不适。

检查 11-13 PD 3~10mm（图 31-6A~F），BOP（+）；11松动Ⅲ度，12、13松动Ⅱ度。

处置 根据复诊检查结果，试行11-13翻瓣术和植骨术，松牙固定术。

与患者术前谈话，告知手术目的、手术麻醉、手术后效果及并发症、手术费用等，患者表示知情同意并签署牙周手术知情同意书。

手术步骤：

（1）0.5%碘伏常规消毒口内黏膜，75%酒精消毒面部皮肤，常规铺巾；

（2）阿替卡因肾上腺素注射液局部浸润麻醉，13-21使用11号刀片行沟内切口、龈乳头切口（图31-7A）；

（3）骨膜分离器翻开黏骨膜瓣，见大量肉芽组织，11牙槽骨吸收至根尖，12、13牙槽骨吸收至根尖1/3（图31-7B）；

（4）Gracey刮治器刮除11-13根骨界炎性肉芽组织，刮除根面残余牙石及病变牙骨质，平整根面，修整龈瓣（图31-7C）；

（5）17% EDTA处理根表面5min，生理盐水冲洗，测量11骨吸收（图31-7D~F），于根周围植入Bio-Oss®（骨颗粒）与CGF混合物（图31-7G），表面覆盖CGF膜（图31-7H）；

（6）龈瓣复位，龈乳头间断缝合（图31-7I）。

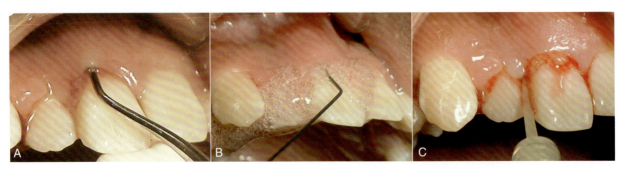

图31-5 11-13龈下刮治术和根面平整术 A. Gracey刮治器刮治；B. 3%过氧化氢液冲洗牙周袋；C. 牙周袋内置盐酸米诺环素软膏

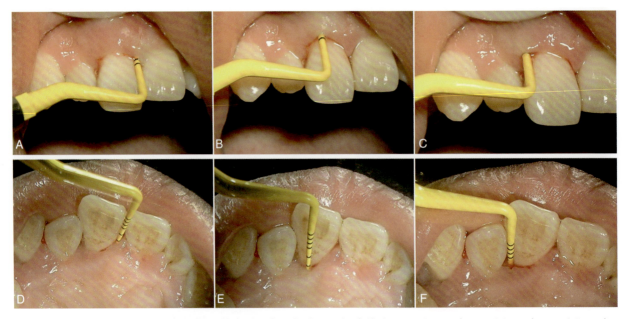

图31-6 11-13龈下刮治术和根面平整术后1个月复诊，11探诊检查 A.唇侧近中；B.唇侧正中；C.唇侧远中；D.腭侧近中；E.腭侧正中；F.腭侧远中

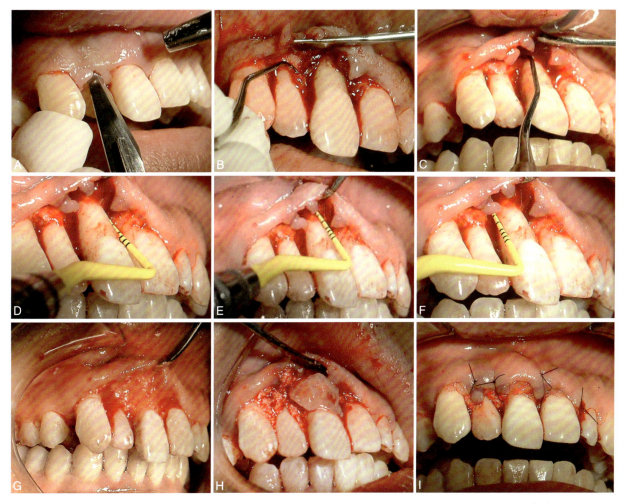

图 31-7　11-13 手术步骤　A.沟内切口；B.翻开黏骨膜瓣；C.刮除肉芽、根面平整；D.11 近中骨吸收；E.11 正中骨吸收；F.11 远中骨吸收；G.植入骨颗粒与 CGF 混合物；H.覆盖 CGF 膜；I.龈乳头间断缝合

13-21 松牙固定术：

（1）全酸蚀 13-21 唇面中 1/3，冲洗，干燥，涂粘接剂，光照固化（图 31-8A、B）；

（2）酸蚀区涂布流动树脂（图 31-8C），粘接百强纤维，光照固化（图 31-8D）；

（3）百强纤维表面覆盖光敏复合树脂并修型，光照固化，用高速金刚砂修整外形，抛光（图 31-8E）；

（4）戴𬌗垫，调𬌗（图 31-8F、G）。

（5）检查无早接触（图 31-8H）。

（6）13-21 创面置碘仿纱条，敷塞治剂（图 31-8I）；

R

地塞米松 0.75mg×20 片 ×1 盒

用法：口服，1.5mg，2/d，连用 3d

甲硝唑 0.2g×21 片 ×1 盒

用法：口服，0.2g，3/d，连用 7d

复方氯已定含漱液　300ml×1 瓶

用法：含漱，10ml，2/d

医嘱　①术后 24h 内局部冷敷；②术后 24h 内口腔内有少量渗血，属正常现象；若出血不止，随时复诊；③手术当天术区不刷牙，使用含漱液含漱；④术后 2h 勿进食，手术当天宜吃温凉、稀软的食物；⑤10d 复诊。

5. 13-21 牙周翻瓣术和植骨术、松牙固定术后 10d 复诊。

患者述　术后无疼痛及不适感。

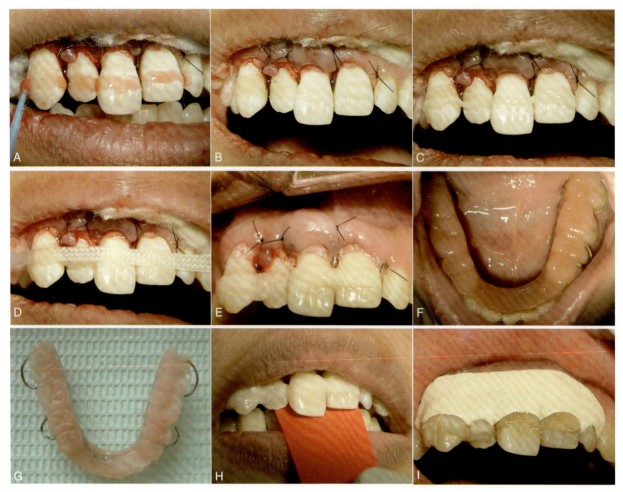

图 31-8　13-21 松牙固定术步骤　A.红色酸蚀剂全酸蚀牙面；B.涂布粘接剂；C.涂布流动树脂；D.粘接百强纤维；E.覆盖光敏复合树脂；F、G.戴𬌗垫；H.检查无早接触；I.敷塞治剂

检查　13-21 术区塞治剂完好，下颌牙列佩戴𬌗垫；患者咬合时，上下前牙区无早接触；去除塞治剂，创面清洁，缝线存在，松牙固定夹板良好，无松动（图 31-9A、B）。

影像学检查　X 线片显示 11-13 植骨区见 11 牙根周高密度影像达根中 1/3，12、13 牙根周高密度影像达根颈部 1/3（图 31-10A）。

处置　13-21 术区生理盐水棉球轻拭表面，见术区牙龈略红肿；0.5% 碘伏消毒，拆除缝线（图 31-10B）；碘仿纱条覆盖 11 唇侧龈乳头，13-21 敷塞治剂。

医嘱　维护口腔卫生，1 周后复诊。

6. 13-21 牙周翻瓣和植骨术、松牙固定术后 3 周复诊。

患者述　无不适。

检查　13-21 术区塞治剂存在，舌面色素（+）。

处置　13-21 去除术区塞治剂，生理盐水棉球轻试表面；创面愈合良好，牙龈色和质基本正常，11 远中龈缘及龈乳头退缩约 2mm（图 31-11A~D）。手用锄形器去除舌面色素。

医嘱　维护口腔卫生，1 周复诊。

定期随访

1. 13-21 牙周翻瓣和植骨术、松牙固定后 1 个月复查。

患者述　无疼痛及咬合不适。

检查　口腔卫生良好。13-21 牙龈色、形、质基本正常，11、12 间龈乳头退缩，11 远中牙龈退缩 1mm。

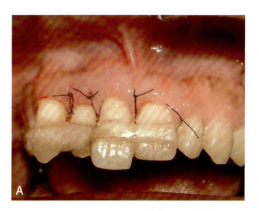 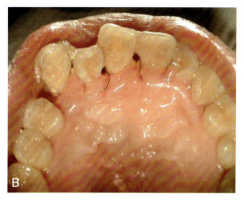

图 31-9 13-21 牙周翻瓣术和植骨术、松牙固定后 10d A. 去除塞治剂后唇侧；B. 去除塞治剂后腭侧

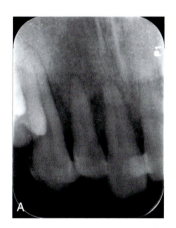 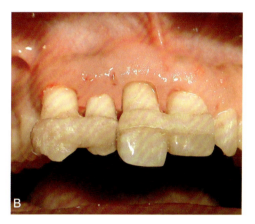

图 31-10 13-21 牙周翻瓣和植骨术、松牙固定后 10d A. X 线片；B. 拆线后

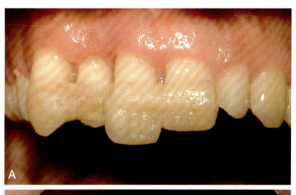 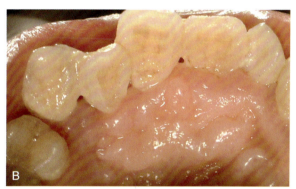

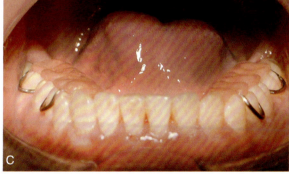 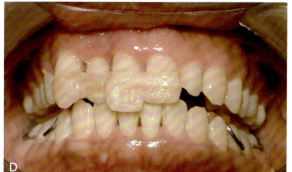

图 31-11 13-21 牙周翻瓣术和植骨术、松牙固定后 3 周 A. 去除塞治剂后 13-21 唇侧；B. 去除塞治剂后 13-21 腭侧；C. 下颌牙列佩戴殆垫；D. 患者咬合时，上下前牙无咬合接触

影像学检查 与术后1周比较，11-13植骨区影像密度增高（图31-12）。

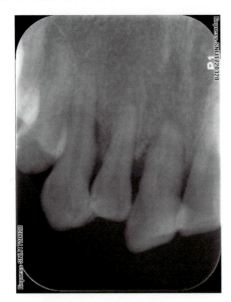

图31-12 术后1个月X线片

医嘱 维护口腔卫生，采用正确刷牙方法，2个月复查。

2. 13-21牙周翻瓣术和植骨术、松牙固定后3个月复查。

患者述 无不适。

检查 口腔卫生良好，13-21松牙固定夹板无松裂，11远中牙龈退缩1mm，牙龈色、质基本正常。

影像学检查 与术后1个月比较，11-13植骨区影像密度增高（图31-13）。

医嘱 维护口腔卫生，2个月复查。

3. 13-21牙周翻瓣术和植骨术、松牙固定后5个月复查。

患者述 无不适。

检查 11-13牙龈色、形、质基本正常。

影像学检查 与术后3个月比较，11-13植骨区影像密度增高，术区有新骨形成；11牙槽骨高度近中达根颈1/3，远中达根中1/3；12牙槽骨高度达根颈部；13牙槽骨高度达根颈1/3（图31-14）。

处置 建议行正畸治疗，患者咨询后因正畸周期长、费用高等原因不考虑正畸治疗。

建议制作诊断性修复体，方案一（满足不了美观），拟磨短11牙冠，12行桩冠唇侧改向，联冠修复（图31-15A~C）；方案二（涉及3颗牙），拟将11牙冠磨短，12唇侧、13舌侧行桩冠改向，联冠修复（图31-16A~C）；方案三（不能解决美观问题），磨改法治疗，拟将11、13少量多次磨改（短）切缘及牙尖，消除咬合创伤并修整牙冠外形，临床照片模拟磨改后11-13牙冠外形（图31-17A、B）。11磨短切缘时，若近髓，观察有牙髓症状行根管治疗。

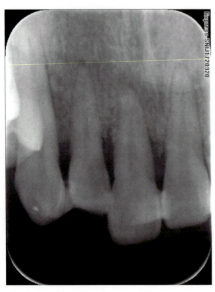

图31-13 术后3个月X线片

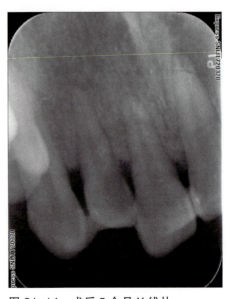

图31-14 术后5个月X线片

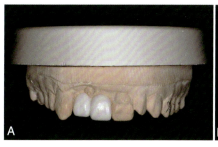 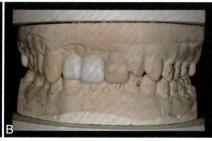 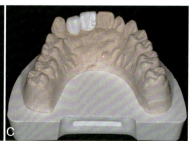

图 31-15　治疗方案一　11、12 诊断性修复体模型。A. 唇面；B. 咬合时唇面；C. 腭面

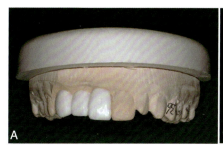 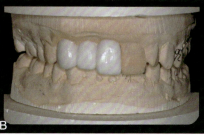 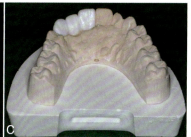

图 31-16　治疗方案二　11-13 诊断性修复体模型。A. 唇面；B. 咬合时唇面；C. 腭面

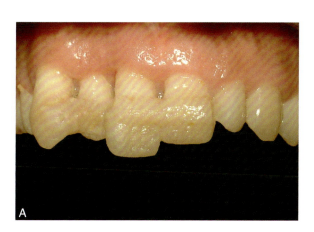 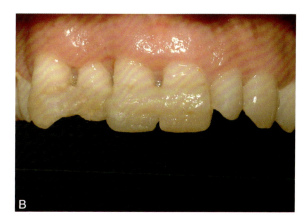

图 31-17　治疗方案三　11-13 临床照片模拟磨改法。A. 磨改前；B. 模拟磨改后

告知患者 11-13 磨牙会接近牙髓神经，桩冠改向要利用根管打桩，需要做根管治疗。患者选择治疗方案三。

处置　11 少量多次磨改切缘，调𬌗，涂脱敏糊，抛光。磨改 12 切缘及 13 牙尖，抛光。

医嘱　① 维护口腔卫生；② 11 观察牙髓症状；③ 3 个月复诊，去除松牙固定材料。

病例小结

2018 年牙周病及种植体周病新分类

在新分类中本例 11-13 慢性牙周炎属于Ⅳ期，C 级。

诊断依据

本病例患者临床检查，11-13 PD 3~10mm；11 松动Ⅲ度，12、13 松动Ⅱ度；11 正中𬌗、前伸𬌗早接触。根尖片显示 11 远中牙槽骨吸收至根尖，11 近中、12、13 牙槽骨吸收至根尖 1/3。因此，可诊断为 11-13 重度慢性牙周炎、11 𬌗创伤。

浓缩生长因子的作用

浓缩生长因子（CGF）是通过自体静脉血液离心而获得的、富含高浓度生长因子及纤维蛋白的凝胶状物质。在体内外实验中，CGF均显示出良好的促进牙周软组织和骨组织再生的潜能。有报道显示，CGF吸收快，通常与Bio-Oss®骨粉联合使用，以防止龈瓣的塌陷。这样既改善CGF吸收快的弱点，又充分发挥了细胞因子作用，可协同促进牙周组织再生。该方法愈合速度快，术后反应小。本病例初步观察到，联合使用CGF和Bio-Oss®骨粉治疗重度慢性牙周炎，可促进牙周组织再生。

> **关键点** 牙周翻瓣术和植骨术的适应证选择：术区患牙无咬合创伤，垂直性骨吸收在Ⅲ度内，残余骨壁数目多，骨缺损窄而深，牙龈组织较宽且厚。环状骨缺损、水平型骨吸收和Ⅲ度根分叉病变则再生效果较差。

■ **如何进行慢性牙周炎的分度？**

根据牙周袋深度、附着丧失及骨吸收的程度，慢性牙周炎可分为轻度、中度、重度（表31-1）。

表31-1 慢性牙周炎的分度表

分度	轻度	中度	重度
牙龈炎症	有炎症和探诊出血	有炎症和探诊出血，也可有溢脓	炎症较明显或可发生牙周脓肿
牙周袋深度	≤4mm	≤6mm	>6mm
附着水平	1~2mm	3~4mm	≥5mm
伴发病变	可有或无口臭	可能有轻度松动，多根牙的根分叉区可能有轻度病变	多根牙有根分叉病变，牙多有松动
X线表现	牙槽骨吸收不超过根长1/3	牙槽骨水平型或角型吸收超过根长1/3，但不超过根长的1/2	牙槽骨吸收超过根长1/2甚至根长的2/3

■ **这颗松动伴伸长的牙齿能保留吗？**

本病例诊断11-13为重度慢性牙周炎，其中，11牙周袋6~10mm，牙槽骨吸收至根尖，松动Ⅲ度，伸长，咬合创伤，影响美观，是拔牙的适应证，但患者保牙的欲望很强烈。

经具体分析发现，患牙牙髓活力正常，牙齿未变色。牙齿的松动不仅和牙槽骨的吸收程度有关，也和咬合创伤及牙周软组织的炎症相关。所以告知患者试治疗，采用牙周基础治疗消除局部炎症，牙周手术治疗促进牙周组织再生，并通过消除𬌗创伤、松牙固定术以及戴𬌗垫改善牙松动，最终获得了比较满意的疗效。

■ **体会**

翻瓣术中，使用17% EDTA处理根面，是为了降解牙骨质陷窝的内毒素。研究表明24% EDTA的根面处理效果优于17% EDTA，使用24% EDTA建议使用时间为3min。因为国内常用的成品EDTA浓度为17%，故使用17% EDTA建议延长至5min。

本病例由于11伸长，存在明显的咬合创伤，通过调𬌗方法不能解决，影响治疗效果。故采用戴𬌗垫的方法（注意观察咬合，控制好戴𬌗垫的时间），解除11早接触，进行牙周手术治疗。在手术后5个月时，11牙龈色、形、质基本正常，X线片显示牙槽骨高度达根中1/3至根颈1/3，患者选择11-13磨改的方法，进行11、12、13磨短切缘并调𬌗，弃掉𬌗垫，11无早接触。如果有条件采用正畸治疗可能更理想。

（刘瑾 李美文 苟建重）

第三部分

牙周炎的伴发病变

病例 32　牙周-牙髓联合病变

病例概况

患者，女，60岁，退休。因左下后牙冷热刺激痛、自发痛、夜间痛就诊。牙疼的根本病因是什么？该如何处理？

病史

主诉　左下后牙冷热刺激疼痛1个月，自发痛、夜间痛3d。

现病史　1个月来自觉左下后牙遇冷热刺激后疼痛，未做过任何治疗；近3d出现自发痛及夜间痛，偶有咬合痛。

既往史　半年前左下后牙曾有牙龈出血及牙龈肿胀，咬合不适等症状，口服"甲硝唑"有所好转。

全身健康状况及过敏史　10余年前曾有"心肌炎"病史，定期复查无异常；否认其他系统性疾病史及急慢性传染病史，否认药物过敏史。

个人史　每日早晚刷牙各一次，横刷法；无夜磨牙史；习惯左侧咀嚼。

家族史　无特殊记载。

检查

口内检查　牙列式：11-17、21-27、31-37、41-47。

口腔卫生状况：CI（1），DI（2）。

36、37咬合面重度磨损。36冷诊极敏感，热诊敏感，叩痛（++）；牙龈充血水肿，质松软，颊侧牙龈退缩1mm；BOP（+），可探及龈下牙石，根柱短，根分叉颊舌侧水平探诊相通（图32-1A）；PD：颊侧近中5mm、远中6mm、正中7mm（图32-1B），舌侧近中4mm、远中5mm、正中5mm（图32-1C），生理动度。37咬合面磨损区探针机械刺激有轻微不适；右侧后牙咬合面未见磨损。其余牙PD 2~3mm，个别位点BOP（+）。

影像学检查　X线片及CBCT显示36根分叉低密度影达根中1/3，牙槽嵴顶低平，近中根、远中根根尖周牙周膜间隙增宽（图32-2A~C）。

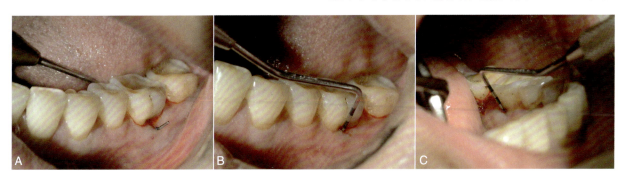

图32-1　36初诊检查　A.根分叉颊舌侧相通；B.颊侧正中探诊；C.舌侧正中探诊

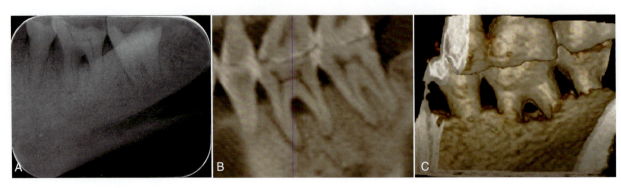

图32-2　36初诊影像学检查　A. X线片；B、C. CBCT影像

诊　　断

1. 36牙周-牙髓联合病变。
2. 36根分叉病变（Ⅲ度）。
3. 37牙本质敏感症（𬌗面磨损）。
4. 单侧咀嚼（左侧）。

治　　疗

治疗计划

1. 告知患者所患疾病、治疗方法、治疗次数、治疗效果及费用等。
2. 36牙周、牙髓联合治疗：
（1）根管治疗（RCT）；
（2）牙周治疗常规查血；
（3）牙周基础治疗（全口龈上洁治术、36龈下刮治、根面平整术）；
（4）36牙周手术治疗（翻瓣术、植骨术或引导性组织再生术，告知患者由于36根柱短，术后可能疗效较差）；
（5）口腔卫生维护、定期复查。
3. 37脱敏（使用脱敏牙膏）观察，症状加重随时复诊；酌情磨改牙尖。
4. 纠正单侧咀嚼习惯。
5. 36择期酌情全冠修复。

治疗经过

1. 依治疗计划36行RCT。
（1）告知患者RCT的目的、需要的时间、复诊次数和费用，治疗中可能出现疼痛、肿胀、根管弯曲、钙化、侧穿、底穿、误吞、误吸，治疗后可能出现的并发症，这些有可能导致治疗失败；患者知情并同意RCT。

处置　阿替卡因肾上腺素注射液行左侧下牙槽神经阻滞麻醉，36上橡皮障隔湿，咬合面开髓（图32-3），出血较多，去髓顶，可探及3根管，拔髓针拔除牙髓（不完整）（图32-4）；依次用10#、15#扩大针疏通根管，同时分别用0.5%次氯酸钠溶液及3%过氧化氢液交替冲洗根管，根尖定位仪（电测法）确定工作长度（图32-5）；近中两根管均为18mm，远中根管为19mm，髓室置CP棉球开放引流；3%过氧化氢液冲洗牙周袋并置1%碘甘油。

医嘱　①避免用患牙咀嚼；②若疼痛加重随诊；③改变刷牙方法；④1周复诊。

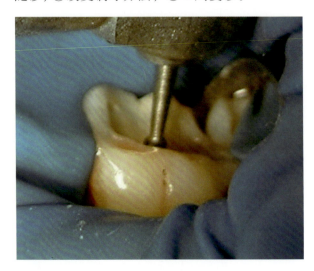

图32-3　36上橡皮障隔湿，咬合面开髓

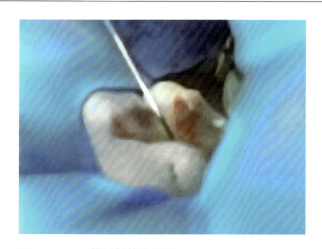

图32-4　36拔髓针拔除牙髓

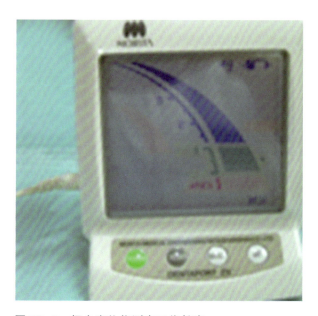

图32-5　根尖定位仪测定工作长度

（2）36髓腔开放引流后1周复诊。

患者述　36疼痛明显好转。

检查　36牙龈水肿，BOP（＋），PD无改变；冷、热诊无反应，叩痛（－）。

处置　36根管内放置17% EDTA，用Protaper按工作长度依次预备3个根管均至F2，并用0.5%次氯酸钠溶液及3%过氧化氢液交替冲洗根管；放置主牙胶尖拍X线片，显示到达根管生理长度（图32-6）；纸尖干燥根管、樟脑酚棉捻消毒根管，根充糊剂及Protaper牙胶尖充填3个根管（图32-7），于根管口根方1mm处烫断牙胶尖；GC自凝玻璃离子垫底，自酸蚀，光敏复合树脂充填；调咬

合并磨改过锐牙尖，抛光充填体及调磨区域。

36 3%过氧化氢液冲洗牙周袋并置盐酸米诺环素软膏。

医嘱　①暂勿使用患牙咀嚼；②如果疼痛口服布洛芬缓释胶囊，每次1粒，每日2次，若疼痛肿胀加重随诊；③注意口腔卫生；④1周复诊。

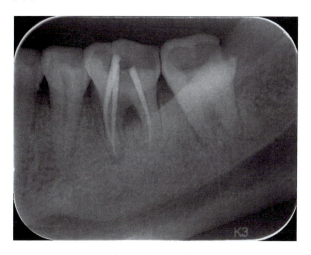

图32-6　36主牙胶尖测长X线片

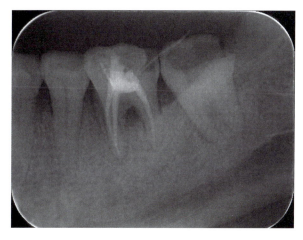

图32-7　36根管充填后X线片

2.牙周治疗常规查血未见异常，依治疗计划行牙周基础治疗。

患者述　36根管充填后1周，无明显疼痛、肿胀，但有咬合不适。

检查　36牙龈轻度水肿；冷、热诊无反应，叩痛（±），未见咬合高点。

处置　告知患者洁治、刮治中和治疗后可能出现牙齿敏感、出血等事项。3%过氧化氢

液含漱，0.5%碘伏消毒；超声器械行全口龈上洁治术，抛光牙面；36行龈下刮治术，根面平整术；3%过氧化氢液冲洗全口牙龈沟及36牙周袋，袋内置盐酸米诺环素软膏。

与患者进行牙周手术前沟通。

告知患者36拟采用翻瓣术、植骨术的手术目的及方法，手术费用、手术后并发症及疗效。患者知情同意。排除手术禁忌证，预约手术时间。

医嘱 ①牙龈有少量渗血属正常现象，如出血较多请及时复诊；②牙齿遇冷热酸甜敏感，局部可使用脱敏牙膏；③维护口腔卫生；④1周复诊。

3. 依治疗计划行36翻瓣术、植骨术。

（1）牙周基础治疗术后1周复诊。

患者述 咬合不适好转。

检查 36牙龈颜色、质地基本正常；冷、热诊无反应，叩痛（-）；PD：颊侧近中2mm、正中6mm、远中2mm，舌侧近中2mm、正中4mm、远中2mm；牙龈退缩：颊侧近中2mm、正中3mm、远中2mm，舌侧近中2mm、正中3mm、远中2mm；BOP（+），颊、舌侧根分叉可探通。

处置 术前谈话，再次强调麻醉风险、术中可能出现的问题，术后并发症、疗效及费用；患者知情同意并签署牙周手术知情同意书。

手术步骤 ①常规消毒、铺巾；②探查牙周袋深度；③2%利多卡因2.5ml行左侧下牙槽神经、舌神经、颊神经阻滞麻醉；④11号刀片与牙面成10°角，沿37颊侧远中龈缘至35近中龈缘做内斜切口，刀片向根方以提插式移动，每次插入均达牙槽嵴顶或附近（图32-8A），沟内切口直达骨面（图32-8B），再做牙间切口，并在35颊侧近中轴面角处做垂直切口；⑤骨膜分离器翻开颊侧黏骨膜瓣，见36根分叉内及近远中邻面有大量炎性肉芽组织

（图32-8C）；⑥挖匙刮除36根分叉及近远中邻间隙内的肉芽组织，无根柱，颊舌根分叉相通（图32-8D），根面锉锉光根面，小弯剪修剪龈瓣内壁肉芽；⑦隔湿、擦干根面，17%EDTA处理36暴露的牙根面，生理盐水冲洗，擦干；⑧刺激牙槽骨出血，在根分叉区植入β-磷酸三钙（β-TCP）生物陶瓷（32-8E、F），龈瓣复位，缝合（32-8G）；⑨创面覆盖碘仿纱条（图32-8H），敷塞治剂（图32-8I）。

R

地塞米松 0.75mg×12片

用法：口服，1.5mg，2/d，连用3d

阿莫西林 0.5g×24粒 ×1盒

用法：口服，0.5g，3/d，连用7d

甲硝唑 0.2×21片 ×1盒

用法：口服，0.2g，3/d，连用7d

医嘱 ①手术牙位相应面部局部间断冷敷1d；②按时口服消炎药，如果疼痛可口服布洛芬缓释胶囊，每次1粒，每日早晚各1次；③创面牙周塞治剂脱落随时复诊；④暂勿使用患牙咀嚼；⑤使用漱口水，不刷术区，其余牙正常刷；⑥10d复诊。

（2）36翻瓣术、植骨术后10d复诊。

患者述 术后2d有隐痛，未吃止痛药，无出血及肿胀。

检查 35-37塞治剂存在，叩痛（-）。

处置 35-37去除塞治剂，牙龈水肿，生理盐水棉球蘸洗创面，0.5%碘伏拆线；创面愈合良好，根分叉区无植入材料外露。

医嘱 ①创面牙周保护剂脱落随时复诊；②禁用患牙咀嚼；③使用漱口水，可刷非手术区域的牙；④口腔卫生指导；⑤10d复诊。

（3）36翻瓣术、植骨术后20d复诊。

患者述 无任何不适。

检查 35-37牙面可见软垢，牙龈色粉红，35、36牙龈退缩约1mm。

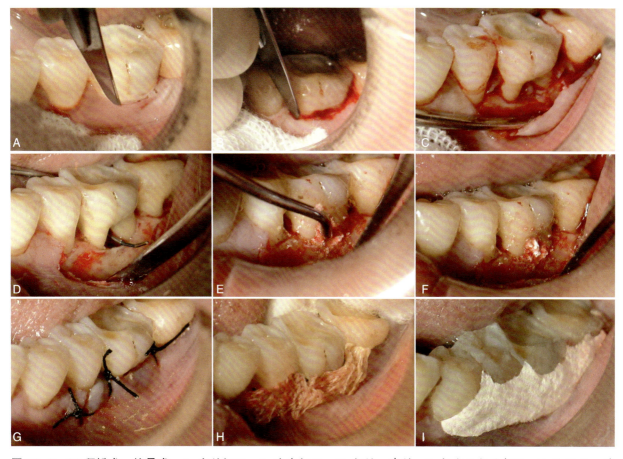

图 32-8　36 翻瓣术、植骨术　A. 内斜切口；B. 沟内切口；C. 翻瓣、清创；D. 根分叉颊舌相通；E. 放置 β-磷酸三钙；F. 根分叉区 β-磷酸三钙；G. 间断缝合；H. 覆盖碘仿纱条；I. 敷塞治剂

处置　35-37 去除牙面软垢，3% 过氧化氢液冲洗龈缘。

医嘱　①维护口腔卫生，采用正确刷牙方法和时间；②使用牙线和牙缝刷；③定期复查。

定期随访

1. 36 牙周、牙髓联合治疗后 1 个月复查。

患者述　偶有刷牙出血。

检查　口腔卫生状况：DI（1），牙龈缘微红，质地正常；35、36 牙龈退缩 1mm，未探牙周袋（术后 6 周内勿探查牙周袋），叩痛（-），未见早接触及𬌗干扰。

X 线片示 36 根分叉区骨密度增高影像（图 32-9）。

处置　36 常规消毒，刮除牙颈部菌斑及软垢，3% 过氧化氢液冲洗龈沟，棉球擦干龈缘，袋内置 1% 碘甘油。进行口腔卫生指导。

医嘱　建议注意刷牙时间、方法，使用牙间刷。

2. 36 牙周、牙髓联合治疗后 3 个月复查。

患者述　无明显不适。

检查　口腔卫生状况：CI（0），牙龈色、质正常；35、36 牙龈退缩 1mm，BOP（-）；PD 1~2mm，叩痛（-）。

X 线片示 36 根分叉区骨密度与术后 1 个月大致相同，近中根牙周膜间隙增宽，根尖周骨质稀疏（图 32-10）。

处置　36 3% 过氧化氢液冲洗龈沟，置 1% 碘甘油。

医嘱　维护口腔卫生，如有牙龈肿痛等症状随时复诊。

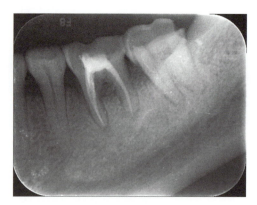

图 32-9　术后 1 个月 X 线片

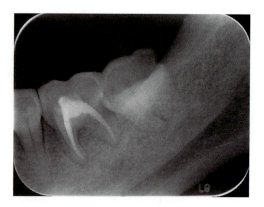

图 32-10　术后 3 个月 X 线片

3. 36 牙周、牙髓联合治疗后 6 个月复查。

患者述　无任何不适症状。

检查　口腔卫生状况：舌侧 CI（1），色素（+），牙龈色、质正常；36 颊侧近中牙龈退缩 2mm，正中及远中牙龈退缩 1mm，BOP（-），PD：颊侧近中 2mm（图 32-11A）、颊侧正中 3mm（图 32-11B）、颊侧远中 2mm（图 32-11C）、舌侧均为 2mm、颊侧根分叉水平约 3mm（图 32-11D）；侧向叩痛（±），侧向咬合时 36、37 有𬌗干扰，生理动度。37 咬合面探诊不敏感。

影像学检查　CBCT 显示 36 根分叉区骨密度增高，但有 1mm×1mm 透射区，牙槽嵴顶低平；远中根尖 1/3 区根管未见根充影像（考虑角度问题），根尖周有 2mm×1mm 低密度影；37 近中髓角高大，近中根牙周膜间隙增宽（图 32-11E、F）。

建议　36、37 调整咬合、观察；37 做牙髓活力测验，酌情行 RCT；全口龈上洁治术（患者要求择期洁治）。

处置　3% 过氧化氢液含漱，36、37 0.5% 碘伏常规消毒；去除牙面软垢、色素并调整咬合，抛光；3% 过氧化氢液冲洗龈沟，棉球擦干龈缘，沟内置 1% 碘甘油；37 牙髓活力测验正常。

医嘱　①36 观察，如有牙龈肿痛等不适随诊；②注意维护口腔卫生，定期复查；③37

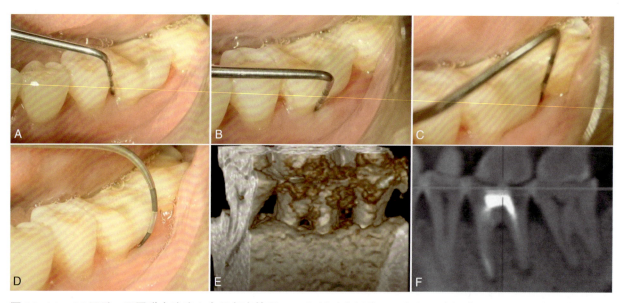

图 32-11　36 牙髓、牙周联合治疗 6 个月复查情况　A. 颊侧近中探诊；B. 颊侧正中探诊；C. 颊侧远中探诊；D. 根分叉探诊；E、F. 术后 6 个月 CBCT

4. 36牙周、牙髓联合治疗后1年半复查。

患者述　患牙无疼痛及肿胀不适症状。

检查　35-37 CI（1），色素（+），牙龈颜色、质地正常（图32-12）；牙龈退缩1mm，BOP（-），PD 1~2mm，生理动度。36、37无殆干扰。

X线片显示36根分叉区牙槽骨密度增高，近远中牙槽嵴密度增高，根尖周低密度影消失；37近中根尖区牙周膜间隙仍宽（图32-13）。

建议　36继续观察；37测牙髓活力。

处置　3%过氧化氢液含漱；35-37去除牙面软垢，3%过氧化氢液冲洗龈沟，棉球擦干，龈沟内置1%碘甘油；37测牙髓活力正常。

医嘱　①建议行36全冠修复；②注意维护口腔卫生，定期复查；③37观察有疼痛症状随诊；④使用双侧咀嚼。

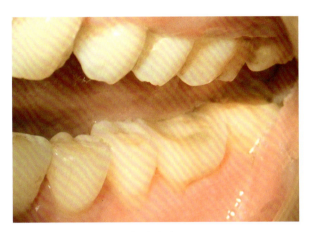

图32-12　36术后1年半复查

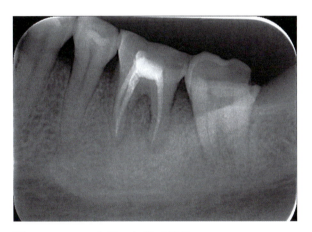

图32-13　36术后1年半X线片

病例小结

■ 2018年牙周病及种植体周病新分类

牙周-牙髓联合病变在新分类中作为影响牙周组织的一个特殊类型而单独列出，归为其他牙周情况。

■ 诊断分析

本病例主诉牙36首先以急性牙髓炎的症状就诊。由于其有单侧咀嚼习惯，咬合面磨损达近中髓角，导致牙髓感染出现了急性牙髓炎的症状。炎症通过磨牙髓室底处的副根管扩散蔓延到根分叉区，造成该处的骨吸收。同时，本病例的36根柱很短，根分叉的开口离牙颈部近，易存留菌斑。此外，根分叉颊舌侧水平探诊相通，X线片示根分叉区低密度影，因此可诊断为牙周-牙髓联合病变。

■ 牙周-牙髓联合病变怎样治疗？

牙周-牙髓联合病变涉及牙周和牙髓的共同病变，应查清原因，解决主诉问题，确定治疗的主次。牙髓根尖病变引起牙周病变，应尽早进行根管治疗，并根据牙周病损，先对症治疗观察，慎重进行牙周手术治疗。已有牙周病变，牙髓活力正常的患牙，可先行牙周治疗，消除袋内感染；对于较深牙周袋的活髓牙如牙髓活力迟钝或无反应，则可行牙髓治疗，以利于牙周病变的愈合。逆行性牙髓炎的患牙，如牙周袋能变浅，可经牙髓及牙周治疗，保留患牙；如多根牙一个牙根牙周袋达根尖，牙槽骨吸收达根尖，可在牙周、牙髓联合治疗后行截根术。

> **关键点** 翻瓣术的切口设计很重要，必需考虑到视野充分暴露、瓣的复位水平和良好的血供。尤其是内斜切口的部位、刀片与牙面角度和方向、深度、移动方式、到达邻面时刀片移动的方向等。垂直切口要避开龈缘正中部及龈乳头的正中，否则张力过大，不利于缝合。翻瓣术一般是7d拆线；再生性手术是7~14d拆线，术后6周勿探牙周袋。

■ 生物支架材料β-磷酸三钙

本病例患牙进行植骨术选择了β-磷酸三钙，它是一种人工合成的、作为骨替代品的非骨移植材料。

β-磷酸三钙的晶体结构及理化性能均与人骨的无机结构相似，具有良好的生物相容性，不易引起任何炎症反应和排斥反应。这类材料具有骨引导性，材料中的基质形成支架以利于邻近组织中的细胞进入植骨材料，从而形成新骨。

■ 体会

本病例中牙齿过度磨耗，6个月复查时发现存在𬌗干扰。这对手术的预后有一定影响，需要及时进行调𬌗。

本病例过度磨损患牙依选磨原则进行调𬌗：①降低高陡的非功能牙尖；②减小𬌗面颊舌径；③建立颊舌溢出沟；④恢复𬌗面窝、沟、边缘嵴和牙尖等基本生理外形，并注意牙齿球面外形的恢复。严格遵循选磨原则进行𬌗干扰的调𬌗（表32-1）。

表32-1 𬌗干扰的选磨原则

𬌗干扰的检查	正常接触	𬌗干扰	磨改部位
前伸𬌗	前牙有	前牙正常接触	上颌磨牙舌尖远中斜面的𬌗干扰点
	后牙无	后牙有接触	下颌磨牙颊尖近中斜面𬌗干扰点
侧向𬌗	工作侧有	工作侧正常接触	上颌磨牙舌尖𬌗干扰点
	非工作侧无	非工作侧有接触	下颌磨牙颊尖斜面𬌗干扰点

𬌗干扰的选磨部位均在功能牙尖上，磨改时防止降低功能尖的高度而影响正中𬌗

（刘瑾 姬小婷 赵珊梅）

病例 33　牙周-牙髓联合病变伴根折

病例概况

患者，女，60岁，退休。因牙齿松动在当地医院就诊，医生建议拔除。患者不愿意拔牙，要求医生尽量保住患牙。

病　史

主诉　右下后牙松动1年。

现病史　1年来右下后牙松动，逐渐加重，影响咀嚼。当地医院诊断为"牙周炎"，建议拔除，患者要求尽量保存该牙齿。

既往史　10年前右下后牙因牙齿有洞、疼痛，行"根管治疗"。

全身健康状况及过敏史　否认全身系统性疾病史及急慢性传染病史；否认药物过敏史。

个人史　每日刷牙2次（早、晚）。

家族史　无特殊记载。

检　查

口内检查　牙列式：11-18、21-28、31-37、41-48。

口腔卫生状况　CI（1），DI（2），色素（+）。

47牙龈红肿明显，牙龈退缩2~4mm，BOP（+），PD 4~9mm，根分叉颊舌可水平探通，松动Ⅱ度；颊侧、远中颈部龋，探痛（-），冷刺激无反应，叩痛（-）。46远中位点PD 6mm。48近中水平阻生，𬌗面大面积龋，探痛（-），冷敏感，叩痛（-）。其余牙正常。

影像学检查　X线片示47远中牙槽骨弧形吸收至根尖，根周、根分叉区低密度影；近中牙槽骨垂直吸收至根尖1/3，牙周膜间隙增宽；牙冠远中大面积高密度充填影像，根管内可见高密度根充物影像（近中根尖区充填物改道）；远中根颈1/3水平折裂、移位，根尖外吸收，根短。46远中牙槽骨吸收至根颈1/3。48近中水平阻生，咬合面大面积低密度影，部分牙冠与47远中断根根重叠（图33-1）。

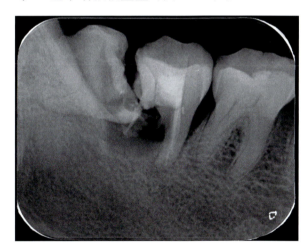

图33-1　46-48初诊X线片

诊　断

1. 47牙周-牙髓联合病变伴远中根折。
2. 47远中、颊侧颈部深龋（根管治疗后）。
3. 46慢性牙周炎。
4. 48近中水平阻生、𬌗面深龋。

治 疗

治疗计划

1. 告知患者所患疾病、治疗方法、治疗次数、治疗效果及费用等。
2. 牙周治疗常规查血。
3. 48拔除。
4. 全口龈上洁治术，46、47近中根龈下刮治术、根面平整术。
5. 46、47翻瓣术、47试行牙半切术。告知患者47试治，可能疗效不佳，患者表示知情，同意治疗。
6. 维护口腔卫生，定期复查。

治疗经过

1. 牙周治疗常规查血未见明显异常。
2. 48拔除顺利，牙根完整，出血少，无明显不适。
3. 48拔除术后2周复诊。

患者述　48拔牙后无任何不适。

检查　48拔牙创愈合良好。47牙龈红肿，侧向咬合早接触，远中牙龈退缩约5~6mm，松动Ⅲ度。颊侧及远中颈部大面积龋（图33-2A）。

影像学检查　X线片示47冠部及近中根根管内高密度充填影像，远中根根颈1/3折裂，根尖外吸收，根短；近中牙槽骨垂直吸收至根中1/3，远中牙槽骨完全吸收达根尖，远中根周、根分叉低密度影（图33-2B）。

处置　依治疗计划行全口龈上洁治术，46、47近中根龈下刮治术、根面平整术。

（1）告知患者洁治中和洁治后会出现牙齿敏感和出血；

（2）3%过氧化氢液含漱1min，0.5%碘伏消毒全口龈缘及牙颈部，行超声全口龈上洁治术，在低功率下去除菌斑及龈沟内牙石；

（3）行46、47近中根龈下刮治术，根面平整术；

（4）橡皮杯蘸抛光膏抛光全口牙面，3%过氧化氢液冲洗龈袋，置1%碘甘油。

医嘱　维护口腔卫生；1周复诊。

4. 龈上洁治术，46、47近中根龈下刮治术、根面平整术后1周复诊，依治疗计划拟行47调𬌗及46、47翻瓣术，47远中牙半切术、植骨术。

（1）告知患者麻醉方式及风险、牙周手术目的、手术方法、术中所植入的材料、可能出现的问题、疗效及费用，患者表示知情同意并签知情同意书。

（2）47调磨早接触点。

（3）常规消毒，铺巾，46、47术区阿替卡因肾上腺素注射液局部麻醉。

（4）47远中至46近中沟内切口，龈乳头切口，46远中轴面处做垂直切口；翻开黏骨膜瓣，见47远中及根分叉大量肉芽，刮除肉

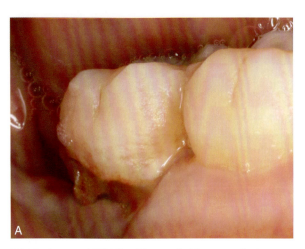
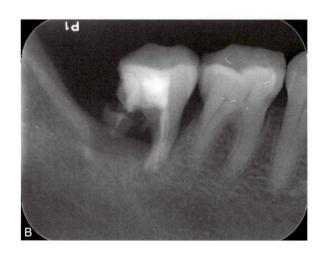

图33-2　48拔除后2周　A.颊侧；B.X线片

芽组织，见远中根折断移位；近中牙槽骨吸收达根尖1/3；46远中牙槽骨吸收达根颈1/3。

（5）47用高速金刚砂钻于牙冠殆面远中1/3区，颊舌向切开牙体组织达髓室底正中分牙，去除远中牙冠（图33-3A），拔出远中断根（图33-3B），牙槽窝清创（图33-3C）；磨改剩余近中牙冠形态并减小颊舌径（图33-3D）、调咬合（图33-3E），形成前磨牙牙冠外形（图33-3F），磨除远中余留髓底，去除龋损。

（6）46远中、47近中刮除根面牙石及病变牙骨质，根面平整，修整牙槽骨及龈瓣；隔湿，17% EDTA处理根面，生理盐水冲洗。

（7）将患者静脉血液离心后（图33-3G），制备CGF膜（图33-3H）及CGF与Bio-Oss®（骨颗粒）混合物，植入46远中颊侧、47颊侧根周及远中牙槽窝（图33-3I）；表面覆盖CGF膜（图33-3J），龈瓣复位缝合（图33-3K），创面置碘仿纱条，敷牙周塞治剂（图33-3L）。

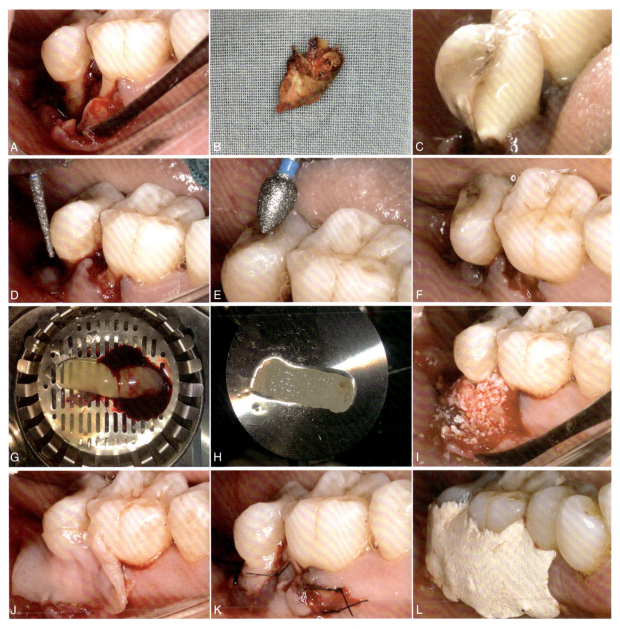

图33-3 46、47翻瓣术、47牙半切术、植骨术步骤 A.分牙去除远中牙冠；B.拔出的远中断根；C.牙槽窝清创后；D. 47磨改近中牙冠；E.调咬合；F.形成前磨牙牙冠外形；G.自体血离心后；H.制备CGF膜；I.植入CGF与Bio-Oss®（骨颗粒）混合物；J.表面覆盖CGF膜；K.龈瓣复位缝合；L.创面敷牙周塞治剂

R

地塞米松 0.75mg×12 片

用法：口服，1.5mg，2/d，连用 3d

阿莫西林 0.5g×24 粒 ×1 盒

用法：口服，0.5g，3/d，连用 7d

甲硝唑 0.2g×21 片 ×1 盒

用法：口服，0.2g，3/d，连用 7d

医嘱　①24h 内手术牙位相应面部局部间断冷敷；②按时口服抗生素；③使用漱口水，不刷患牙，其余牙可以刷；④暂勿使用患牙咀嚼；⑤术区牙周塞治剂脱落随时复诊；⑥10d 复诊。

5. 术后 10d 复诊。

患者述　术区牙龈肿胀，无疼痛等不适。

检查　47 术区塞治剂留存，去除术区塞治剂；创面轻度红肿，牙龈退缩 5mm，颊侧牙颈部牙体缺损，松动Ⅲ度（图 33-4A）；牙冠颊舌径大，颊尖高。

影像学检查　X 线片显示 47 高密度植骨材料影像近中达根颈 1/3，远中达根中 1/3，远中牙半切牙槽窝可见高密度植骨材料影像（图 33-4B）。

处置　47 生理盐水冲洗，常规消毒，拆除缝线，继续敷牙周塞治剂。

医嘱　牙周塞治剂脱落随时复诊。10d 复诊。

6. 术后 20d 复诊。

患者述　无疼痛等不适。

检查　47 术区塞治剂部分脱落，去除余留塞治剂，DI（1），色素（+）；牙龈退缩 5mm，舌侧牙龈水肿、光亮，松动Ⅱ度（图 33-5A、B），颊尖早接触。

处置　47 生理盐水冲洗，磨改牙冠外形

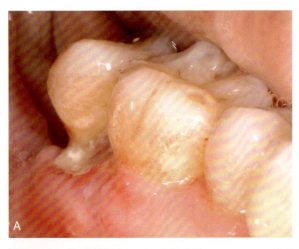
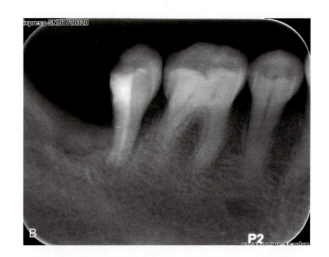

图 33-4　47 术后 10d　A. 牙龈退缩 5mm；B. X 线片

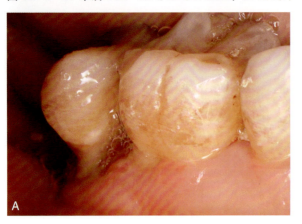
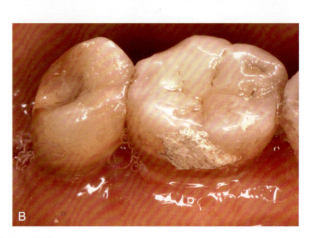

图 33-5　47 术后 20d　A. 牙龈退缩 5mm；B. 舌侧牙龈水肿、光亮

（缩小颊舌径），调𬌗；继续敷牙周塞治剂。

医嘱　注意口腔卫生；2 周复诊。

定期随访

1. 术后 1 个月复查。

患者述　无不适，塞治剂脱落 2d。

检查　47 CI（1），色素（+），牙龈无红肿，牙龈退缩约 3mm，松动 I 度（图 33-6A）。

影像学检查　X 线片示 47 远中牙槽骨达根中 1/3，可见部分散在植骨材料影像，近中牙槽骨垂直吸收区有骨形成高密度影（图 33-6B）。

处置　47 去除软垢、色素，抛光；3% 过氧化氢液冲洗，置 1% 碘甘油。

医嘱　注意刷牙方法，定期复查。

2. 术后 3 个月复查。

患者述　无不适。

检查　47 牙龈无红肿，牙龈退缩 2~3mm。

影像学检查　X 线片显示 47 远中牙槽骨高度达根中 1/3，较致密，根尖未见明显异常。

处置　47 根管内粘接纤维桩，拍 X 线片显示桩达根中部，密合良好，备 V 类洞，自酸蚀，复合树脂充填，平齐洞缘磨除多余纤维桩，调𬌗抛光（图 33-7A、B），建议全冠修复。

医嘱　定期复查，勿用患牙咬过硬食物。

3. 术后 6 个月复查。

患者述　右下后牙松动好转。

检查　47 牙龈无红肿，退缩 2mm，充填物良好，有软垢及色素，无松动（图 33-8A）。

影像学检查　X 线片示 47 远中牙槽骨增高达根颈 1/3，致密（图 33-8B）。

处置　47 抛光牙面，3% 过氧化氢液冲洗

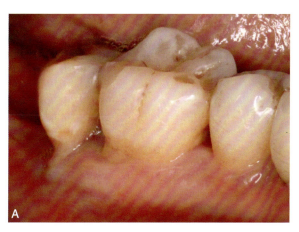
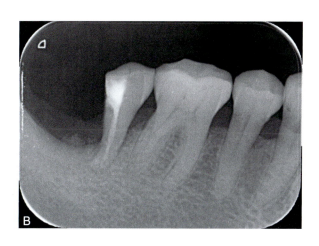

图 33-6　47 术后 1 个月复查　A. 牙龈退缩；B. X 线片

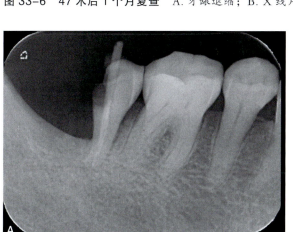
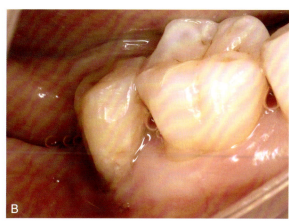

图 33-7　47 术后 3 个月复查　A. X 线片示根管内纤维桩；B. 复合树脂充填

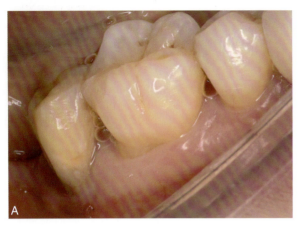
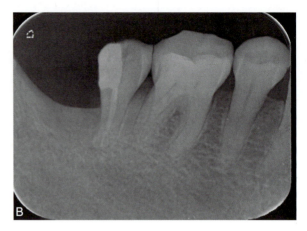

图 33-8　47 术后 6 个月复查　A. 树脂充填良好；B. X 线片示新生牙槽骨致密

龈缘，置 1% 碘甘油。

<u>医嘱</u>　建议 47 做全冠，定期牙周维护。

病例小结

■ 2018 年牙周病及种植体周病新分类

牙周-牙髓联合病变在新分类中作为影响牙周组织的特殊类型而单独列出，归为其他牙周情况。

■ 诊断分析

本病例患者 47 牙龈红肿，PD 4~9mm，松动Ⅱ度；X 线片示 47 远中牙槽骨弧形吸收至根尖，近中牙槽骨垂直吸收至根中 1/3，颊侧远中颈部龋，探痛（-），冷刺激无反应，由此诊断为牙周-牙髓联合病变。同时，47 牙龈退缩，根分叉外露，可水平探通；X 线片示 47 远中根尖吸收，根颈 1/3 横折线低密度影像，还可诊断为 47 远中根折。

■ 患者强烈保留患牙，医生需要做什么？

本病例患牙，属于拔牙的适应证。但是患者年龄较大，不接受拔牙的治疗方案。我们评估患牙，去除 47 远中牙体，近中属于游离端，保留一半患牙：①满足患者的要求；②消除病灶；③患者可以不戴义齿；④仍保持一定的咬合功能。在与患者沟通各种治疗方案以后，患者选择牙半切术，告知患者术后牙齿可能仍然松动，会有咬合不适等。患者表示知情同意，这是选择该治疗方案的前提。

> **关键点**　牙半切术后选择合适的修复体也是治疗成功的关键。一般建议选择双端固定桥，保留冠根两侧或一侧的牙齿，并与保留的冠根形成两基牙或三基牙的双端固定桥。本病例患牙远中无邻牙做基牙，可考虑不用义齿修复，但要缩小颊舌径，减小𬌗力，观察牙周稳定后做全冠（已粘接纤维桩加强抗力）修复。

■ 体会

对于治疗后可能愈后不佳但患者强烈要求保留的患牙，治疗前应与患者做好沟通，使患者充分了解病情、治疗方案及可能的预后。

牙半切术前应做好准备，如应进行根管治疗，髓室内充填材料等；有牙周问题的保留牙根还应进行牙周基础治疗。手术操作中应注意尽量多保留健侧冠根，并修整其外形和咬合调整。避免残留根分叉区牙体组织，以免术后残留的冠根不易进行菌斑控制，进而再形成牙周袋，造成进一步的牙周组织破坏。术后牙松动加重，应作松牙固定。本病例采用连续敷塞治剂的方法起到暂时性夹板的作用。定期牙周维护。

（孙俊毅　钱晓薇　李昂）

病例 34　根分叉病变（Ⅱ度）

病例概况

患者，男，25岁，研究生。近半年来自觉右下后牙牙龈肿胀，自行服用人工牛黄甲硝唑后未见明显缓解，咨询医生有什么治疗方法？

病　史

主诉　右下后牙牙龈反复肿胀半年。

现病史　近半年来自觉右下后牙牙龈反复肿胀，口服"人工牛黄甲硝唑"，效果不佳。

既往史　5年前因右下后牙有洞曾补牙。

全身健康状况及过敏史　否认全身系统性疾病史及急慢性传染病史；否认药物过敏史。

个人史　每日刷牙1~2次。不吸烟。

家族史　无特殊记载。

检　查

口内检查　牙列式：11-17、21-27、31-37、41-47。

口腔卫生状况：CI（1），DI（2）；46牙龈红肿，颊侧可探入根分叉区，未与舌侧穿通，可探及根面粗糙感，探痛明显，颊侧正中位点垂直PD约6mm，根分叉水平探诊8mm，其余位点PD 2~3mm，BOP（+），松动Ⅱ度；46冠部可见白色充填物，冷诊无反应，叩痛（±）（图34-1A~C）。其余牙龈正常，BOP（-），PD 1~3mm。

影像学检查　X线片显示46近远中牙槽嵴顶低平，根分叉区低密度影至根中1/3处；牙周膜间隙增宽；牙冠𬌗面可见高密度充填物影像，接近远中髓角，根管内未见根充高密度影像，根尖周未见异常（图34-1D）。

诊　断

1. 46根分叉病变（Ⅱ度）。
2. 46牙周-牙髓联合病变。

治　疗

治疗计划

1. 告知患者所患疾病、治疗方法、治疗次数、治疗效果及费用等。
2. 牙周治疗常规查血。
3. 全口龈上洁治术。
4. 46根管治疗。
5. 46牙周手术治疗。
6. 口腔卫生宣教，定期复查复治。

治疗经过

1. 牙周治疗常规血液检查结果未见明显异常。依治疗计划行全口龈上洁治术。告知患者洁治中和洁治后可能出现牙齿敏感、出血等症状。

处置　3%过氧化氢液含漱1min，0.5%碘伏常规消毒；超声波洁治去除全口牙面软垢和牙石，橡皮杯蘸抛光膏依次抛光牙面；3%过氧化氢液冲洗龈沟，置1%碘甘油。

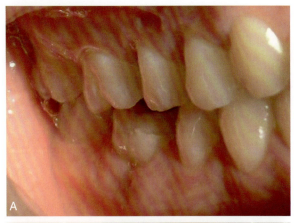
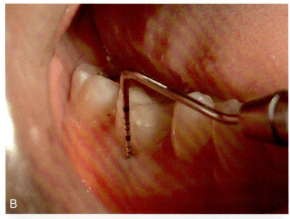
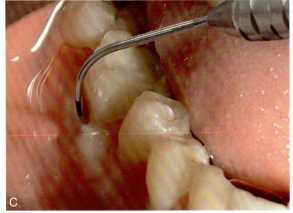
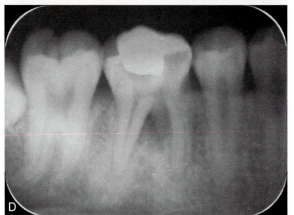

图 34-1 46 初诊检查　A. 颊侧；B. 颊侧正中探诊；C. 根分叉水平探诊；D. X 线片

医嘱　①维护口腔卫生，正确刷牙，使用牙线；②1 周复诊。

2. 依治疗计划行根管治疗。

处置　告知患者根管治疗并发症，患者表示知情同意。46 去除殆面充填物，揭髓顶；髓腔无探痛、无异味，疏通 4 个根管、测长；根管预备、消毒、充填，一次完成根管治疗，丁氧膏暂充。

医嘱　①患牙勿咬硬物；②1 周复诊。

3. 46 根管治疗术后 1 周复诊。

患者述　咬合不适。

检查　口腔卫生状况：DI（1）；46 殆面暂充物完整，颊侧牙龈红肿略减轻（图 34-2A），叩痛（+），PD 约 5mm，BOP（+）；松动 Ⅱ 度。

X 线片示 46 根管内可见高密度充填影像，密合，达根尖孔；根分叉区低密度影（图 34-2B）。

处置　46 去除暂封物，垫底，自酸蚀，复合树脂充填，调殆，抛光。3% 过氧化氢液含漱 1min，0.5% 碘伏常规消毒；行 46 龈下刮治术和根面平整术，3% 过氧化氢液冲洗牙周袋，棉球擦干龈缘，置 1% 碘甘油。

医嘱　46 勿咬硬物，全冠修复；择期手术。

4. 46 龈下刮治术和根面平整术后 3 周复查，行翻瓣术和植骨术。

患者述　患牙无明显不适。

检查　口腔卫生状况：DI（1）；46 颊侧牙龈红肿减轻，PD 颊侧正中位点 4mm，根分及水平位点 5mm，BOP（+），松动 Ⅱ 度（图 34-3A、B）。

手术步骤　①告知患者麻醉风险、手术目的、手术并发症、疗效及费用，患者知情同意并签牙周手术知情同意书；②常规消毒铺巾；③阿替卡因肾上腺素注射液局部麻醉下，46行沟内切口，龈乳头切口，45近中做垂直切口，翻开黏骨膜瓣，暴露根分叉肉芽组织，刮除肉芽组织，刮除根面牙石及病变牙骨质，17% EDTA处理根面5min，生理盐水冲洗，修整牙槽骨，根分叉区刺激出血后植入Bio-Oss® Collagen（骨胶原）；④龈瓣复位、缝合（图34-4A~F）；⑤表面置碘仿纱条，敷牙周塞治剂。

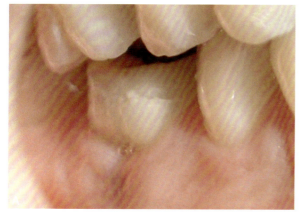
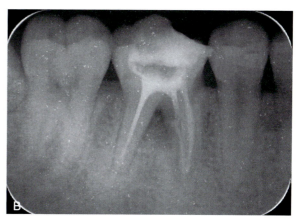

图34-2　46根管治疗术后1周　A.颊侧牙龈红肿减轻；B.X线片

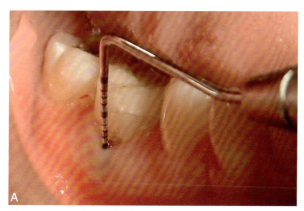
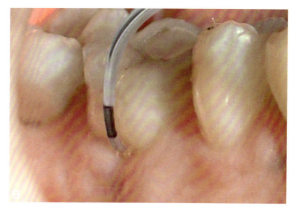

图34-3　46龈下刮治根面平整术后3周　A.颊侧正中位点探诊；B.颊侧根分叉区探诊

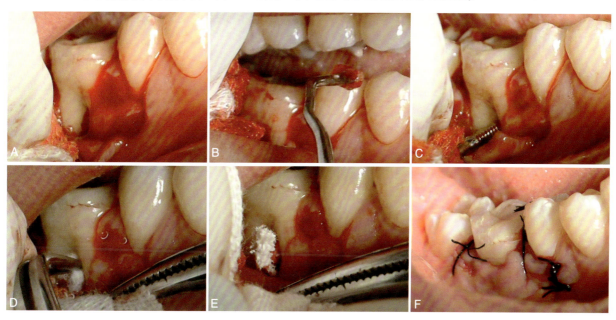

图34-4　46翻瓣术、植骨术　A.翻瓣；B.去除牙石及肉芽组织；C.骨修整；D.17% EDTA处理根分叉区；E.植入骨胶原；F.缝合

医嘱 ①术后2h后吃温软食物,常规抗感染治疗1周;②术区避免刷牙,其余牙牙位常规刷牙;③10d后拆线,不适随诊。

5. 46翻瓣术、植骨术后1周复诊。

患者述 无明显不适。

检查 口腔卫生状况:DI(1),CI(0)。46塞治剂存留。

处置 46去除塞治剂,牙龈表面见白色假膜;生理盐水棉球轻轻拭去,0.5%碘伏棉签消毒;拆线,未见出血及渗出。

医嘱 正确使用牙线及牙缝刷,保持口腔卫生,定期复查。

定期随访

1. 46牙周翻瓣术后2年复查(由于患者2年来一直在国外学习,术后8周在当地做冠修复)。

患者述 一直无明显不适。

检查 口腔卫生状况:DI(1),CI(1)。46烤瓷冠边缘密合,牙龈色粉;PD 3mm,颊舌侧均未探及根分叉区;未见明显松动(图34-5A)。

X线片示46根管内根充高密度影像与根管壁密合,根尖周未见异常;根分叉区骨质致密(图34-5B)。

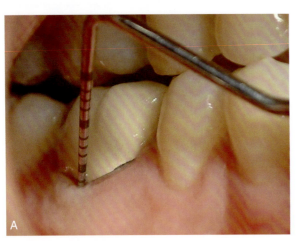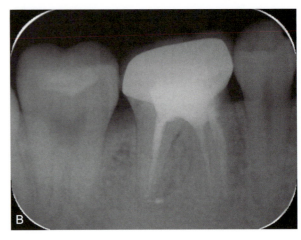

图34-5 46牙周翻瓣术后2年 A. 46颊侧正中位点探诊;B. X线片

处置 3%过氧化氢液含漱,0.5%碘伏常规消毒;超声波洁治去除全口牙面软垢和牙石,抛光牙面;3%过氧化氢液冲洗龈沟,棉球擦干龈缘,并置1%碘甘油。

医嘱 正确使用牙线及牙缝刷,维护口腔卫生,定期复查。

区8mm,未与舌侧穿通;颊侧正中位点PD 6mm;冷诊无反应,叩痛(+),𬌗面有充填物。X线示46近远中牙槽嵴低平,根分叉区低密度影至根中1/3处,牙周膜间隙增宽;根管内无根充影像,根尖周未见明显异常。可诊断为46根分叉病变(Ⅱ度),牙周、牙髓联合病变。

> **关键点** 根分叉病变是指牙周炎的病变和破坏涉及了多根牙的根分叉区,在该处出现牙周袋、附着丧失和牙槽骨吸收。下颌第一磨牙的发生率最高。
>
> 其发病因素包括4个方面:①主要病因还是菌斑微生物,因为根分叉区的菌斑

病例小结

■ **2018年牙周病及种植体周病新分类**

根分叉病变在新分类中未列出。

■ **诊断分析**

本病例患牙46颊侧水平探入根分叉

控制和牙石清除较为困难，容易导致病情加重，且不易控制。②牙根的解剖形态，主要包括根柱的长度、根分叉开口处宽度及分叉角度、根面外形。下颌第一磨牙颊侧根柱比舌侧短，根分叉的开口离牙颈部近，一旦发生牙周炎，较容易发生根分叉病变。③咬合创伤也是造成根分叉病变的一个促进因素，咬合力作为协同破坏因素，使组织的破坏加速进行，可造成凹坑状或者垂直性吸收。④牙颈部釉质突起和副根管也是造成根分叉病变的一个因素。

■ **患者口服抗生素为什么症状没有缓解？**

牙龈肿胀、出血是牙周病的主要症状，致病因素是局部牙菌斑和牙结石。患者服用抗生素，虽然可以控制炎症，暂缓牙龈红肿、出血，但是治标不治本。如果菌斑和牙石引起牙周炎症的根本因素不清除，牙周炎症还是会反复发作。全身口服或局部用药对牙周病治疗来说只是辅助手段，并不能代替龈上洁治术、龈下刮治术等牙周基础治疗。

■ **体会**

牙周、牙髓同时出现病变时，应尽量找出病源，以明确治疗的主次、先后。本病例中46是Ⅱ度根分叉病变，且患牙充填物近髓角，导致牙髓坏死，细菌通过髓底副根管感染根分叉，因此需要先进行根管治疗，再进行牙周治疗。牙周治疗先进行牙周基础治疗，后行牙周手术治疗如翻瓣术、植骨术等。

（姬小婷　李娜　苟建重）

病例 35　根分叉病变（Ⅲ度）

病例概况

患者，女，24岁，大学生。左下后牙牙龈肿胀，就诊时问医生："需要怎么治疗呢？"

病　史

主诉　左下后牙牙龈肿胀1周。

现病史　1周前自觉左下后牙牙龈肿胀，于校医院行洁治，症状未缓解。

既往史　1个月前左下后牙曾出现自发痛。无其他口腔疾病史。

全身健康状况及过敏史　否认全身系统性疾病史及急慢性传染病史；否认药物过敏史。

个人史　每日刷牙1~2次。

家族史　无特殊记载。

检　查

口内检查　口腔卫生状况：CI（0），DI（1）。36牙龈红肿，舌侧脓肿形成，牙龈退缩3~4mm，根分叉外露；BOP（+），近中 PD 10mm，颊舌穿通；颊侧牙周袋溢脓，PD 3~5mm；松动Ⅲ度（图35-1A~D）。牙体完整，冷诊敏感，牙髓电活力测验值为12；对照牙46为19，叩痛（+）。其余牙牙周未见异常。

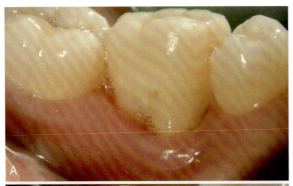
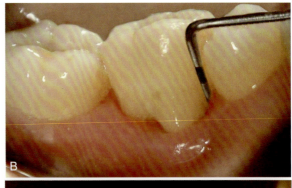
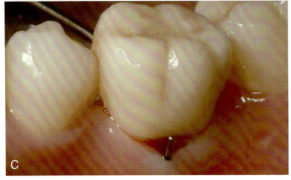
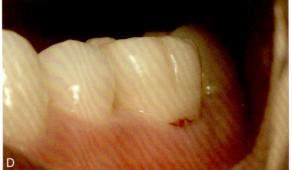

图35-1　36初诊检查　A.舌侧脓肿；B.舌侧近中位点探诊检查；C.根分叉区可穿通；D.颊侧牙周袋溢脓

影像学检查 X线片显示36近中根、根分叉区牙槽骨弧形吸收至根尖，根分叉低密度影，远中牙槽骨水平吸收至根颈1/3（图35-2）。

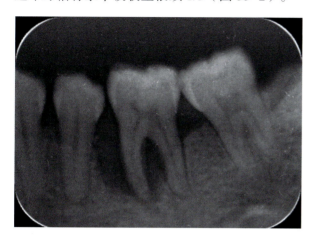

图35-2　36初诊X线片

诊　断

1. 36根分叉病变（Ⅲ度）。
2. 36牙周-牙髓联合病变。
3. 36牙周脓肿。

治　疗

治疗计划

1. 告知患者所患疾病、建议试治疗及治疗方法、治疗次数、治疗效果及费用等。
2. 牙周治疗常规血液检查。
3. 36行根管治疗。
4. 36行龈下刮治术、根面平整术、翻瓣术及植骨术。
5. 口腔卫生宣教；定期复诊。

治疗经过

1. 牙周治疗常规查血未见明显异常。
2. 告知患者牙周牙髓联合治疗并发症及疗效不佳，患者表示知情同意。依治疗计划36行根管治疗，同时行龈下刮治术、根面平整术。

（1）阿替卡因肾上腺素注射液行左侧下牙槽神经阻滞麻醉，上橡皮障隔湿，36 𬌗面开髓，揭髓顶；探及4个根管口（图35-3），拔髓不完整，疏通每个根管，测长：近颊、近舌根管长20mm，远颊、远舌根管长19mm；Protaper扩大针扩至F1，冲洗、干燥，暂封氢氧化钙。

36行龈下刮治、根面平整术，3%过氧化氢液冲洗牙周袋，置盐酸米诺环素软膏。

医嘱　勿用患牙咬食物；1周复诊。

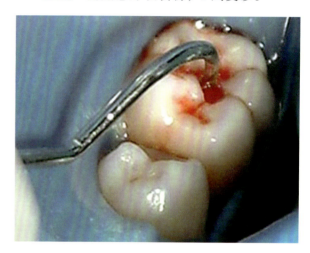

图35-3　36探查根管口

（2）36根管封药1周复诊。

患者述　患牙无不适，牙龈无肿胀。

检查　36暂封在，叩（-），牙龈无红肿。

处置　36去除暂封材料，无异味，3%过氧化氢液冲洗根管，干燥；根管内置牙胶尖拍X线片，达根管生理长度（图35-4A）。干燥、消毒根管，根充糊剂及牙胶尖充填根管；X线片示根管密度、长度恰填（图35-4B）。根管口根方1mm处切断牙胶尖，自凝玻璃离子垫底，自酸蚀，光敏复合树脂充填，调𬌗，抛光。

3%过氧化氢液冲洗36牙周袋，置盐酸米诺环素软膏。

医嘱　不适随诊，1个月复诊。

（3）36牙周及牙髓联合治疗1个月复诊。

患者述　无不适，未使用患牙咀嚼。

检查　36牙龈色粉红，无明显肿胀；颊侧牙龈退缩1mm（图35-5A），舌侧牙龈退缩5mm；根分叉暴露（图35-5B），颊舌可穿通，BOP（+），PD 3~5mm；叩（-），松动Ⅰ度。

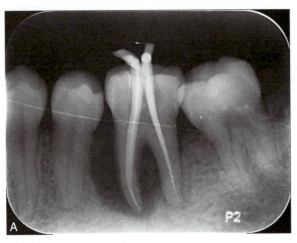
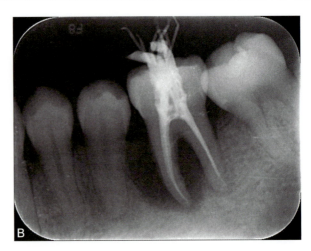

图35-4 36根管治疗X线片 A.36牙胶尖测长；B.36根管充填后

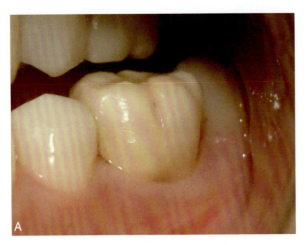
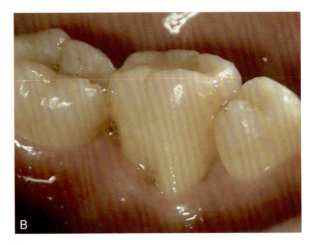

图35-5 36牙周、牙髓联合治疗后1个月 A.颊侧；B.舌侧

X线片示36近中根根尖区骨密度增高影（图35-6）。

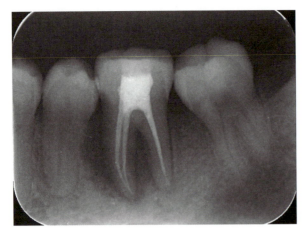

图35-6 36牙周、牙髓联合治疗后1个月X线片

2. 依照治疗计划行36翻瓣术、植骨术。

（1）术前谈话告知患者手术麻醉风险及牙周手术目的、方法、术中可能出现的问题、术后并发症及费用等，患者表示知情同意并签牙周手术知情同意书。

手术步骤 ①常规消毒，铺巾，阿替卡因肾上腺素注射液行左侧下牙槽神经阻滞麻醉；②35舌侧近中至37舌侧远中沿牙龈缘做内斜切口，直达骨面，再做沟内切口（图35-7A）；③翻开全厚瓣（图35-7B）；④刮除肉芽组织、根面牙石、病变牙骨质，平整根面，根分叉及近中根周无牙槽骨（图35-7C），修剪袋壁肉芽组织；⑤隔湿，17% EDTA处理根面，刺激根分叉区组织出血，将β-TCP置入骨缺损区（图35-7D）；⑥龈瓣冠向复位，减张悬吊缝合（图35-7E）；⑦术区置碘仿纱条，

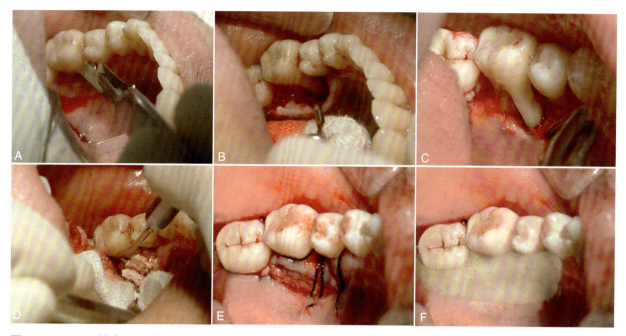

图 35-7　36 翻瓣术、植骨术　A. 切口；B. 翻开牙龈全厚瓣；C. 清创后；D. 植入材料；E. 复位缝合；F. 敷塞治剂

敷塞治剂（图 35-7F）。

R
地塞米松 0.75mg×12 片
用法：口服，1.5mg，2/d，连用 3d
阿莫西林 0.5g×24 片 ×1 盒
用法：口服，0.5g，3/d，连用 7d
甲硝唑 0.2g×21 粒 ×1 盒
用法：口服，0.2g，3/d，连用 7d

医嘱　① 24h 内术区牙位相应面部局部间断冷敷；②口服抗生素；③维护口腔卫生，使用漱口水；④术后当天不刷术区，其余牙可以刷；⑤术后 3d 复诊，若术区牙周保护剂脱落随时复诊，2 周复诊拆线；⑥暂勿使用患牙咀嚼。

（2）术后 10d 复诊。

患者述　牙龈肿胀感，塞治剂脱落 2d。

检查　36 术区塞治剂脱落，DI（3），缝线松弛；舌侧牙龈轻度红肿，创面上覆灰白色假膜（图 35-8）。

处置　36 术区生理盐水棉球蘸洗，0.5% 碘伏消毒，锄形器去除牙面软垢；常规消毒，拆除悬吊缝合线；置碘仿纱条，敷塞治剂。

医嘱　注意刷牙方法及时间；10d 复诊。

（3）术后 20d 复诊。

患者述　偶有不适。

检查　口腔卫生状况：DI（1），36 术区塞治剂存在。

处置　36 去除术区塞治剂，舌侧创面鲜红，部分材料外露，生理盐水棉球蘸洗，见有肉芽组织形成（图 35-9）；碘仿纱条覆盖创面，敷塞治剂。

医嘱　加强口腔卫生维护，10d 复诊。

（4）术后 1 个月复诊。

患者述　无不适。

检查　36 术区塞治剂存在，DI（0~1）。

处置　36 去除术区塞治剂，牙龈轻度红肿，37 舌侧牙龈充血水肿，PD 3~5mm（图 35-10）；生理盐水棉球蘸洗创面，37 氯已定冲洗龈袋，置 1% 碘甘油。X 线片显示 36 近中根周可见高密度植骨材料影像（图 35-11）。

医嘱　加强口腔卫生维护，定期复查。

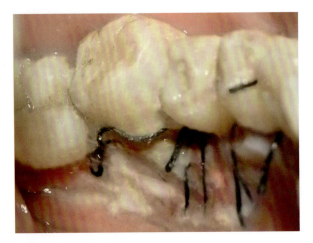

图 35-8　36 术后 10d

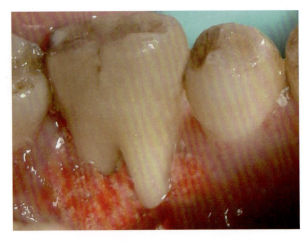

图 35-9　36 术后 20d

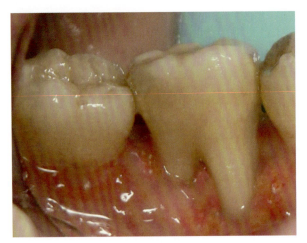

图 35-10　36 术后 1 个月

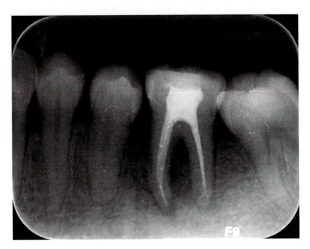

图 35-11　36 术后 1 个月 X 线片

定期随访

1. 36 术后 3 个月复查。

患者述　刷牙偶有牙龈出血。

检查　口腔卫生状况：DI（2），36 舌侧龈缘红，牙龈退缩 2~7mm，PD 1~2mm，生理动度；37 舌侧龈缘红肿（图 35-12）。

X 线片示 36 近中、根分叉及远中骨密度稀疏达根颈部 1/3，可见硬骨板连续影，远中牙周膜间隙增宽（图 35-13）。

处置　3% 过氧化氢液含漱，0.5% 碘伏消毒，手用锄形器刮除全口牙面软垢，37 龈下刮治，根面平整。3% 过氧化氢液冲洗龈沟，棉球擦干龈缘，龈沟内置 1% 碘甘油。

医嘱　使用牙线及牙间刷；定期复查。

2. 36 术后 6 个月复查。

患者述　患牙区刷牙牙龈出血。

检查　口腔卫生状况：DI（1），36 舌侧牙龈略肿，龈退缩 5mm；37 舌侧牙龈红（图 35-14A）。

X 线片示 36 近中、根分叉及远中骨密度增高影（图 35-14B）。

处置　常规全口龈上洁治术。

医嘱　使用水牙线冲洗患牙；定期复查。

3. 36 术后 9 个月复查。

患者述　患牙无明显不适。

检查　口腔卫生状况：DI（1），36 颊舌侧牙龈色、质正常，牙龈退缩 4mm，PD

1~2mm，生理动度；37牙龈基本正常（图35-15A、B）。

影像学检查 X线片示36根分叉区牙槽骨密度明显增加，近中牙槽骨达根颈部1/3，可见高密度硬骨板（图35-16）。

处置 3%过氧化氢液含漱，0.5%碘伏消毒，手用锄形器刮除全口牙牙面软垢，3%过氧化氢液冲洗龈沟，棉球擦干龈缘，龈沟内置1%碘甘油。

医嘱 加强口腔卫生维护，定期复查。

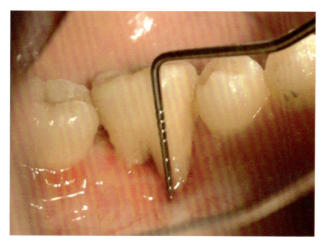

图35-12　36术后3个月舌侧

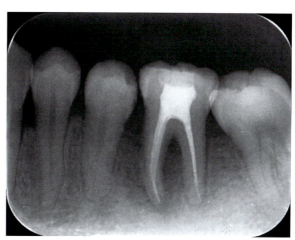

图35-13　36术后3个月X线片

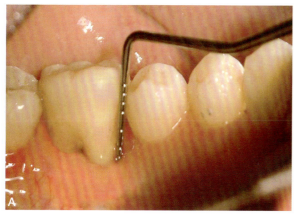

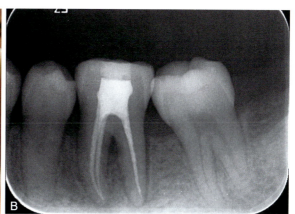

图35-14　36术后6个月　A.舌侧；B.X线片

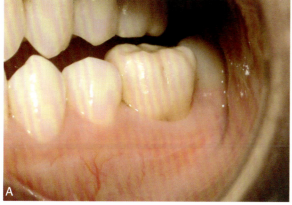

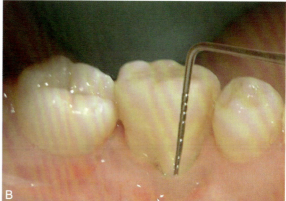

图35-15　36术后9个月　A.颊侧；B.舌侧

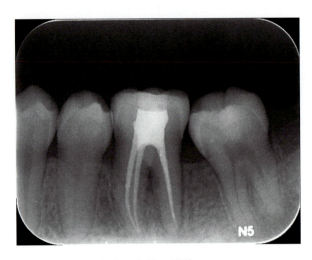

图 35-16　36 术后 9 个月 X 线片

病例小结

■ **2018 年牙周病及种植体周病新分类**

根分叉病变在新分类中未列出。

■ **诊断依据**

本病例患者 36 牙龈红肿，舌侧牙龈退缩 3~4mm；根分叉外露，探针可穿通根分叉；PD 3~10mm。X 线片示 36 近中根周形成"日晕圈"状低密度影，根分叉低密度影。结合牙髓活力测试，便可诊断为根分叉病变Ⅲ度及牙周 – 牙髓联合病变。

■ **左下后牙牙龈肿胀如何治疗？**

本病例 36 牙龈肿胀是因为牙周的炎症，牙周袋深达近中根尖，近中牙槽骨吸收至根尖，是拔牙或牙半切的适应证。由于患者要求保留患牙，经沟通后试行翻瓣术、植骨术治疗。因此要做牙周治疗（牙周基础治疗和手术治疗），同时因冷热刺激敏感等牙髓炎症状，所以也要做牙髓治疗（根管治疗）。这样牙龈的肿胀才能改善，患牙的病变才能得到有效治疗。

关键点　根分叉病变的分类和治疗原则。临床常用 Glickman 分类法：①Ⅰ度，探针可探到根分叉外形，X 线片牙槽骨的改变不明显；通常经龈下刮治可使牙周袋消除。②Ⅱ度，根分叉未穿通，X 线片仅显示根分叉区有局限的牙周膜间隙增宽，或小范围低密度影；可行翻瓣术、植骨术、引导组织再生术促使骨质新生；如果根分叉牙槽骨破坏较多，部分牙龈退缩，评估术后不能完全覆盖分叉区，可行根向复位瓣术和骨成形术。③Ⅲ度，根分叉穿通但未暴露，X 线片显示根分叉区大范围低密度影。④Ⅳ度，根分叉穿通并暴露，X 线片显示与Ⅲ度病变相似。Ⅲ度和Ⅳ度治疗目的是充分暴露或消除根分叉，以利于菌斑控制。颊侧深牙周袋若有足够附着龈可做袋壁切除术；如附着龈较窄，则应行翻瓣术，龈瓣做根向复位。如多根牙一个根病变较重，另外一个或两个根较轻，且患牙不太松动，可做截根术，将患根截除。下颌磨牙根分叉较重，近远中分别有一定的支持组织，可行分根术，形成两个独立的单根牙。若下颌磨牙一根较严重，另一根尚好，可行牙半切术，去除严重的患根。

■ **体会**

本病例治疗前远中牙槽骨吸收至根尖，舌侧牙龈退缩 4mm。治疗后 9 个月牙槽骨形成达根颈 1/3 区，但牙龈退缩仍和治疗前一致。因此在选择适应证时应该充分评估患牙的基本情况。今后类似情况，根据其病变部位，可考虑冠向复位瓣结合结缔组织瓣移植，以获得更好的软组织修复。

（南茜　李美文　苟建重）

病例 36　急性牙周脓肿

病例概况

患者，男，30岁，公务员。因左上后牙牙龈肿痛就诊，他问医生："牙龈为什么肿了？还会再肿吗？"

病　史

主诉　左上后牙牙龈肿痛3d。

现病史　3d前发现左上后牙牙龈肿痛，口服"甲硝唑"2d，症状未缓解。

既往史　2年前左上后牙因牙疼行杀神经治疗，疼痛改善。无其他口腔疾病史。

全身健康状况及过敏史　否认全身系统性疾病史及急慢性传染病史；否认药物过敏史。

个人史　每日刷牙2次。

家族史　无特殊记载。

检　查

口内检查　牙列式：11-18、21-28、31-37、41-47。

25、26腭侧龈乳头肿胀呈半球状，扪诊有波动感；PD约7mm，松动Ⅰ度（图36-1A）；26近中邻𬌗面银汞充填物，冷诊无反应，叩诊不适。

口腔卫生状况：CI（1~2），DI（1），色素（+~++）；其余牙牙龈略水肿，部分牙龈退缩1~2mm，BOP（+），PD 2~5mm；部分牙松动Ⅰ~Ⅱ度。

影像学检查　X线片显示25、26间牙槽骨密度减低；26近中根颈部1/3至根中1/3硬骨板消失，牙周膜间隙增宽，冠部及髓室高密度充填影像近髓室底，根管内未见高密度充填影像，根尖周未见异常（图36-1B）。

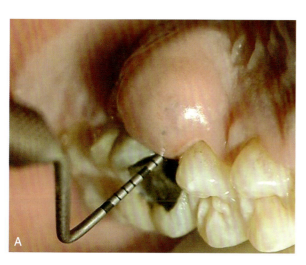 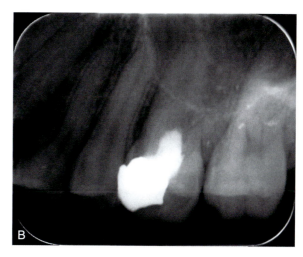

图36-1　初诊检查　A. 25、26龈乳头呈半球状；B. 25、26 X线片

诊　断

1. 25、26 急性牙周脓肿。
2. 慢性牙周炎。
3. 26 牙髓坏死（牙髓治疗后）。

治　疗

治疗计划

1. 告知患者所患疾病、治疗方法、治疗次数、治疗效果及费用等。
2. 25、26 牙周脓肿切开引流。
3. 牙周治疗常规查血；全口曲面体层片检查。
4. 全口龈上洁治术。Florida 电子探针检查，行龈下刮治、根面平整术。
5. 26 行根管治疗，嵌体修复。
6. 口腔卫生宣教。

治疗经过

1. 0.5% 碘伏消毒 25、26 脓肿表面；11 号刀片切开脓肿表面达深部，脓液溢出；生理盐水冲洗脓腔，直至清亮；注入盐酸米诺环素软膏（图 36-2A~E）。

2. 1 周复诊自觉左上后牙牙龈肿胀减轻。

检查　25、26 腭侧脓肿消退（图 36-2F）；全口曲面体层片显示多数牙牙槽嵴顶略有吸收。

处置　牙周治疗常规血液检查结果未见明显异常，依计划行全口龈上洁治术。

3. 全口龈上洁治术后 1 周复诊。行 Florida 牙周电子探针检查；12、14-17、22-27、32、34、35、37、43-47 ≥ 4mm 位点行龈下刮治术、根面平整术。

4. 龈下刮治术、根面平整术后 1 周复查。检查口腔卫生情况欠佳，牙面有少量软垢，全口牙龈水肿减轻，PD 2~3mm，个别位点 BOP（+）。6 周后复查，保持口腔卫生。

病例小结

■ **2018 年牙周病及种植体周病新分类**

牙周脓肿在新分类中属其他牙周状况。

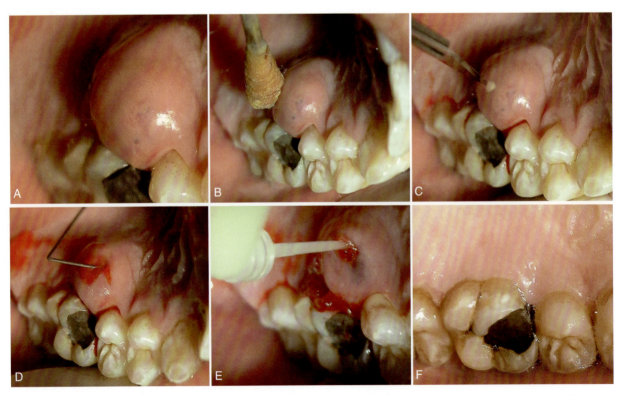

图 36-2　25、26 牙周脓肿治疗　A.治疗前；B.脓肿表面消毒；C.从脓肿表面切开；D.生理盐水冲洗脓腔；E.脓腔内上 2% 盐酸米诺环素软膏；F.1 周脓肿消退

■ 诊断分析

牙周脓肿的诊断应根据病史、临床表现及影像学检查。

本例患者26曾行杀神经治疗。临床表现为25、26腭侧龈乳头肿胀呈半球状,有波动感;PD 7mm,松动Ⅰ度。X线片显示26近中根颈部1/3牙槽骨密度减低,根颈部1/3至根中1/3硬骨板消失,牙周膜间隙增宽,提示患牙有牙槽骨的破坏。26近中𬌗面银汞充填物,冷诊无反应,叩诊不适;X线片显示26冠部高密度充填影近髓室底,根管内无充填影像,根尖周无异常。分析26可能已行干髓术或塑化治疗,根尖周无炎症反应,提示并非根尖周感染来源。而叩诊不适是因为牙周膜的急性炎症引起。综合分析诊断为急诊牙周脓肿。

> **关键点** 牙周脓肿主要应与牙龈脓肿和牙槽脓肿相鉴别(表36-1)。牙龈脓肿仅局限于牙龈乳头及龈缘,无牙周炎病史,无牙周袋,X线片无牙槽骨吸收。

■ 为什么会出现牙周脓肿?

牙周脓肿是牙周炎的伴发病变,可以发生于任何一型牙周炎患者,是牙周炎发展到晚期,出现深牙周袋后的一个较常见的伴发症状。牙周袋壁或深部牙周组织中的局限性、化脓性炎症,向深部结缔组织扩展,脓液不能向牙周袋内排出,即形成了脓肿。一般为急性过程,也可形成慢性牙周脓肿。

■ 体会

牙周脓肿何时切开,应掌握合适的时机。当脓液尚未形成时,过早地切开引流会造成创口流血过多和疼痛。当脓液形成且局限、出现波动感时,可根据脓肿的部位及表面黏膜的厚薄,选择从牙周袋内或牙龈表面引流。牙周脓肿切开引流,局部冲洗后,可在脓腔内注入2%盐酸米诺环素软膏。该药是一种可吸收的缓释剂,药物可维持有效抗菌浓度1周,对急性牙周脓肿有一定的效果。

在经过应急处理之后,急性牙周脓肿一般会消退,但应进一步行牙周基础治疗,有的还需牙周手术治疗,否则牙周脓肿还会复发。

表36-1 急性牙周脓肿和急性牙槽脓肿的鉴别诊断

症状与体征	急性牙周脓肿	急性牙槽脓肿
感染来源	牙周袋	感染根管
牙周袋	有	一般无
牙体情况	一般无龋	有龋齿或非龋疾病,或修复体
牙髓活力	有	无
脓肿部位	局限于牙周袋壁,较近龈缘	范围较弥漫,中心位于龈颊沟附近
疼痛程度	相对较轻	较重
牙松动度	松动明显,消肿后仍松动	松动较轻或重,治愈后恢复
叩痛	相对较轻	很重
X线片所见	牙槽骨嵴有破坏,可有骨下袋	根尖周可有骨质破坏,也可无
病程	相对较短,一般3~4天可自溃	相对较长,脓液从黏膜排出约需5~6d

(司薇杭)

病例 37 慢性牙周脓肿

病例概况

患者，男，33岁，工人。因右下后牙牙龈肿痛就诊，就诊时询问："牙龈又肿又痛是什么原因呀？该怎么治疗？"

病　　史

主诉 右下后牙牙龈肿痛3周。

现病史 近3周来自觉右下后牙牙龈肿痛；3d前自觉右颌下淋巴结肿痛，口服"人工牛黄甲硝唑"3d，每天3次，每次4片，未见明显缓解。

既往史 否认其他口腔疾病史。

全身健康状况及过敏史 否认全身系统性疾病史及急慢性传染病史；否认药物过敏史。

个人史 每日早上刷牙1次，不吸烟。

家族史 无特殊记载。

检　　查

口内检查 牙列式：11-18、21-28、31-37、41-48。

47颊侧牙龈明显肿胀，呈半球形凸起，表面可见窦道口（图37-1），无波动感，有轻度触痛；PD 2~8mm（图37-2A~D），无溢脓，BOP（+），根分叉水平探入约3mm。远中颈部探粗糙，冷刺激敏感。48近中倾斜，牙冠抵至47远中牙颈部。

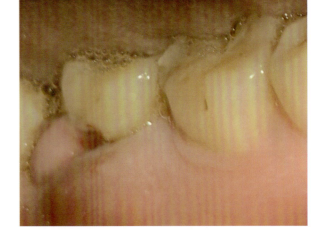

图37-1 初诊检查　47颊侧牙龈明显肿胀

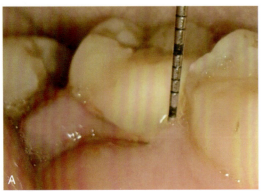
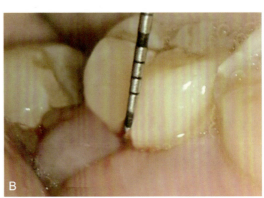

图37-2 47探诊检查　A.颊侧近中位点；B.颊侧正中位点

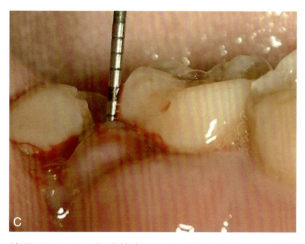
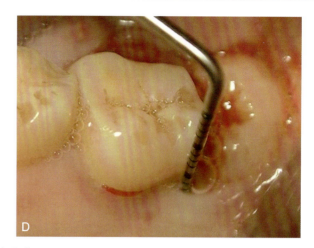

续图37-2 47探诊检查 C.颊侧远中位点；D.舌侧远中位点

口腔卫生状况：CI(1)，DI(1)，色素(++)；11-18、21-28、31-38、41-46、48牙龈边缘轻度水肿，BOP(+)，牙龈退缩约1~2mm，PD 1~3mm。

影像学检查 X线片示47根分叉区根颈部1/3可见低密度影，远中牙槽骨水平吸收至根中1/3，牙周膜间隙增宽（图37-3A）。

全口曲面体层片示部分牙牙槽嵴顶吸收。48近中阻生（图37-3B）。

诊 断

1. 47慢性牙周脓肿、根分叉病变（Ⅱ度）、远中颈部中龋。
2. 慢性牙周炎。
3. 48近中阻生。

治 疗

治疗计划

1. 告知患者所患疾病、治疗方法、治疗次数、治疗效果及费用等。
2. 牙周治疗常规查血。
3. 47局部对症治疗，龈上洁治、龈下刮治及根面平整术，酌情牙周翻瓣手术。
4. 18、28、48建议拔除。
5. 择期全口龈上洁治术。
6. 洁治后复诊，牙周检查确定进一步治疗计划。
7. 口腔卫生宣教，定期复查。
8. 47充填术。

治疗经过

1. 47局部对症治疗。
（1）阿替卡因肾上腺素局部麻醉下刮除47袋内肉芽组织（图37-4A），碘酚烧灼袋

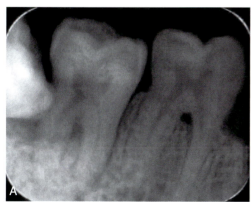
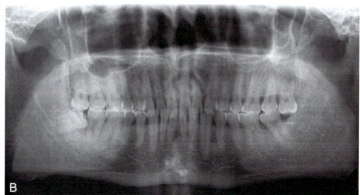

图37-3 初诊检查 A.47 X线片；B.全口曲面体层片

内壁（图37-4B），3%过氧化氢液与生理盐水交替冲洗牙周袋（图37-4C），置盐酸米诺环素软膏。

医嘱　口服抗生素（阿莫西林、甲硝唑），1周复诊。

（2）1周后复诊。

患者述　牙龈肿胀减轻。

检查　47颊侧牙龈肿胀明显消退；探诊出血，可探及根分叉外形，生理动度。

处置　3%过氧化氢液冲洗47牙周袋，置盐酸米诺环素软膏。

医嘱　正确方法刷牙；1周后拔除48。

2. 在外院拔除48后1个月复诊。

患者述　右下后牙拔除后无不适。

检查　48拔牙创愈合良好，47牙龈肿胀消退（图37-5A、B）。

牙周治疗血液检查结果未见明显异常，依计划行全口龈上洁治术

处置　常规全口超声龈上洁治，47牙周袋置盐酸米诺环素软膏，余牙置1%碘甘油。

医嘱　维护口腔卫生；1周复诊。

3. 洁治后1周复诊。

患者述　无不适。

检查　全口牙周探诊检查，47颊侧根分叉区 PD 5mm，BOP（+）；其余牙 PD 2~3mm。

处置　常规消毒，47行龈下刮治、根面平整术，3%过氧化氢液牙周冲洗，颊侧牙周袋内置盐酸米诺环素软膏。

医嘱　牙齿敏感用脱敏牙膏，1个月复查。

定期随访

1. 47刮治后1个月复查。

患者述　牙龈肿痛好转。

检查　47牙龈无肿胀，颊侧根分叉区 PD 3mm，其余位点 2~3mm，牙龈退缩约3mm，BOP（-）（图37-6A~C）。

X线片显示47根分叉区牙槽骨密度较初诊时有所增高（图37-6D）。

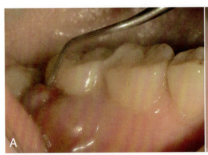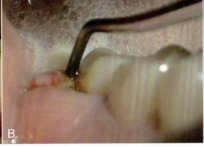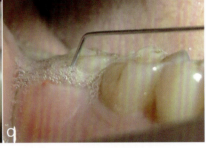

图37-4　47局部对症治疗　A.刮除牙周袋肉芽组织；B.碘酚烧灼牙周袋肉芽组织；C.生理盐水冲洗牙周袋

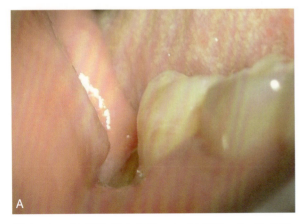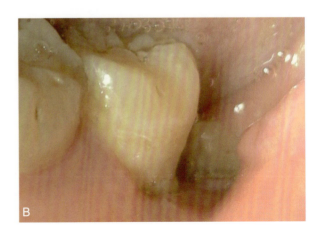

图37-5　48拔除后1个月　A.47颊侧；B.47舌侧

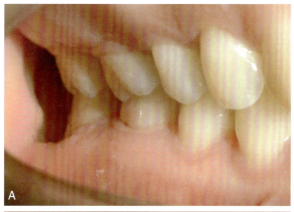
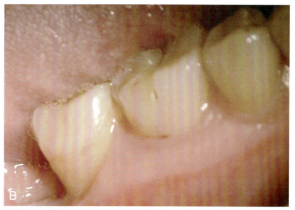
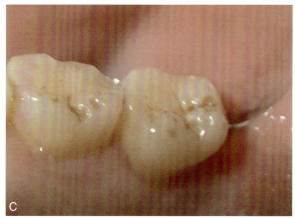
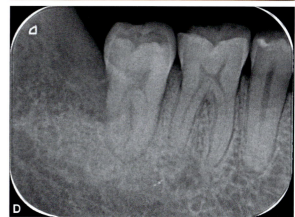

图37-6　47龈下刮治、根面平整术后1个月　A. 颊侧近中；B. 颊侧远中；C. 舌侧；D. X线片

处置　47远中颈部龋常规行复合树脂充填术。

2. 47刮治后6个月复查。

患者述　无任何不适。

检查　47牙龈无肿胀，颊侧根分叉区PD 2mm，其余位点2~3mm，牙龈退缩约3mm，BOP（-）（图37-7A~C）。

X线片显示47根分叉区及远中牙槽骨密度正常。47远中颈部高密度充填影像密合，无悬突（图37-7D）。

医嘱　注意口腔卫生维护，定期复查。

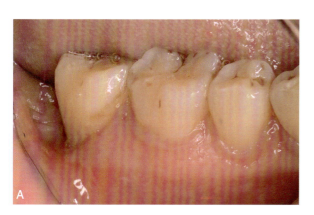
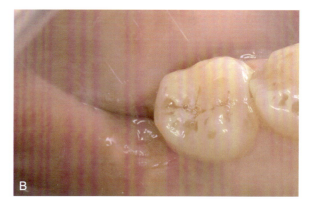

图37-7　47龈下刮治、根面平整术后6个月　A. 颊侧；B. 远中

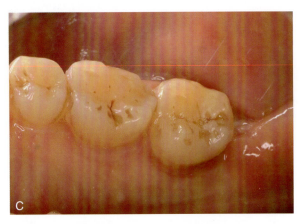 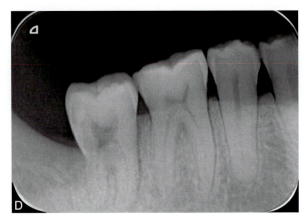

续图37-7　47龈下刮治、根面平整术后6个月　C.舌侧；D.X线片

病例小结

■ **2018年牙周病及种植体周病新分类**

牙周脓肿在新分类中属于其他牙周状况。

■ **诊断分析**

48近中阻生导致47远中无法进行有效的菌斑控制，长期菌斑堆积可能引起慢性炎症。当患者自身防御功能无法抵御外部刺激时，牙周袋形成、牙槽骨破坏由此发生。阻生的48及47远中深牙周袋使得感染引流不畅，逐渐形成脓肿。然而本病例中的牙周脓肿，并非典型的急性牙周脓肿，并没有剧烈的疼痛、波动感及脓性分泌物，属于慢性牙周脓肿。

■ **疼痛的缓解或消失可否作为牙周脓肿治愈的评价标准？**

慢性牙周脓肿常见于反复急性发作，或者经过不彻底的治疗后，机体和感染达到了一个"平衡"状态。因此，并没有与急性牙周脓肿类似的剧烈的自发痛，可能仅仅是隐痛或钝痛，肿胀也没有急性牙周脓肿那么迅速且明显。但此"平衡"并不代表疾病已经得到控制，致病因素并未去除，还需要洁治、刮治、配合局部用药甚至牙周手术才能解决。

■ **急性牙周脓肿与慢性牙周脓肿的临床鉴别要点**

急性牙周脓肿发病突然，牙龈呈椭圆形或球状肿胀，早期组织张力大，疼痛明显，叩痛，松动明显；后期脓肿较软，有波动感。

慢性牙周脓肿为急性期后未及时治疗或反复急性发作所致。牙龈表面有窦道，呈平坦开口或呈肉芽组织增生的开口，叩痛不明显。

> **关键点**　本病例的处理过程中，因为并没有局限性的脓肿形成，不需要切开引流，而是通过局部冲洗及全身使用抗生素，控制局部炎症。在局部肿胀消退后，拔除48，然后进行牙周基础治疗（洁治及龈下刮治），清除菌斑、牙石等局部刺激因素。

■ **体会**

患牙经过基础治疗后，牙龈退缩，PD 2~3mm，BOP（-）。虽然存在附着丧失，但牙周组织属于经过治疗后的健康状态，不再需要进行翻瓣手术治疗。此时应嘱患者注重口腔卫生维护，定期复查，以维持疗效。

（苗棣）

病例 38　牙龈退缩

病例概况

患者，女，30岁，外语教师。因前牙松动，牙龈退缩，牙间隙增宽，影响美观和发音，现迫切希望解决牙龈的美观问题。

病　史

主诉　前牙松动、牙龈退缩2年。

现病史　2年来自觉前牙牙齿松动、牙龈退缩，要求解决牙龈美观问题。

既往史　15年前行全口正畸治疗，6年前又在当地拔除4颗牙齿并再次行全口正畸治疗，3年前完成治疗，佩戴保持器。

全身健康状况及过敏史　否认全身系统性疾病史及急慢性传染病史；否认药物过敏史。

个人史　每天早晚刷牙各1次。

家族史　无特殊记载。

检　查

口内检查　牙列式：11-13、15-18、21-23、25-28、31-33、35-38、41-43、45-47。

口腔卫生状况：CI（2），DI（1），色素（+）；牙龈边缘充血水肿，23唇侧牙龈退缩约4mm，31、41唇侧牙龈退缩约3mm，其余牙牙龈退缩1~2mm；探易出血，可探及龈下牙石；PD 3~5mm；31、32、41、42松动Ⅱ度。11、21之间约2mm间隙，31、41之间约4mm间隙。14、24、34、44缺失，无缺牙间隙（图38-1）。

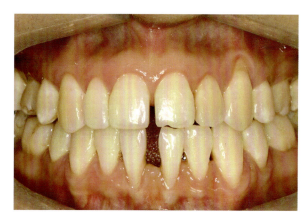

图 38-1　初诊口内检查

影像学检查　全口X线片显示11、21根尖1/3吸收，根尖圆钝，12-15，22-25，35-45根尖圆钝，11、21、31、32、36、41、42、45、46牙周膜间隙增宽，11、21、32-42牙槽骨吸收至根中1/3，其余牙牙槽骨吸收至根颈1/3（图38-2A~J）。

诊　断

1. 23、31、41牙龈退缩。
2. 慢性牙周炎。
3. 牙列不齐。
4. 牙列缺损（14、24、34、44因正畸拔除，无缺牙间隙）。

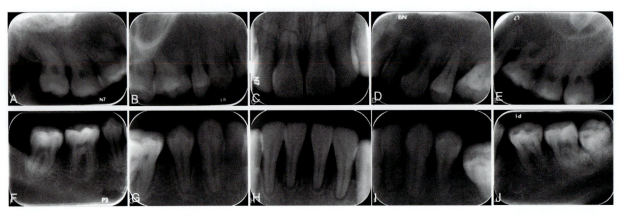

图38-2 初诊X线片　A. 16-18；B. 13、15、16；C. 12-22；D. 22、23、25；E. 26-28；F. 46、47；G. 43、45；H. 32-42；I. 33、35；J. 36-38

治　疗

治疗计划

1. 告知患者所患疾病、治疗方法、治疗次数、治疗效果及费用等。
2. 牙周治疗常规查血。
3. 全口龈上洁治术。
4. 复诊，牙周检查制定进一步治疗计划。
5. 行23、31、41结缔组织瓣移植术。
6. 建议择期进行正畸治疗。
7. 口腔卫生维护，定期复查。

治疗经过

1. 牙周治疗常规查血未见明显异常，依治疗计划行全口龈上洁治术，告知患者洁治中和洁治后可能出现牙齿敏感、出血等有关事项。

处置　3%过氧化氢液含漱，0.5%碘伏常规消毒；超声洁治器去除龈上牙石及软垢，抛光牙面；3%过氧化氢液冲洗牙周袋，棉球擦干龈缘，袋内置1%碘甘油。

医嘱　口腔卫生宣教，指导患者正确刷牙及使用牙线，保持口腔卫生。1周复诊。

2. 全口龈上洁治术后1周复诊。

患者述　无明显不适。

检查　口腔卫生状况CI（0），DI（1），无色素；牙龈红肿减轻，质韧，BOP（-）。

Florida探针牙周检查图表（图38-3）显示PD大于3.4mm的位点92%；31松动约Ⅲ度，32、41、42、17、25、47松动Ⅲ度；16、15、26、27、35、45、46松动Ⅰ度。

处置　3%过氧化氢液含漱，0.5%碘伏常规消毒；局部麻醉下行全口牙龈下刮治和根面平整术，3%过氧化氢液冲洗牙周袋，棉球擦干龈缘，牙周袋内置1%碘甘油。

医嘱　①近期勿食用过冷、过热、过辣的食物；②指导患者正确有效刷牙及使用牙线，保持口腔卫生；③如有敏感症状可使用脱敏牙膏；④使用漱口水；⑤3个月复诊。

3. 牙周基础治疗后3个月复诊

患者述　无明显不适。

检查　口腔卫生状况：CI（1），DI（1~2），色素（-），牙龈无明显红肿，颜色粉红，质韧，BOP（+）。

Florida探针牙周检查图表（图38-4）显示PD大于3.4mm的位点降至15%；31、41松动Ⅱ度，32、42、17、25、47松动Ⅰ度。

处置　3%过氧化氢液含漱，0.5%碘伏常规消毒；手工去除龈上牙石及软垢，抛光牙面；3%过氧化氢液冲洗牙周袋，棉球擦干龈缘，袋内置1%碘甘油。

医嘱　常规医嘱。

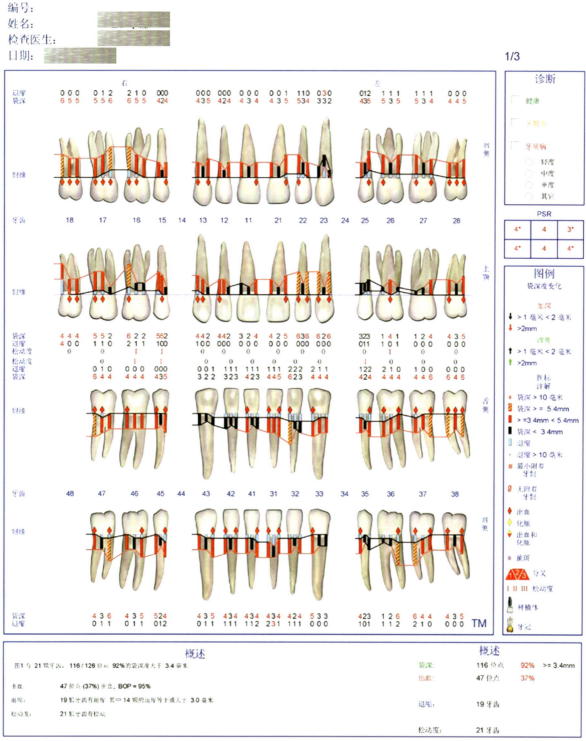

图 38-3　全口龈上洁治术后 1 周复诊 Florida 探针牙周检查图表

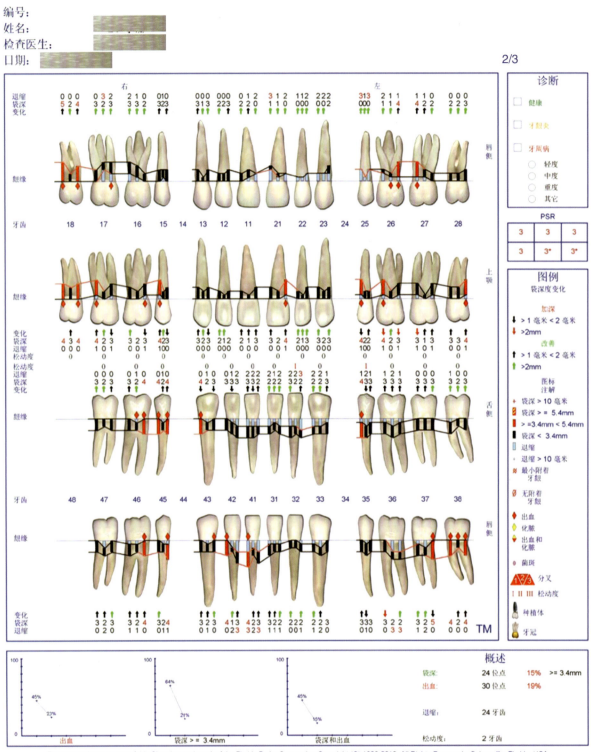

图 38-4　牙周基础治疗后 3 个月复查 Florida 探针牙周检查图表

4. 23、31、41 行结缔组织瓣移植术。

患者述 无明显不适。

检查 口腔卫生状况：DI(0~1)，色素(-)，牙龈颜色粉红，质韧，BOP(-)。

处置 术前谈话告知患者麻醉风险、手术目的、方法、术后并发症、效果及费用等，患者表示知情同意并签署牙周手术知情同意书。

手术步骤 ①常规消毒、麻醉；②23切开牙龈去角化；锐分离制备半厚瓣；③31、41做保留龈乳头切口及垂直切口；受瓣区准备，去除根面玷污层；④上腭取结缔组织瓣分别植入23及31、32术区，缝合固定；⑤缝合上腭供瓣区伤口（图38-5A~F，38-6A~F）。

医嘱 ①口服抗生素（自备）；②使用含漱液；③1周后复诊。

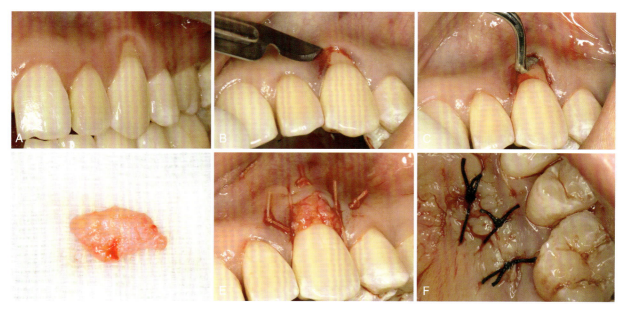

图38-5 23唇侧结缔组织瓣移植术　A.术前唇侧；B.牙龈边缘去角化；C.分离牙龈；D.上腭结缔组织瓣；E.唇侧植入结缔组织瓣；F.缝合上腭供瓣区创面

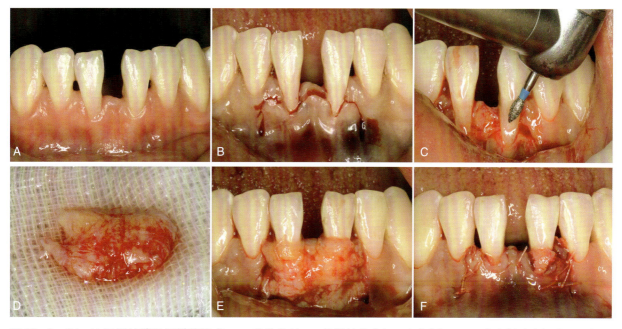

图38-6 31、41唇侧结缔组织瓣移植术　A.术前唇侧；B.保留龈乳头切口及垂直切口；C.去除根面玷污层；D.上腭结缔组织瓣；E.受植区植入并固定结缔组织瓣；F.缝合

定期随访

1. 23 术后 6 周、3 个月、6 个月、9 个月、1 年复查。

患者述 术区无不适。

检查 上腭供瓣区黏膜基本恢复正常（图 38-7A）。

23 牙龈色、形、质正常，唇侧龈缘与 21、22 龈缘协调、美观（图 38-7B~F）。

医嘱 维护口腔卫生，定期复查。

2. 31、41 术后 8 周、6 个月、9 个月复查。

患者述 术区无不适。

检查 31、41 牙龈退缩改善，颜色粉红，质韧（图 38-8A~C）。

医嘱 维护口腔卫生，定期复查。

3. 术后 1 年复查。

患者述 无不适。

检查 口腔卫生状况：DI（0~1）；全口牙龈粉红、质韧。

Florida 探针牙周检查（图 38-9），>3.4mm 位点 22%，23、31、41 位点均 <3.4mm，牙龈退缩 1~2mm。

医嘱 定期复查，酌情正畸治疗。

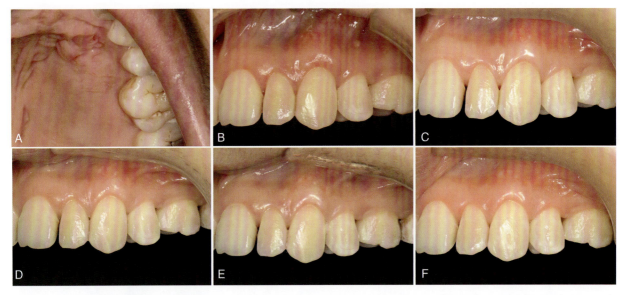

图 38-7 23 术后不同时间口内复查　A. 上腭供瓣区术后 6 周；B. 术后 6 周；C. 术后 3 个月；D. 术后 6 个月；E. 术后 9 个月；F. 术后 1 年

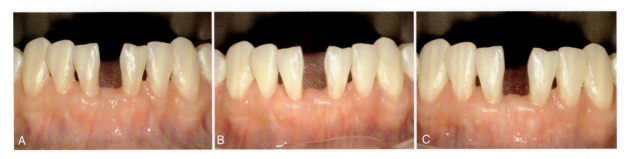

图 38-8 31、41 术后不同时间口内复查　A. 术后 8 周；B. 术后 6 个月；C. 术后 9 个月

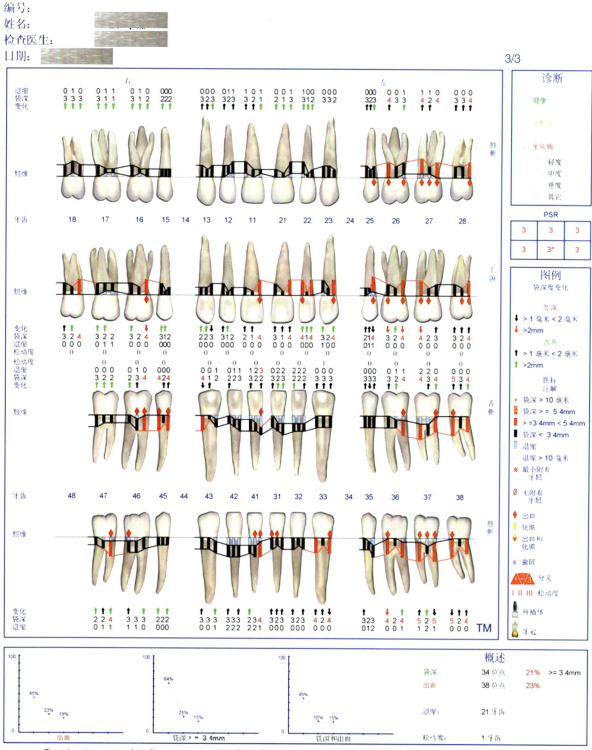

图38-9 术后1年复诊Florida探针牙周检查图表

病例小结

■ **2018年牙周病及种植体周围病新分类**

牙龈退缩在新分类中属膜龈形态/条件异常。

■ **造成牙龈退缩的原因及分类**

首先是刷牙不当：使用过硬的牙刷、拉锯式横刷法等，多见于牙弓弯曲处，如尖牙、前磨牙。其次是解剖因素：牙齿的唇侧骨板很薄或者有骨开裂、骨开窗等，在受到创伤或正畸力时，骨板很容易吸收，并随即发生牙龈退缩。

医源性因素主要是正畸力和咬合力：在牙齿受到过大的咬合力或者正畸治疗中使牙齿向唇侧向移位时，易发生牙龈退缩，这也与唇侧骨板和牙龈组织较薄有关。其次是牙周炎治疗后：牙周炎治疗后，炎症消退，牙周袋壁退缩或牙周手术切除牙周袋，致使牙根暴露。此外还有不良修复体：低位卡环、基托边缘压迫龈缘等。

Miller牙龈退缩分类：Ⅰ类牙龈缘有退缩但是没有达到黏膜牙龈联合处，邻面没有牙槽骨或者软组织的丧失；Ⅱ类牙龈缘退缩达到或者超过了黏膜牙龈联合处，但是邻面牙槽骨或者软组织没有丧失的发生；Ⅲ类牙龈缘退缩达到或者超过了黏膜牙龈联合处，邻面牙槽骨或者软组织有了丧失，位于牙釉质-牙骨质界的根方，但仍位于唇侧退缩牙龈缘的冠方；Ⅳ类牙龈缘退缩超过黏膜牙龈联合处，邻面骨丧失已达到唇侧牙龈退缩的水平。

> **关键点** 轻度、均匀的牙龈退缩一般无症状，不需要处理。如牙龈退缩持续进行，则寻找病因，针对病因进行治疗。对于个别牙或者少数前牙的牙龈退缩而影响美观者，可以考虑侧向转位瓣、游离龈瓣移植术、结缔组织瓣移植术等膜龈手术来覆盖暴露的根面。

■ **牙龈退缩对美观有哪些影响？**

牙龈退缩可以局限于单个牙或多个牙，也可以全口牙普遍发生。退缩的牙龈可以色粉、质韧、健康无炎症，也可以充血红肿。部分牙龈退缩的患者可伴有其他症状，如牙根敏感、根面龋、楔缺等。当前牙唇侧出现牙龈退缩时，常造成牙冠变长、颜色较黄的牙根暴露、牙缝增大（呈"黑三角"样改变）、牙龈高低不协调等，影响患者的美观。尤其是微笑或大笑时暴露牙龈的患者，美观影响较大。

■ **体会**

牙龈退缩在慢性牙周炎患者中非常多见，也是临床患者就诊时常见的主诉症状。本病例患者曾有2次正畸治疗病史，不排除正畸治疗不当造成的牙龈退缩。前牙区的牙龈退缩会影响美观以及增加牙齿的敏感，所以选择有效的治疗方法，尽可能地恢复退缩的牙龈是十分必要的。本病例患者通过牙周基础治疗后，在有效控制牙周炎症的前提下，评估患者术区情况，在术区进行结缔组织瓣的移植来恢复退缩的牙龈和增厚牙龈组织，取得了良好的治疗效果。进行了约1年的临床观察，治疗效果稳定，但还需长期观察随访。

本病例患者经过正畸治疗后出现了牙根吸收，矫治力的大小，持续时间是影响牙根吸收最主要的因素。因此在临床中提倡错𬌗畸形的早期矫治，同时矫治中尽量使用轻力和间歇力，避免过长的疗程。

（苗辉）

第四部分

牙冠延长术 ◂

病例 39　牙冠延长术 1

病例概况

患者，男，34 岁，公务员。因外伤致右上前牙折断，已于当地医院完成根管治疗，建议做牙冠延长术。为什么要做牙冠延长术呢？

病　史

主诉　右上前牙外伤折断 1 个月。

现病史　1 个月前因外伤致右上前牙折断，牙齿疼痛，出血。经当地医院诊断为"冠根折伴急性牙髓炎"。已完成"根管治疗"，要求做"牙冠延长术"。

既往史　无其他口腔疾病史。

全身健康状况及过敏史　否认全身系统性疾病史及急慢性传染性疾病史；否认药物过敏史。

个人史　每天早晚各刷牙 1 次。

家族史　无特殊记载。

检　查

口内检查　牙列式：11-17、21-27、31-38、41-48。

口腔卫生状况：DI（2），CI（1），色素（++）；11 牙龈红肿，牙冠折断，唇侧断端位于龈上（图 39-1A），腭侧断端位于龈下 3mm（图 39-1B）。12 近中切角缺损，牙本质暴露，冷诊敏感，探诊无不适。全口牙龈轻度红肿，PD 2~3mm，BOP（+）。

影像学检查　X 线片（自带）显示 11 根管内高密度根充影像密合，达根尖孔，根尖及牙周组织未见异常。

诊　断

1. 11 冠根折（根管治疗后）。
2. 12 冠斜折（未露髓）。
3. 慢性龈炎。

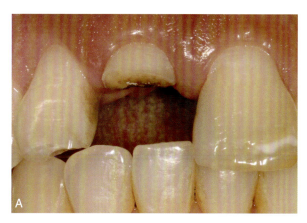 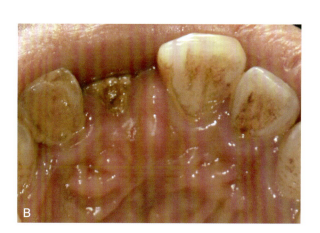

图 39-1　11 初诊检查　A. 唇侧；B. 腭侧

治 疗

治疗计划

1. 告知患者所患疾病、治疗方法、治疗次数、治疗效果及费用等。
2. 牙周治疗常规查血。
3. 全口龈上洁治术。
4. 11牙冠延长术。
5. 11择期桩核冠修复。
6. 12复合树脂粘接修复。
7. 口腔卫生宣教；定期复查。

治疗经过

1. 依治疗计划行全口龈上洁治术。

（1）牙周治疗常规查血结果未见异常。

（2）全口龈上洁治术，3%过氧化氢液含漱，0.5%碘伏消毒；全口超声龈上洁治术，抛光牙面；3%过氧化氢液冲洗龈沟，棉球擦干龈缘，龈沟内置1%碘甘油。

医嘱 常规医嘱：①选择正确刷牙方法，使用牙线、牙缝刷等进行口腔卫生维护；②1周复诊。

2. 龈上洁治术后1周复诊，依治疗计划行11牙冠延长术。

患者述 洁治后无不适。

检查 11腭侧根折断端位于龈下2mm（图39-2A、B）；全口牙龈红肿消退。

处置 术前谈话，告知患者麻醉风险、手术目的、手术方法、手术中及手术后并发症、预后以及治疗费用。患者表示知情同意，并签署牙周手术知情同意书。

手术步骤

常规消毒、铺巾，11局部麻醉下切除腭侧牙龈3mm，翻开腭侧黏骨膜瓣（图39-2C），显露牙根断端，刮除根面牙石及肉芽组织；去骨3mm，牙槽嵴顶距离牙体断缘3mm，修整牙槽骨（图39-2D）；生理盐水冲洗、止血、龈瓣复位、间断缝合（图39-2E、F）。

医嘱 术后常规医嘱；1周复诊。

3. 11牙冠延长术后1周复诊。

患者述 无疼痛及不适。

检查 11术后创面愈合良好，腭侧龈缘略有红肿、无渗血。

处置 生理盐水棉球擦拭术区，0.5%碘伏消毒，拆除11术区缝线。

医嘱 术区刷牙使用软毛牙刷；2周复诊。

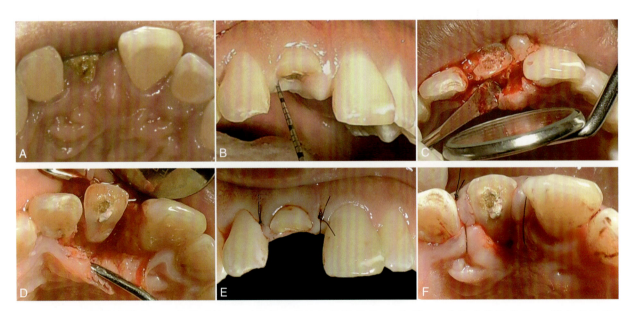

图39-2 11牙冠延长术 A.术前腭侧；B.测量牙体断端距龈缘距离；C.翻瓣；D.去骨及骨修整后；E.缝合后唇侧；F.缝合后腭侧

定期随访

1. 11牙冠延长术后20d复查。

患者述 无不适。

检查 11术后牙龈愈合良好（图39-3A、B），全口牙龈无充血水肿，个别位点BOP（+）。

处置 个别出血位点常规洁治。

医嘱 维护口腔卫生，11注意刷牙方法，严格控制菌斑；2个月复查。

2. 11牙冠延长术后2个月复查，行牙冠修复及12近中切角修复。

患者述 无牙龈红肿及出血。

检查 11牙龈色、形、质基本正常，PD 2mm，全口牙龈无充血水肿，质韧，BOP（-）。12近中切角缺损，牙本质暴露，冷诊无敏感，探痛（-）。

处置 11桩道预备，取硅橡胶印模，制作纯钛桩核。1周复诊，试桩核顺利，粘固桩核；排龈，基牙预备，取硅橡胶印模，选色，制作全瓷冠；临时冠修复。2周复诊，试戴全瓷冠，就位良好，边缘密合，邻接良好；调𬌗，抛光；粘接材料粘固全瓷冠。12近中切角缺损断面唇、舌侧备短斜面，常规全酸蚀、粘接、复合树脂修复、调𬌗、抛光（图39-4A、B）。

医嘱 牙周维护、控制菌斑，常规医嘱，定期复查复治。

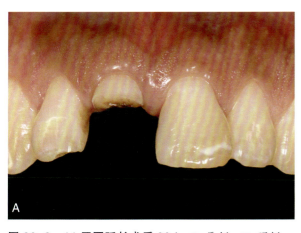
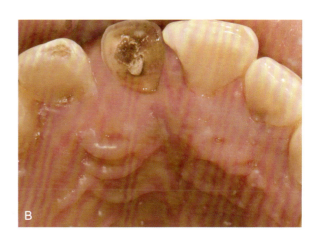

图39-3 11牙冠延长术后20d A.唇侧；B.腭侧

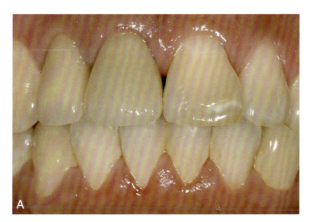
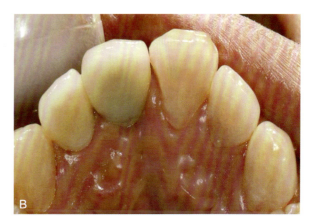

图39-4 11全瓷桩核冠修复，12近中切角修复 A.唇侧；B.腭侧

病例小结

■ **牙冠延长术的手术适应证？**

将临床牙冠延长，一种是通过手术方式即牙冠延长术，另外一种是通过正畸牵引的方式。在临床中，应用手术进行牙冠延长较为普遍。其适应证为：①因牙冠折裂、龋损等原因形成的残根边缘达龈下，且断端与龈缘的距离在3mm范围内（如果大于3mm直接手术的效果不佳）。当牙根足够长时，可通过正畸牵引来满足手术适应证的要求。②手术后冠根比例适宜的残根、残冠：足够的牙周组织支持是确保修复体长期稳定的关键。③临床冠过短，修复体难以固位，或无法粘接正畸装置者。④破坏了生物学宽度的修复体。

■ **牙冠延长术后进行桩冠修复的要求？**

首先考虑牙周健康，需要暴露于龈上的正常牙体组织至少要有1~1.5mm，这样既可以提高抗力防止根管壁折断，又不破坏生物学宽度；其次还要考虑到根长≥冠长，桩长≥2/3根长，牙槽骨内桩长≥牙槽骨内根长的1/2，这样才能重建机体功能和健康；对于修复体边缘的设计，如本病例中是通过牙冠延长术暴露腭侧断面，之后应该尽量采用平齐牙龈设计修复体，同时要注意修复体轴面外形，恢复正常的牙体生理凸度，给予牙龈合理的生理刺激，更加有利于维护牙周健康。

> **关键点** 牙冠延长术并不适用于所有龋坏或根折达龈下的患牙的修复。若根折或龋损至龈下的深度过多，比如达4~5mm，为了能重建患牙的生物学宽度，需较多地去骨。这样就过多地去除了患牙的牙周支持骨组织，影响患牙的咬合力，不是手术的良好适应证。
>
> 针对这一情况，有学者提出改良牙冠延长术作为一种可供选择的手术方法。即切除少量支持骨，同时对患牙的根面改形，以形成修复体所需的生物学宽度，并尽可能地保留牙周支持骨组织。临床观察显示，这种改良牙冠延长术的牙周及修复长期疗效满意，可作为常规牙冠延长术不足的一种弥补。

■ **体会**

在本病例中，患牙唇侧牙体位于龈上，而腭侧牙体位于龈下。术后对患牙唇侧龈缘的位置不造成影响，不存在美观的问题。但是牙体断端在腭侧时，术中应注意保护切牙孔内的神经和血管。如果唇侧牙体断端位于龈下时，牙冠延长术后会造成患牙唇侧龈缘位置向根方移动，影响美观。此种情况应谨慎考虑并与患者充分沟通，于正畸科会诊，考虑正畸牵引。

（苗棣　李美文　王宝彦）

病例 40　牙冠延长术 2

病例概况

患者，女，27岁，公司职员。右侧上前牙冠根折断，行根管治疗及桩冠修复，2个月前桩冠脱落，目前该如何处理？

病　史

主诉　右上前牙桩冠脱落2个月。

现病史　2个月前右上前牙桩冠脱落，已行"根管再治疗"，但断面位于牙龈下方，无法修复牙冠。

既往史　4年前因牙齿折断行"根管治疗"及"桩冠"修复。

全身健康状况及过敏史　否认有全身系统性疾病史及急慢性传染病史；否认药物过敏史。

个人史　每天刷牙3次，每次饭后刷牙，竖刷。

家族史　无特殊记载。

检　查

口内检查　牙列式：11-16、21-27、31-37、41-47。

口腔卫生状况：CI（1），DI（1），色素（+）；12残根，牙龈红肿，断端位于龈缘根方2~3mm（图40-1A）。其余牙龈缘轻度红肿，BOP（+），PD 1~3mm，生理动度。

影像学检查　X线片显示12根短，根充高密度影像密合，达根尖孔，根尖周及牙周组织未见明显异常（图40-1B）。

诊　断

1. 12冠根折（根管治疗后）。
2. 慢性龈炎。

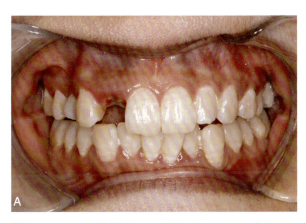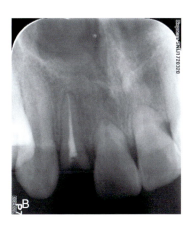

图40-1　12初诊检查　A.牙龈肿胀；B.X线片

治 疗

治疗计划

1. 告知患者所患疾病、治疗方法、治疗次数、治疗效果及费用等。
2. 牙周治疗常规查血。
3. 全口龈上洁治术。
4. 12牙冠延长术。
5. 12择期桩核冠修复。
6. 口腔卫生宣教。

治疗经过

1. 牙周治疗常规查血结果未见异常，依治疗计划行全口龈上洁治术。

3%过氧化氢液含漱，常规消毒；全口龈上超声洁治；3%过氧化氢液冲洗龈沟，置1%碘甘油。龈上洁治术中出血不多，无牙龈损伤，无牙本质过敏。

R

西帕依固龈液 100ml×1 瓶

用法：含漱，10ml，3/d

医嘱 ①避免牙齿冷热刺激；②加强口腔卫生维护；③按约复诊。

2. 龈上洁治后4d复诊，行12牙冠延长术。

患者述 无不适

检查 口腔卫生状况：CI（0）；DI（0）。12牙龈色、形、质基本正常（图40-2A、B），断面位于龈缘根方2~3mm（图40-3A）。

处置 与患者进行术前谈话，告知患者麻醉风险、手术目的、手术方法及可能出现的问题、术后并发症、疗效以及费用，患者知情同意并签署牙周手术知情同意书。

手术步骤：

（1）常规消毒，铺巾，阿替卡因肾上腺素注射液行11-13局部浸润麻醉（图40-3B）；

（2）11-13唇、腭侧做沟内切口（图40-3C），翻开唇、腭侧黏骨膜瓣，测量牙槽骨至断端的距离（图40-3D~F）；

（3）高速球钻去除牙槽骨，使断端距牙槽嵴顶3mm，并修整牙槽骨形态（图40-3G~I）；

（4）定点龈缘位置（图40-3J），组织剪修剪龈缘外形（图40-3K），生理盐水冲洗，龈瓣复位，间断缝合（图40-3L），敷塞治剂。

医嘱 ①术后24h内局部冷敷；②术后2h可食温凉、稀软食物；③24h内不刷术区，使用含漱液漱口；④1周复诊。

3. 12牙冠延长术后1周复诊。

患者述 术后无出血及疼痛。

检查 12术区牙周塞治剂完好，去除塞治剂，创面愈合好，牙龈轻度水肿，生理盐水棉球清洁术区，0.5%碘伏常规消毒，拆除缝线（图40-4A、B）。

医嘱 加强口腔卫生维护；1周复诊。

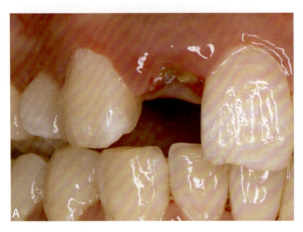
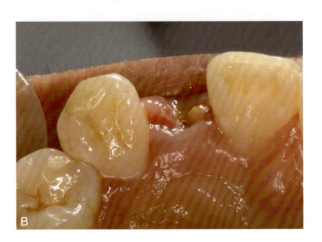

图40-2 洁治后4d A. 12唇侧；B. 12腭侧

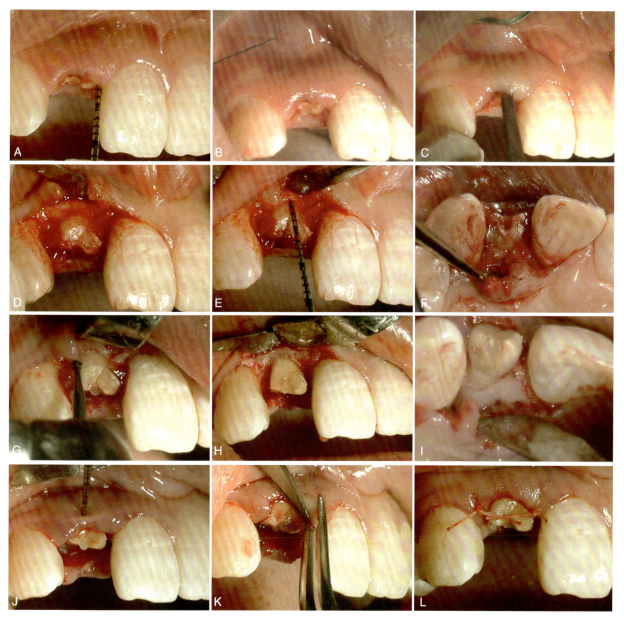

图40-3 12牙冠延长术 A.术前探诊检查；B.11-13浸润麻醉；C.11至13唇、腭侧做沟内切口；D.翻开唇侧黏骨膜瓣；E.测量牙槽骨至断端的距离；F.翻开腭侧黏骨膜瓣；G.高速圆钻去除牙槽骨，暴露断端3mm；H.去除牙槽骨后唇侧；I.去除牙槽骨后腭侧；J.定点龈缘位置；K.修剪牙龈；L.缝合

4.12牙冠延长术后2周复诊。

患者述 牙龈无肿胀不适。

检查 口腔卫生良好，12术区愈合良好（图40-5A、B）。全口牙龈红肿减轻，个别位点BOP（+）。

医嘱 注意口腔卫生维护，6周复诊。

5.12牙冠延长术后3周患者提前复诊。

患者述 牙龈无红肿，要求立即修复牙冠。

检查 12牙龈色、形、质基本正常（图40-6A、B）。

处置 告知患者前牙牙冠延长术后2个月龈缘位置基本稳定，方可行冠修复，如过早修复，后期龈缘出现退缩，影响美观。建议行临时冠修复。患者知情但坚持立刻永久修复。

12残根根长约13mm，建议行金属桩核，全瓷冠修复。患者知情同意并签字。12桩道预备，取硅橡胶印模（图40-7A~D）。

医嘱 加强口腔卫生维护，1周复诊。

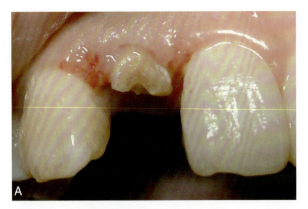 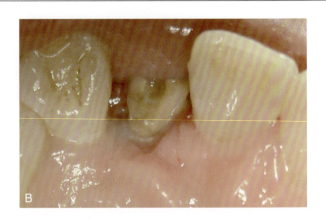

图 40-4　12 术后 1 周　A. 拆线后唇侧；B. 拆线后腭侧

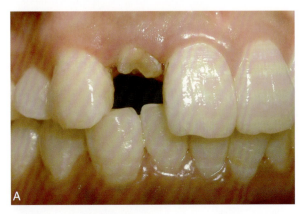 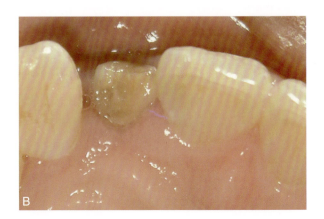

图 40-5　12 术后 2 周　A. 唇侧；B. 腭侧

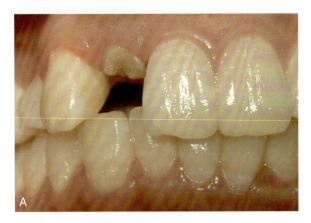 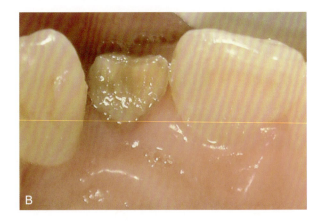

图 40-6　12 术后 3 周　A. 唇侧；B. 腭侧

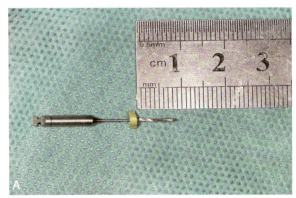 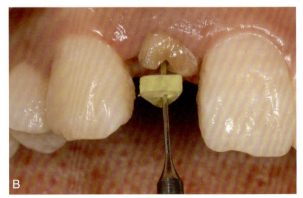

图 40-7　12 桩道的制备　A. 测量桩道制备深度；B. 制备桩道

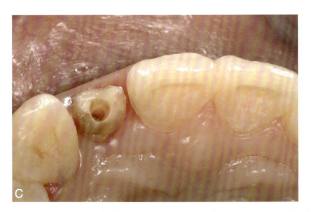
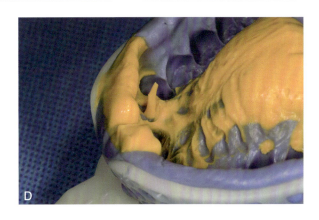

续图 40-7 12 桩道制备　C.桩道制备后；D.桩钉印模

6. 12 牙冠延长术后 4 周复诊。

患者述　无不适。

检查　12 牙龈色、形、质基本正常。

处置　12 纯钛桩核分别于模型及口内桩道试戴顺利，固位稳定、良好，桩核与牙体衔接密合，消毒，粘接。排龈，基牙预备，取硅橡胶印模，临时冠修复，选色（图 40-8A~D）。

医嘱　加强口腔卫生维护，1 周复诊。

7. 12 牙冠延长术后 5 周复诊。

患者述　戴临时冠后无不适。

检查　12 牙龈色、形、质基本正常。

处置　口内试戴 12 全瓷冠，检查就位情况。冠边缘密合无悬突、邻接良好、外形和颜色佳；调改咬合接触达到最大牙尖交错关系，无咬合高点及咬合干扰；粘固冠修复体（图 40-9A、B）。

医嘱　保持口腔卫生，尽量避免吃较硬食物，如有不适及时复诊。定期随访。

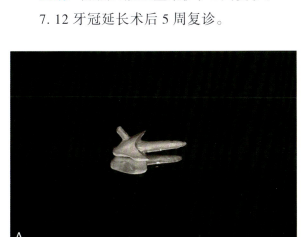
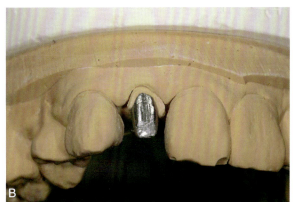
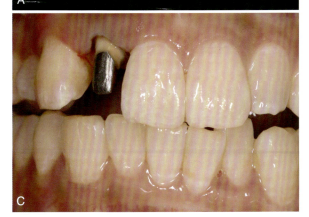
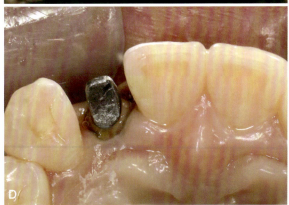

图 40-8　12 术后第 4 周桩核粘固　A.纯钛桩核；B.模型试戴；C.口内试戴；D.粘固桩核

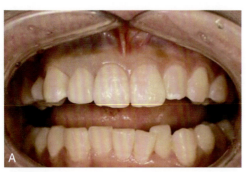 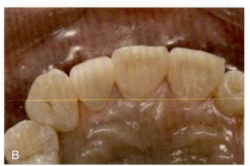

图40-9　12术后第5周全瓷冠粘接　A.唇侧；B.腭侧

病例小结

■ **除牙冠延长术外，有其他方法使牙冠延长吗？**

正畸牵引是采用正畸方法将残根牵出龈缘，重建生物学宽度，以便修复治疗。一般当近远中缺损至龈下时，行牙冠延长术会影响邻牙；当上前牙唇侧位于龈下，行牙冠延长术后龈缘与邻牙不协调，影响美观，则宜选择正畸牵引。但相较于手术的方法，正畸牵引牙冠延长的治疗时间长，费用高，因此在临床上接受度不高。

> **关键点**　对需行全冠修复者，术后愈合与修复时机的把握很重要。多数学者赞同牙冠延长术后6~8周行永久修复，但对于前牙美学区，特别是薄牙周生物型（牙龈厚度＜1mm）的患者，建议6个月后再行永久修复。选择置于龈下边缘的修复类型时应慎重，防止侵犯生物学宽度。修复体的设计需与患者的美学特点相协调。此外，术后良好的口腔卫生维护及定期复查，对于远期疗效的维持非常重要。

■ **体会**

该治疗中有三点思考。

其一，患者在此次治疗前曾有桩冠脱落，分析原修复体脱落原因，可能有原桩钉长度不足的问题，也可能有桩核与牙体间粘接密合度欠佳的问题。搞清楚原修复体失败的原因，才能避免再次修复时出现问题。该患牙牙根长度13mm，可以满足桩钉根管内固位，但由于牙根断面位于龈下2~3mm，无法满足制备和粘接条件，必须暴露断缘方能满足修复治疗的需要，所以牙冠延长手术是相对适宜的治疗方案。但该患牙牙根长度是否可以选择正畸牵引后辅助牙周手术治疗呢？目前，并没有明确的关于正畸牵引的牙根长度的数值，这一点仍需继续深入探讨。

其二，对于牙体缺损至龈下的前牙，行牙冠延长术做切口时需要注意保留龈乳头外形。去除牙槽骨时需要注意和邻牙及对侧牙的协调美观，如唇侧牙体缺损至龈下较多时，牙冠延长术后容易出现冠根比例失调，与邻牙牙龈位置不协调，外观效果不佳，此时需要仔细衡量是否适合进行牙冠延长术或可选择改良牙冠延长术，少量去除骨嵴顶，并对牙根表面进行改型。

其三，修复时机的选择。患者因急于解决美观问题，在术后3周即行桩冠修复。此时患牙牙槽骨的恢复尚未完成，同时受拾力作用等影响，可能出现术区牙槽骨吸收、龈缘退缩、后续修复体边缘暴露等情况。应让患者充分了解后续可能出现的问题，权衡利弊。可建议做暂时修复体满足即刻的美观需求，尽量避免远期修复体因牙周或美观问题而再次失败。

（谷冬华　李娜　潘洋）

病例 41　牙冠延长术 3

病例概况

患者，女，32 岁，教师。因上前牙戴全瓷联冠后牙龈红肿、出血，要求治疗。牙冠修复后为什么会出现牙龈红肿、出血呢？我们需要做什么治疗？

病　史

主诉　上前牙牙龈红肿、出血 1 年。

现病史　1 年来上前牙牙龈红肿、刷牙时出血，偶有自发出血，今来就诊。

既往史　2 年前因上前牙色黄在当地医院行"根管治疗"和"全瓷联冠"修复治疗。

全身健康状况及过敏史　否认全身系统性疾病史及急慢性传染性疾病史；否认药物过敏史。

个人史　每天早晚刷牙各 1 次。

家族史　无特殊记载。

检　查

口内检查　牙列式：11-17、21-27、31-37、41-47。

口腔卫生状况：CI（1），DI（1）。12-22 全瓷联冠修复，冠边缘不密合；牙龈边缘鲜红，龈乳头圆钝光亮，质软，点彩消失（图 41-1A）；PD 3~4mm，BOP（+）；生理动度，咬合关系未见明显异常，根尖区牙龈未见窦道。其余牙龈色、形、质基本正常，PD 2~3mm，BOP（-）。

影像学检查　X 线片显示 11、21 根管内可见根充高密度影像达根尖孔，根尖周未见明显异常；12、22 根管内及根尖周低密度影，牙槽骨未见明显异常（图 41-1B）。

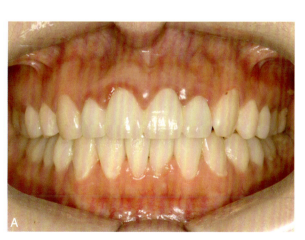 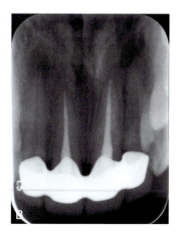

图 41-1　12-22 初诊检查　A. 牙龈色、形、质改变；B. X 线片

诊 断

1. 12-22 慢性龈炎。
2. 12-22 不良修复体。
3. 12、22 慢性根尖周炎。

治 疗

治疗计划

1. 告知患者所患疾病、治疗方法、治疗次数、治疗效果及费用等。
2. 拆除 12-22 不良修复体，制定进一步治疗计划。
3. 12、22 根管治疗。
4. 牙周治疗常规查血，全口龈上洁治术。
5. 12-22 牙冠延长术。
6. 12-22 择期单冠修复。
7. 口腔卫生维护，定期复查。

治疗经过

1. 依治疗计划行 12-22 不良修复体拆除。

拆除 12-22 全瓷联冠，暴露 12-22 基牙，唇侧肩台位于龈缘下 1~2mm（图 41-2），生理动度，叩痛（-）。

告知患者牙周基础治疗消除牙龈局部炎症后，需行 12-22 牙冠延长术，以暴露肩台，恢复生物学宽度，保持冠修复的长期稳定性。患者知情同意，配合治疗。

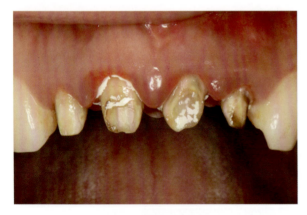

图 41-2　12-22 拆除不良修复体后

2. 依治疗计划行 12、22 根管治疗。

12、22 常规开髓，清理牙髓，根管测长仪测量根管长度，根管预备，消毒，充填，窝洞永久充填，X 线片示 12、22 根管内根充高密度影像达根尖孔，根充密合（图 41-3）。

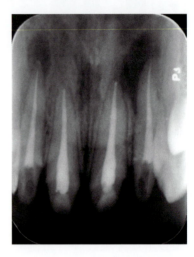

图 41-3　12、22 根充后 X 线片

3. 依治疗计划行全口龈上洁治术。

（1）牙周治疗常规查血结果正常。

（2）全口龈上洁治术：3% 过氧化氢液含漱，0.5% 碘伏消毒，全口超声龈上洁治术，抛光牙面，3% 过氧化氢液冲洗龈袋，棉球擦干龈缘，龈袋内置 1% 碘甘油。

医嘱　①选择正确刷牙方式，并使用牙线、牙缝刷等进行口腔卫生维护；②1 周复诊。

4. 依治疗计划行 12-22 牙冠延长术。

患者述　全口龈上洁治术后 1 周，牙龈红肿、出血明显减轻。

检查　口腔卫生状况：DI（1）；12-22 牙龈缘红肿减轻，个别位点 BOP（+），PD 3~4mm。

与患者进行术前谈话，告知麻醉风险、手术目的、手术方式、可能出现的问题、术后并发症、疗效及费用，患者知情同意并签署牙周手术知情同意书。

手术步骤

（1）口洁素含漱，常规消毒，铺巾。

（2）阿替卡因肾上腺素注射液局部麻醉下行 12-22 探诊检查，测量龈缘到牙槽嵴顶牙龈宽度并探查肩台位置（图 41-4A~C）。

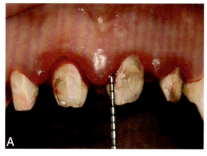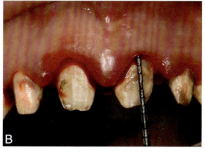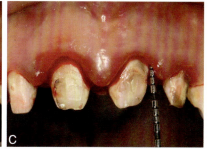

图 41-4　21 唇侧牙周探诊　A. 近中；B. 正中；C. 远中

（3）12-22 设计牙龈切除切口位置（图 41-5A、B），做内斜切口切除牙龈（图 41-5C），除去被切除的牙龈（图 41-5D）。

（4）12-22 使用 15C 刀片行沟内切口（图 41-6A），骨膜分离器翻开黏骨膜（图 41-6B），充分暴露唇侧骨面（图 41-6C）；

（5）12-22 修整骨缘前测量，预计修整骨量，使用高速手机球钻去除牙槽骨（图 41-6D），骨修整中应当反复检查测量，直至牙槽嵴顶距离肩台边缘的高度为 3mm（图 41-6E），并修整骨形态（图 41-6F）。

（6）12-22 组织剪修剪牙龈外形，生理盐水冲洗，牙龈复位，使用可吸收线严密缝合（图 41-7A），术后戴入拆除的联冠（图 41-7B）。

医嘱　①避免进食过热食物，术后 2h 后可进食温凉、稀软的食物；②术区 24h 不刷牙，口洁素含漱；③口服抗生素 1 周；④8 周复诊。

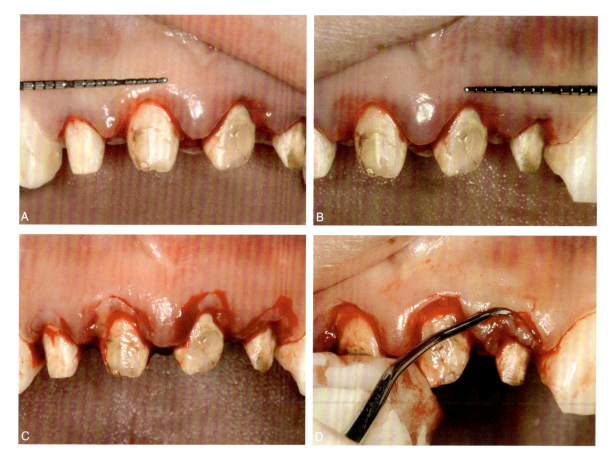

图 41-5　12-22 牙龈切除　A. 测量 11、12 牙龈切除位置；B. 测量 21、22 牙龈切除位置；C. 内斜切口；D. 除去被切除牙龈

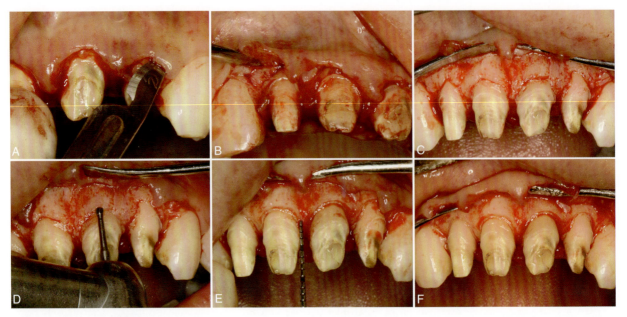

图 41-6　12-22 骨修整　A. 沟内切口；B. 翻瓣；C. 暴露唇侧骨面；D. 球钻行骨修整；E. 骨修整后测量骨缘到肩台的距离；F. 骨修整后

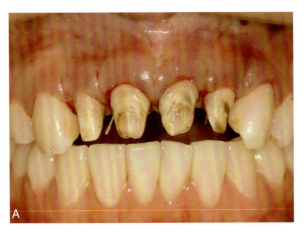
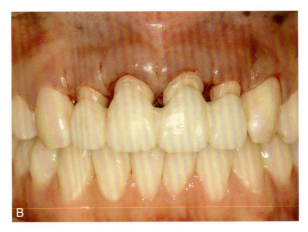

图 41-7　12-22 龈瓣复位、缝合　A. 可吸收线严密缝合；B. 术后戴入拆除的联冠

5. 12-22 牙冠延长术后 8 周复诊。

患者述　无不适。

检查　12-22 牙龈愈合良好，11、21 龈乳头轻度红肿，PD 2~3mm（图 41-8A、B）。

处置　11、21 3% 过氧化氢液冲洗龈沟，置 1% 碘甘油。

医嘱　加强口腔卫生维护，使用牙间刷及冲牙器。12-22 择期修复治疗。

6. 12-22 牙冠延长术后 9 周修复治疗。

患者述　无不适，要求修复正式牙冠。

检查　11、21 龈乳头红肿减轻，12-22 牙龈色、形、质正常（图 41-9A）。

处置　12-22 常规全瓷单冠修复（图 41-9B）。

医嘱　保持口腔卫生，定期复查。

定期随访

12-22 冠修复后 3 个月复查。

患者述　对治疗效果满意。

检查　12-22 牙龈颜色基本正常，质韧，见 11-22 龈乳头"黑三角"（图 41-10）。

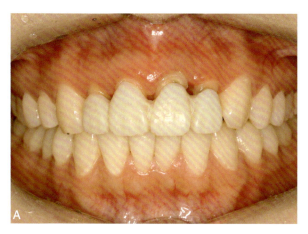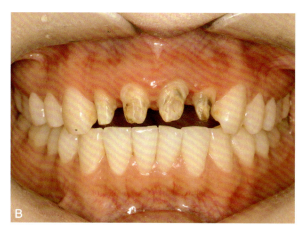

图 41-8　12-22 术后 8 周复诊　A. 戴拆除的联冠唇侧；B. 去除拆除的联冠唇侧

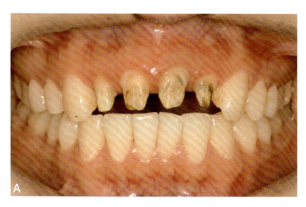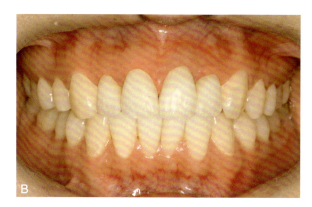

图 41-9　12-22 术后 9 周复诊　A. 牙龈色形质正常；B. 全瓷单冠修复

【医嘱】保持口腔卫生，注意刷牙方法及刷牙时间，使用牙间刷；定期复查。

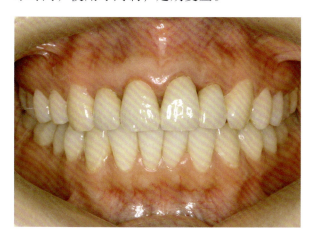

图 41-10　12-22 冠修复后 3 个月复查

病例小结

■ 牙冠修复后为什么会出现牙龈红肿、出血呢？需要做什么治疗？

在临床常见患者因前牙颜色、形态、排列不齐等美观问题而行前牙牙冠美学修复，虽然改善了美观，却出现了牙龈反复肿胀、出血等临床症状。分析其原因，主要是修复治疗中为了满足患者前牙美学要求，而将唇侧冠边缘过多置于龈下，导致牙周生物学宽度被侵犯和破坏，冠修复后牙龈边缘逐渐出现了红肿、出血等问题，且不能自行消退。临床上遇到这样的问题，我们需要通过牙冠延长手术的方式来重新恢复生物学宽度，再行合理的修复治疗就能达到长期的健康稳定。因此，我们在冠修复基牙制备时，一定要考虑牙周生物学宽度。

关键点 对于前牙冠修复，考虑美观因素，修复体的边缘应在龈下 0.5mm 为宜。所以在牙冠延长术时，要使残根断面距牙槽嵴顶的距离至少保持 3mm。这个距离可以满足生物学宽度，而且给术后修复体留下足够的空间。如果准备做桩核冠的牙齿，骨嵴上方则需要有至少 4.5mm 的牙体暴露，即除了满足牙槽嵴顶至残根断面的 3mm 外，还要保存 1.5mm 的牙本质肩领。

■ **体会**

本例患者在冠修复后 3 个月复诊，检查发现 11-22 牙龈乳头丰满度欠佳，牙龈乳头退缩，出现"黑三角"。有研究表明当两牙邻接点到牙槽嵴顶的垂直距离 ≤ 5mm 时，牙龈乳头的存在率为 98%，这一距离为 6mm 时，牙龈乳头的存在率为 56%，当这一距离 ≥ 7mm 时，牙龈乳头的存在率下降为 27%。"黑三角"的发生还与牙周支持组织的丧失、年龄、牙龈生物型、牙冠形态等有关。因此，修复医生在患者牙冠延长术后 3 个月进行冠修复时，应考虑两牙邻接点的位置，保证邻接点到牙槽嵴顶的垂直距离 ≤ 5mm，防止出现"黑三角"。当牙龈乳头退缩，出现"黑三角"时，我们可以通过一些非手术方法或手术方法来重建牙龈乳头，如注射透明质酸凝胶，邻面去釉降低接触点，正畸力牵引延长牙齿使牙槽骨与龈乳头高度增加，或应用软组织移植、骨移植重建龈乳头。

本病例患者 12-22 牙冠延长术后 9 周进行修复治疗。检查原有基牙预备形固位较好，牙列整齐，颌间距正常，牙周组织恢复健康。首先从美容修复及牙周维护考虑，选择了全瓷单冠修复；同时，修复体边缘的位置设计平齐龈缘，防止侵犯生物学宽度；冠部外形平缓，以利于菌斑控制；另外，接触区的位置和形态，冠缘和牙面密合，表面光洁，以及平衡的咬合关系均非常重要。修复后患者满意，告知患者应加强口腔卫生维护，定期复查，以保证长期牙周组织健康。

如牙周炎患牙经过牙周基础治疗和牙周手术治疗后，仍然有Ⅰ～Ⅱ度松动，修复治疗时可考虑行联冠修复，以起到松牙固定的作用，但要求修复体应有良好的外形，边缘光滑、密合，以利于菌斑控制。

（苗辉 司薇杭 李娜）

第五部分

拔牙位点保存术及种植义齿

病例 42　拔牙位点保存术

病例概况

患者，女，30岁，职员。左上前牙曾因龋齿治疗，近半年自觉咬合不适，牙龈出现脓包。经手术探查需拔除患牙并行位点保存术，后期种植义齿修复。为什么在拔牙后需要进行位点保存术呢？

病史

主诉　左上前牙牙龈反复肿胀半年，唇侧牙龈起脓包1周。

现病史　半年前左上前牙咬合不适，牙龈反复肿胀，未作任何治疗。1周前唇侧牙龈起脓包，前来诊治。

既往史　3年前，左上前牙因龋齿于外院行21、22"根管治疗"，21"烤瓷桩核冠"修复。

全身健康状况及过敏史　否认全身系统性疾病史及急慢性传染病史；否认药物过敏史。

个人史　每日刷牙2次。

家族史　无特殊记载。

检　　查

口内检查　牙列式：11-17、21-27、31-37、41-47。

口腔卫生状况：CI(0~1)，DI(1)，色素(+)；21烤瓷冠修复，冠边缘密合、唇侧牙龈缘透黑；冷刺激无反应，叩不适；唇侧龈缘充血水肿，唇侧正中位点 PD 9mm，余位点 PD 2~3mm，BOP(+)；唇侧距龈缘约4mm处可见一窦道口，无溢脓，松动Ⅰ度（图42-1A）。

22腭侧可见牙色充填物，冷诊无反应，叩痛(-)；牙龈水肿，BOP(+)，PD 2~3mm，生理动度。

余牙牙龈缘色、形、质正常，个别位点BOP(+)，PD 2~3mm；生理动度。

影像学检查　X线片显示21全冠高密度影像，根管内根中1/3至根尖1/3高密度充填影像，根颈1/3密度减低影像；22牙冠近中低

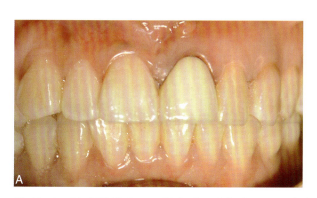
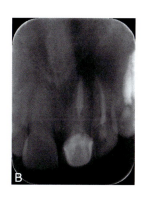

图42-1　21初诊检查　A.根尖区可见窦道；B. X线片

密度影，根管内高密度充填影像，与根管壁密合，恰填。21、22 根尖周大面积低密度影（图 42-1B）。

诊　断

1. 21 牙周 - 牙髓联合病变，根纵裂（RCT 后）？
2. 22 慢性根尖周炎（RCT 后）？

治　疗

治疗计划

1. 告知患者所患疾病、治疗方法、治疗次数、治疗效果及费用等。
2. 牙周治疗常规查血。
3. 全口龈上洁治术。
4. 21、22 行翻瓣术探查：
   （1）21 如出现根裂，则行牙拔除术、拔牙位点保存术、延期种植修复；
   （2）21 如无根裂，则行根尖切除术；
   （3）经上述治疗后如瘘管仍未消失，则考虑 22 来源的慢性根尖周炎，建议根管再治疗。
5. 口腔卫生宣教，定期复查复治。

治疗经过

1. 依治疗计划行全口龈上洁治术。

牙周治疗常规系列查血未见异常。

3% 过氧化氢液含漱，0.5% 碘伏消毒；行全口龈上洁治术，牙面光洁；3% 过氧化氢液冲洗龈沟，置 1% 碘甘油。

医嘱　维护口腔卫生，1 周复诊。

2. 全口龈上洁治术后 1 周，依治疗计划行 21、22 翻瓣探查术。

患者述　无不适。

检查　口腔卫生状况：CI（0~1），DI（1），色素（-）；21 龈缘红肿减轻，唇侧探诊达根尖，根尖区瘘管未愈，无脓液溢出。

处置　与患者进行术前谈话，告知患者麻醉风险、手术目的、手术方法，强调术中可能出现的问题，疗效及费用。具体治疗方案需根据术中情况选择，患者知情同意并签署牙周手术知情同意书。

手术步骤

（1）常规消毒、铺巾，阿替卡因肾上腺素注射液行局部浸润麻醉。

（2）11-22 行沟内切口，并于 23 近中轴角处做垂直切口（图 42-2A）；翻开黏骨膜瓣至 21 根尖区，见 21 唇侧骨壁完全吸收，根尖区牙根纵裂（图 42-2B）；术中告知患者病情，与患者沟通后选择 21 牙拔除术、拔牙位点保存术及延期种植术。

（3）21 拔除，去除牙槽窝内炎性肉芽组织后，根尖周骨质缺损范围较大，达 22 根尖（图 42-2C）；拔出的 21 冲洗后，可见根尖 1/3 区清晰的纵裂纹（图 42-2D）。

（4）21 牙槽窝内刺激出血（图 42-2E），植入 Bio-Oss®（骨颗粒），使其略高于牙槽嵴顶（图 42-2F）；根据植骨范围修剪并植入 Bio-Gide®（可吸收生物膜）隔离，使膜完全覆盖植骨材料（图 42-2G）。

（5）龈瓣复位，间断缝合（图 42-2H）。

R

阿莫西林　0.5g×24 粒　×1 盒
用法：口服，0.5g，3/d，连用 7d
甲硝唑　0.2g×21 片　×1 盒
用法：口服，0.2g，3/d，连用 7d
地塞米松片　0.75mg×20 片　×1 瓶
用法：口服，1.5mg，2/d，连用 3d
西帕依固龈液　100ml×1 瓶
用法：含漱，适量，3/d

医嘱　①24h 内局部冷敷；②口服消炎药 1 周，疼痛时可口服止疼药；③勿用患牙咀嚼；④术后 2h 勿进食，手术当天宜吃温凉、稀软的食物；⑤维护口腔卫生，使用含漱液；⑥10d 复诊。

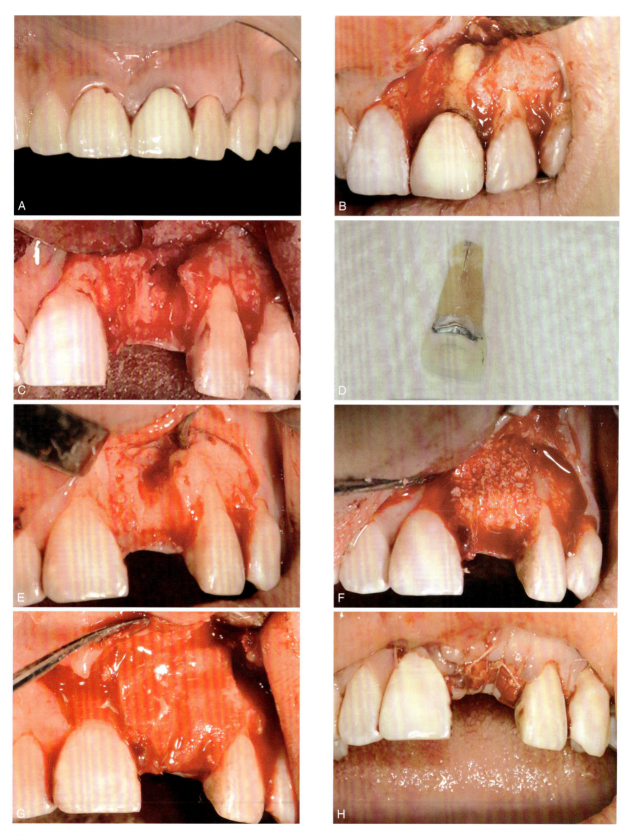

图 42-2　21 翻瓣术、拔牙位点保存术　A. 11-23 切口；B. 翻瓣；C. 拔牙后牙槽窝；D. 21 根尖区纵裂纹；E. 刺激牙槽窝出血；F. 植入骨颗粒；G. 放置可吸收生物膜；H. 缝合

3. 21拔牙位点保存术后10d复诊。

患者述 术区无明显不适。

检查 21术区黏膜轻度红肿。

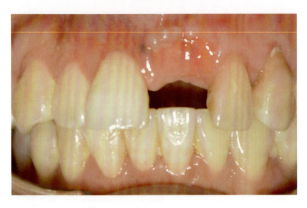

图42-3　21术后10d复诊

处置 生理盐水棉球擦拭21术区创面，0.5%碘伏消毒，拆除缝线，创面愈合良好（图42-3）。

医嘱 维护口腔卫生，正确刷牙，1个月复查。

定期随访

1. 21牙拔除术、位点保存术后1个月复查。

患者述 术区无明显不适。

检查 21术区黏膜颜色粉红、质地基本正常，牙龈无明显退缩。

医嘱 维护口腔卫生，3个月复查。

2. 21拔除、位点保存术后3个月复查。

患者述 术区无不适。

检查 21术区黏膜颜色、质地基本正常。

医嘱 维护口腔卫生，正确刷牙，使用牙线。3个月后种植义齿修复。

病例小结

■为什么在拔牙后进行位点保存术呢？

位点保存术大致可分为两类，即广义与狭义的位点保存。前者主要包括骨增量技术、骨劈开术、上颌窦底提升术、牵张成骨术以及GBR等。而狭义的位点保存术指在牙槽窝内植入适量骨粉，表面覆盖屏障膜，最后进行无张力的缝合。其目的在于：维持软硬组织的形态，并为种植手术提供便利条件。保证术区在三维方向上有充足的骨量是施行种植手术的基本前提和关键，而良好的软组织形态在前牙美学修复设计中尤为关键。

> **关键点** 当患牙有急性炎症时，应抗炎、拔牙，不考虑牙槽窝植骨；无急性炎症时，唇侧骨板较薄，如果冠方破坏小于3mm，则可进行早期种植及同期GBR，不考虑牙槽窝植骨；唇、颊侧牙槽骨缺损严重，如前牙区绝大多数唇侧骨板冠根向缺损超过6mm；部分唇侧骨板冠根向介于3~6mm的缺损，缺损类型为一壁缺损或二壁缺损；后牙区牙周骨缺损可能影响到种植体的初期稳定性，可考虑牙槽窝植骨。

■引导性组织再生术（GTR）与引导性骨再生术（GBR）的区别

见表42-1。

表 42-1　引导性组织再生术（GTR）与引导性骨再生术（GBR）的区别

	GTR	GBR
目的	引导牙周组织再生	引导骨组织再生
隔离组织	将牙龈上皮和结缔组织与根面隔开	将软组织和骨组织隔开
适应证	①骨内袋；②根分叉病变；③局限性牙龈退缩	①牙槽骨太薄或骨开裂；②拔牙后位点保存；③种植体周围骨缺损；④与Only植骨、骨劈开等手术联合应用
屏障膜	可吸收和不可吸收膜	可吸收和不可吸收膜
骨或骨替代材料	也可植入骨或骨替代材料，GTR与植骨术联合应用，提高再生的效果	使用可吸收膜时可植入骨或骨替代材料，防止膜塌陷
技术要点	①膜修剪成合适的形状，完全覆盖骨缺损区，并超出边缘2~3mm；②膜材料应与缺损周围的骨质紧密贴合，避免折叠，内陷，保留一定空间；③瓣应将膜尽量完全覆盖，可做冠向复位。④龈乳头处可做纵向褥式缝合，以保证颊、舌侧瓣的闭合	①膜应放在缺损区骨面上并超出2~3mm，以保证完全覆盖骨缺损；②膜下缺损部位要有血块，或植入自体骨或其他植骨材料以保持间隙；③术后要严密缝合；④可做骨膜松弛切口，保证软组织瓣无张力复位，以免黏膜退缩而暴露膜和下方的组织

■治疗体会

手术要点：①微创拔牙尽量避免分离拔牙窝周围的黏骨膜，保证牙槽窝周围具有良好的血供，维护软组织形态；②清理牙槽窝，彻底刮除炎性肉芽组织，修整骨突；③牙槽窝骨皮质的适当位点钻孔，开放骨髓腔，有利于骨的修复性再生；④严密缝合。

（孙俊毅）

病例 43　种植义齿修复

病例概况

患者，女，30岁，职员。左上前牙因牙根纵裂行拔牙位点保存术后半年，行种植义齿修复。

病　史

主诉　左上前牙拔除，位点保存术后半年，要求做种植牙。

现病史　半年前左上前牙因牙根纵裂行"牙拔除术、位点保存术"，现要求种植牙。

既往史　3年前，左上前牙曾行"根管治疗"和"烤瓷桩核冠"修复。

全身健康状况及过敏史　否认全身系统性疾病史及急慢性传染病史，否认药物过敏史。

个人史　每日刷牙2次。

家族史　无特殊记载。

检　查

口内检查　牙列式：11-17、22-27、31-37、41-47。

口腔卫生状况：CI（1），DI（1），色素（-）；21缺失（戴活动义齿），牙槽嵴丰满，黏膜粉色，质地韧，角化龈宽度可；11-13、33-43牙龈缘色红，轻度水肿；BOP（+），PD 2~3mm，生理动度（图43-1A）。其余牙龈色、形、质正常，BOP（-）。

影像学检查　CBCT显示21牙槽窝在水平向、垂直向成骨良好，新骨致密（图43-1B）。

诊　断

1. 上颌牙列缺损（21拔牙位点保存术后半年）。

2. 慢性龈炎（11-13，33-43）。

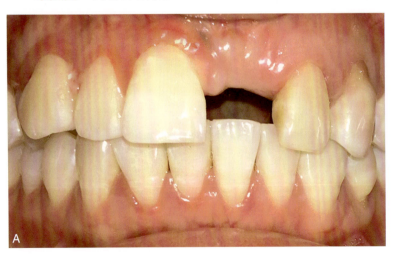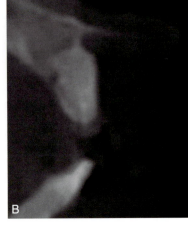

图 43-1　位点保存术后6个月　A. 21拔牙区牙槽嵴丰满；B. CBCT

治 疗

治疗计划

1. 告知患者所患疾病、治疗方法、治疗次数、治疗效果及费用等。
2. 牙周治疗常规查血。
3. 全口龈上洁治术。
4. 21 种植义齿修复。
5. 口腔卫生宣教、定期复查。

治疗经过

1. 依治疗计划行全口龈上洁治术。

牙周治疗常规系列查血未见异常。

3% 过氧化氢液含漱，0.5% 碘伏消毒；行全口超声龈上洁治术，牙面光洁；3% 过氧化氢液冲洗龈沟，置 1% 碘甘油。

医嘱 维护口腔卫生，1 周复诊。

2. 全口龈上洁治术后 1 周复诊，拟行 21 种植一期手术（种植体植入）。

患者述 洁牙后牙龈出血好转。

检查 口腔卫生状况：CI（0），DI（1），色素（-）；21 牙槽嵴丰满，黏膜粉色、质韧，11-13、33-43 牙龈红肿减轻，BOP（+）。

处置 术前谈话，告知患者麻醉风险、手术目的、方法、术中可能出现的问题、术后并发症、疗效及费用，患者表示知情同意并签署手术知情同意书。

手术步骤 21 行种植一期手术。

（1）常规消毒、铺巾，阿替卡因肾上腺素注射液行局部浸润麻醉；

（2）21 缺牙区唇侧行保留龈乳头切口，翻开黏骨膜瓣，定点，平行杆显示植体近远中向、唇腭向位置良好（图 43-2A、B）；

（3）植入种植体，表面覆盖螺丝（图 43-2C、D）；

（4）龈瓣复位，美容线严密缝合（图 43-2E）；

（5）术后即刻拍 CBCT，显示植体位置良好，唇侧骨壁大于 1.5mm（图 43-2F）。

医嘱 ①术后 24h 局部间断冷敷；②口服抗生素，疼痛时可口服止疼药；③勿用前牙区咀嚼；④术后 2h 勿饮水进食，手术当天宜吃温凉、稀软的食物；⑤术后 24h 内不刷牙，但可使用 0.2% 氯己定含漱液；⑥3 个月后复诊行二期手术，不适随诊，2 周复诊拆线。

术后 2 周复诊，拆除缝线，创面愈合良好。

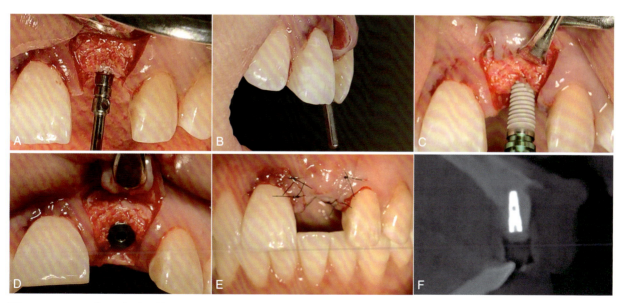

图 43-2 21 一期手术种植体植入 A. 翻瓣、定点、平行杆显示植体近远中向位置良好；B. 平行杆显示植体颊腭向位置良好；C. 植入种植体；D. 种植体上覆盖螺丝；E. 缝合；F. CBCT

3. 21种植一期手术后3个月复诊，行种植二期手术（安装愈合基台）。

患者述　无疼痛及其他不适。

检查　21黏膜粉红、质韧（图43-3A）。

处置　21行种植二期手术：常规消毒、铺巾；阿替卡因肾上腺素注射液行局部浸润麻醉，21黏膜一字形切口（图43-3B），翻开黏骨膜瓣，见植体骨结合良好；安装愈合基台（图43-3C）。

术后即刻X线片显示，种植体骨结合良好，周围骨质致密，植体与愈合基台吻合良好（图43-3D）。

医嘱　①术后愈合基台外露于口腔，注意维护；②0.2%氯己定含漱液含漱；③术后2h勿饮水进食，宜吃温凉，稀软食物；④术后1个月复诊，行临时冠修复。

4. 21种植二期手术后1个月复诊，行临时冠修复（牙龈塑形）。

患者述　无不适。

检查　21愈合基台周黏膜愈合良好，去除愈合基台后可见龈袖口形态良好，与11唇侧牙龈缘不等高（图43-4A、B）。

处置　取修复模型，制作并戴入21临时冠（图43-4C、D）。

医嘱　0.2%氯己定含漱液含漱，暂勿使用患牙，3个月复诊。

5. 21临时冠修复4个月后复诊，行全瓷冠修复。

患者述　无不适。

检查　21去除临时冠，龈袖口形态良好，唇侧龈缘基本与11平齐（图43-5）。其余牙龈色粉红，质韧，BOP（-），PD 1~3mm。

处置　21取修复模型，制作全瓷冠。

医嘱　使用正确刷牙方法，2周复诊。

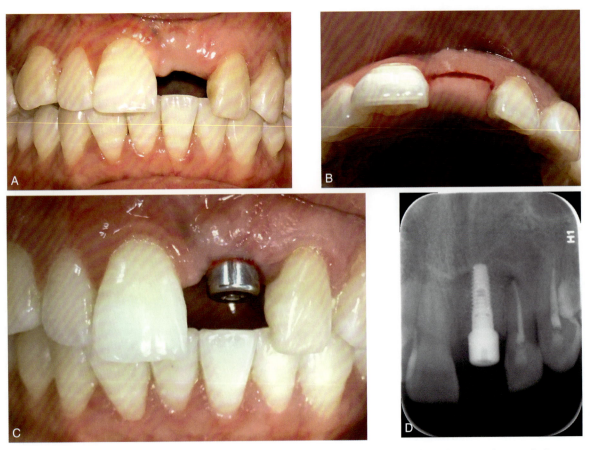

图43-3　21种植二期手术　A. 21牙槽黏膜粉红色；B. 行一字形切口；C. 安装愈合基台；D. 术后X线片

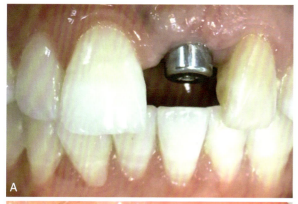
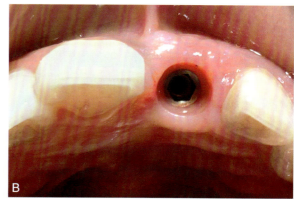
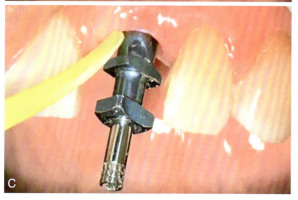
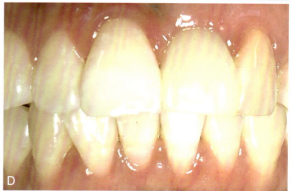

图43-4 21临时冠修复　A.愈合基台周围牙龈形态良好；B.去除愈合基台；C.取模，制作临时冠；D.戴入临时冠

6. 21取模，2周复诊，行全瓷冠修复。

患者述　无不适。

检查　21临时冠周黏膜色、形、质基本正常。

处置　21去除临时冠，试戴全瓷冠，就位顺利，邻接紧密，与11对称，外形、颜色佳，粘固冠修复体（图43-6A）。

X线片显示21种植体周、22根周及根尖无明显异常，种植体骨结合良好（图43-6B）。

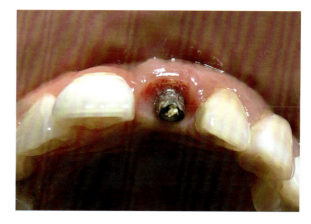

图43-5　21全瓷冠修复前龈袖口形态

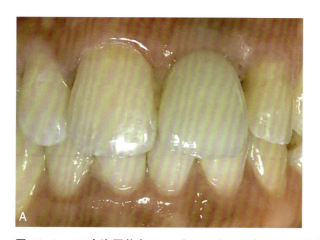
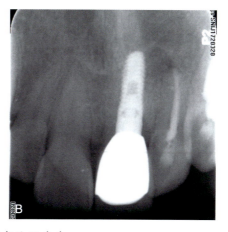

图43-6　21全瓷冠修复　A.牙龈及牙冠形态；B.种植完成后X线片

病例小结

■ **拔牙后位点保存术与种植修复的关系**

拔牙创在自然愈合状态下，一般会出现牙槽嵴的吸收和黏膜等软组织的萎缩、塌陷，从而丧失了牙齿存留时正常的牙槽骨丰满度和牙龈外形轮廓，这对患者后期修复缺失牙造成很大的困难。通过位点保存术就可保存或增加骨量和软组织量，以利于后期行种植牙修复。

> **关键点** 要想获得良好的植入方向和种植体的稳固度，就必须有足够的骨量作为基础。因此，保证术区在三维方向上有充足的骨量是施行种植手术的基本前提和关键。

■ **治疗体会**

前牙种植修复中，不仅需关注牙冠大小、形态及颜色匹配度，还需注意牙龈曲线、厚度及对称性，即所谓的"红白美学"。临床中常用的种植二期手术切口包括H形、T形、一字形、十字形等，本病例中选择一字形切口，手术时间短，创伤小，可尽可能地保留角化龈，软组织可获得较好的美学效果。同时，因考虑牙龈形态尚需进一步诱导改建，所以二期手术后，行临时冠修复，进行牙龈塑形，达到美观效果，再行全瓷冠修复。此方案虽增加了治疗周期，但术后修复效果和患者满意度均显著提高。

（孙俊毅　李美文　李昂）

病例 44　拔牙位点保存术及延期种植义齿修复

病例概况

患者，女性，53岁，公务员。左下后牙曾行牙周-牙髓联合治疗，半年来出现咬合无力，牙龈反复肿胀，经检查，无法保留。后续要如何处理呢？

病　史

主诉　左下后牙咬合无力半年。

现病史　近半年来自觉左下后牙咬合无力；牙龈反复肿胀，可自行缓解，或口服甲硝唑后缓解。

既往史　3年前因左下后牙松动，拔除37。2年前左下后牙因疼痛、牙龈反复肿胀于我科就诊。临床诊断为36牙周-牙髓联合病变，经过牙周-牙髓联合治疗后症状缓解。

全身健康状况及过敏史　否认全身系统性疾病史及急慢性传染病史；否认药物过敏史。

个人史　每日刷牙1~2次。

家族史　无特殊记载。

检　查

口内检查　牙列式：11-17、21-27、31-36、41-46。

口腔卫生状况：CI（0~1），DI（1），色素（-）；36略伸长，殆面见牙色充填物，边缘密合，冷诊无反应，叩诊不适；牙龈轻度红肿，牙龈退缩2mm；BOP（+），PD 6~9mm，根分叉区颊、舌向可探通，可探及龈下牙石；松动Ⅲ度（图44-1A、B）。

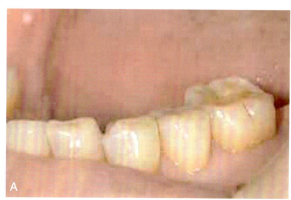

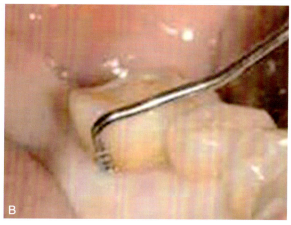

图44-1　36初诊检查　A. 36伸长；B. 36舌侧PD 9mm

其余牙牙龈色、形、质基本正常，BOP（+），PD 2~3mm，生理动度。

影像学检查　X线片示36冠部及根管内可见高密度充填影像，根充长度及密度可，根尖周低密度影；近中牙槽骨水平吸收至根尖1/3，远中牙槽骨水平吸收至根中1/3，硬骨板消失，根分叉区低密度影（图44-2A）。

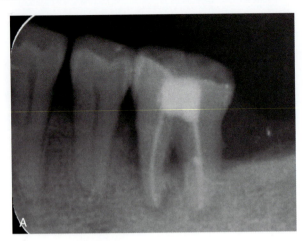 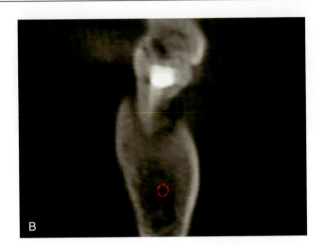

图44-2 36影像学检查　A. X线片；B. CBCT图像

CBCT显示36根周已无牙槽骨（图44-2B）。

诊　　断

1. 36根分叉病变。
2. 36牙周-牙髓联合病变（根管治疗后）。
3. 牙列缺损（37缺失）。

治　　疗

治疗计划

1. 告知患者所患疾病、治疗方法、治疗次数、治疗效果及费用等。
2. 牙周治疗常规查血。
3. 全口龈上洁治术。
4. 36微创牙拔除术、位点保存术及延期种植义齿修复。
5. 口腔卫生宣教、定期复查复治。
6. 37择期种植修复。

治疗经过

1. 依治疗计划行全口龈上洁治术。

牙周治疗常规查血结果未见明显异常。

3%过氧化氢液含漱，0.5%碘伏消毒；行全口龈上洁治术，牙面光洁；3%过氧化氢液冲洗龈沟及36牙周袋，置1%碘甘油。

医嘱　注意刷牙方法，避免食用易着色食物，1周后复诊。

2. 全口龈上洁治术后1周复诊，行36微创牙拔除术、位点保存术。

患者述　无不适。

处置　术前谈话，告知患者手术目的、方法、麻醉风险及术中可能出现的问题，术后并发症，疗效及费用，患者表示知情并签署同意书。

手术步骤：

（1）常规消毒、铺巾，2%利多卡因行左侧下牙槽、舌、颊神经阻滞麻醉。

（2）36分离器分离牙龈，安放拔牙钳夹紧牙冠，使用微转力使牙齿轻轻脱位，完整拔除牙体；根面、根分叉及牙槽窝内可见大量肉芽组织（图44-3A）。

（3）36清理牙槽窝内残存碎片和肉芽组织，生理盐水反复冲洗（图44-3B）。

（4）36刺激牙槽窝出血，植入Bio-Oss® Collagen（骨胶原），表面放置Bio-Gide®（可吸收生物膜），完全覆盖植骨材料；牙槽窝表面牙龈缺损多，转37（缺失）带蒂黏膜瓣覆盖36牙槽窝表面（图44-3C）。

（5）36严密缝合，36受瓣区及37供瓣区覆盖碘仿纱条，反包扎（图44-3D）。

R

阿莫西林　0.5g×24粒×1盒

用法：口服，0.5g，3/d，连用7d

甲硝唑　0.2g×21片×1盒

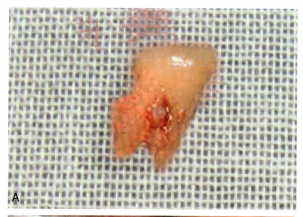
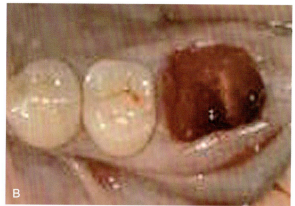
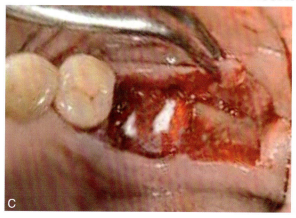
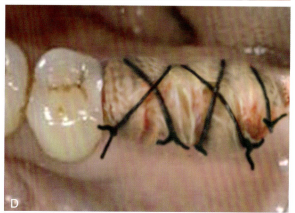

图 44-3 36微创牙拔除术、位点保存术　A. 36完整拔除；B. 清理牙槽窝；C. 植入骨胶原，表面置可吸收生物膜，并转37带蒂瓣；D. 覆盖碘仿纱条反包扎

用法：口服，0.2g，3/d，连用7d

地塞米松片　0.75mg×20片×1瓶

用法：口服，1.5mg，2/d，连用3d

复方氯己定含漱液　300ml×1瓶

用法：含漱，适量，3/d

医嘱　①术后24h局部间断冷敷；②口服消炎药，疼痛时口服止疼药；③勿用患侧咀嚼，勿刷患牙；④术后2h勿进食，手术当天宜吃温凉、稀软的食物；⑤注意口腔卫生，使用漱口水；⑥不适及时就诊，10d后复诊。

3. 36牙拔除术、位点保存术后2周复诊。

患者述　术区无明显疼痛不适。

检查　36、37去除反包扎碘仿纱条，术区创面清洁。

处置　0.2%氯己定含漱液含漱，生理盐水棉球擦拭36、37术区创面，0.5%碘伏消毒，拆除缝线，创面愈合良好。

医嘱　维护口腔卫生，6个月复诊。

4. 36牙拔除术、位点保存术后6个月，拟行36种植一期手术（植入种植体）。

患者述　术区无不适。

检查　36缺牙区牙槽黏膜色粉红、质韧，牙槽嵴丰满，高度及宽度良好（图44-4A）。

影像学检查　X线片、CBCT示36牙槽骨在水平、垂直向保存良好，宽度有少量减少（黄色箭头所示），可见植骨材料成骨致密（图44-4B、C）。

处置　与患者进行术前谈话，告知患者麻醉风险、手术目的、手术方法、术中可能出现的问题、术后并发症、疗效及费用，患者知情同意并签署手术知情同意书。

手术步骤：

（1）常规消毒、铺巾，2%利多卡因行左

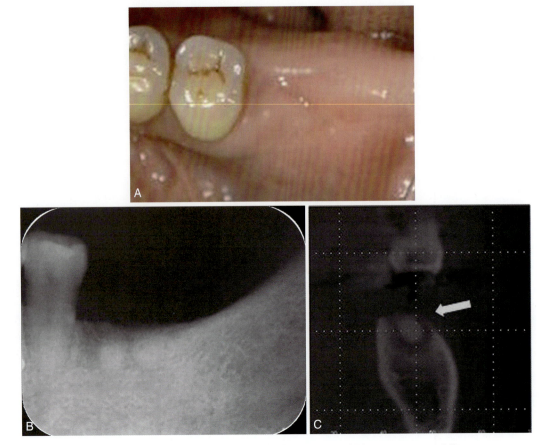

图44-4 36位点保存术后6个月 A.术区愈合良好；B.X线片；C.CBCT图像

侧下牙槽、舌、颊神经阻滞麻醉。

（2）36缺牙区黏膜做一字形切口（图44-5A），翻开黏骨膜瓣，见牙槽嵴骨质密度良好，定点，备种植窝；植入Bicon® 6mm×5.7mm植体，植体初始稳定性良好（图44-5B），黏膜瓣复位、可吸收线缝合（图44-5C）。

（3）术后即刻X线片显示种植体骨结合良好，周围骨质致密，植入方向、位置、深度合适（图44-5D）。

医嘱 继续维护口腔卫生，3个月复诊。

5.36种植二期手术（安装愈合基台）。

患者述 术区无不良反应。

检查 36黏膜粉红色、质韧。

处置 36行种植二期手术：常规消毒、铺巾，麻醉，36相应黏膜行一字形切口，翻开黏骨膜瓣，见植体骨结合良好，安装愈合基台，可吸收线缝合（44-6A）。即刻X线片显示种植体骨结合良好，基台就位（44-6B）。

医嘱 0.2%氯已定含漱液含漱，1个月复诊。

6.36种植二期手术后1个月。

患者述 术区无不适。

检查 36愈合基台周黏膜愈合良好（图44-7A）。

处置 36去除愈合基台后见龈袖口形态良好（图44-7B），取修复模型，制作修复体，2周后全瓷冠修复（图44-7C）。X线片显示36种植体骨结合良好（图44-7D）。

医嘱 教给患者刷种植牙的方法；维护口腔卫生，使用牙间刷及冲牙器，定期复查。

37因缺失时间较长，患者要求种植。37检查牙槽骨高度、宽度和致密度均符合种植修复适应证。在36完成种植义齿最终修复后，又完成37种植义齿修复。

病例 44　拔牙位点保存术及延期种植义齿修复

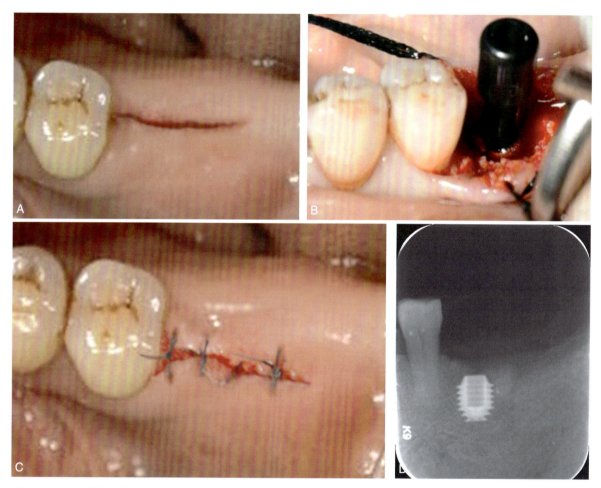

图 44-5　36 种植一期手术　A. 一字形切口；B. 植入 Bicon 种植体；C. 缝合；D. X 线片

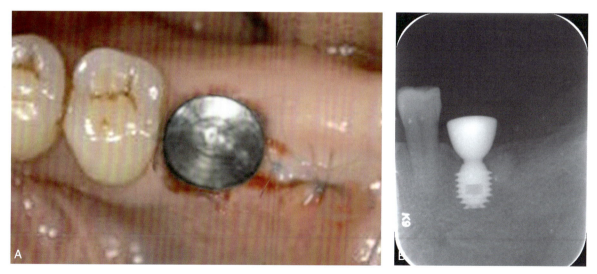

图 44-6　36 种植二期手术　A. 安装愈合基台、缝合；B. X 线片

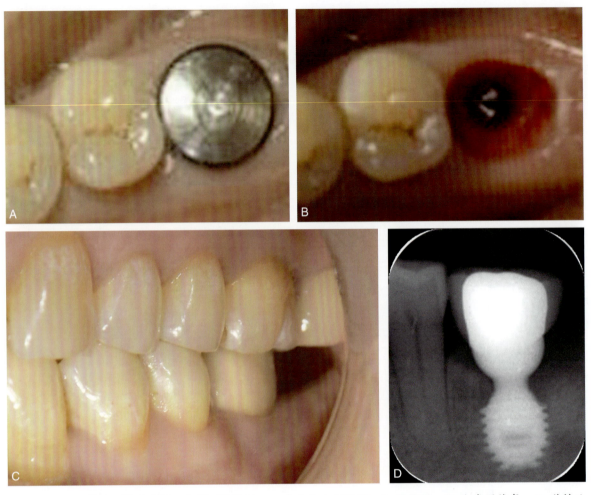

图44-7　36种植二期手术后1个月牙冠修复　A.愈合基台周黏膜；B.螺袖口；C.全瓷冠修复；D.种植义齿完成后X线片

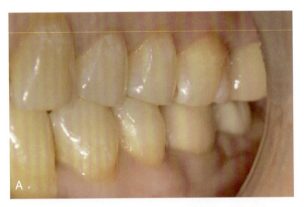
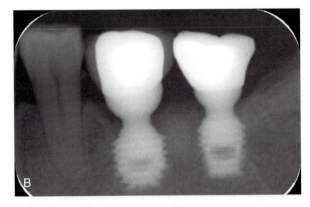

图44-8　36种植义齿1年、37种植义齿半年复诊　A.牙冠及种植体周黏膜良好；B.X线片

定期随访

36种植义齿术后1年，37种植义齿术后半年复查。

患者述　无不适，咬合良好。

检查　36、37种植体稳定，种植体周黏膜色、形、质正常；36、37邻接关系良好，与邻牙协调、美观（图44-8A）。

X线片示36、37种植体骨结合稳定（图44-8B）。

病例小结

■ 该患者拔牙后可选择哪种修复方式？

本病例患者37缺失，36因牙周-牙髓联合病变拔除，近中邻牙健康。对于2个磨牙缺失的游离端缺牙的修复，一般可选择可摘局部义齿、附着体义齿和种植义齿修复。

可摘局部义齿虽然应用广泛，但咀嚼时易出现下沉、翘动和摆动等不稳定现象，可对近中基牙造成损伤。尤其单侧游离端缺失须连接到对侧，有明显的异物感，患者不易接受，而且卡环因金属暴露影响美观。

附着体义齿可更多地起到保护基牙，增加义齿的固位和稳定，延缓牙槽嵴的吸收，减少卡环的暴露，增加义齿美观效果等作用。但适应证更严格，如果要将完全健康的牙齿作为附着体义齿的基牙，应慎重考虑。

用种植义齿修复游离端缺失，克服了可摘局部义齿对基牙及软组织的损伤，以及不舒适、影响发音和美观等缺点。而且种植义齿咀嚼效率更接近正常牙齿，患者满意度也高于其他两种修复方式，在游离端缺失的修复中具有明显的优势。该患者通过口内检查和CT检查，缺牙区满足义齿种植修复要求，与患者沟通后选择了种植修复。

但不同患者游离端缺失的情况可能存在很大差异，如缺失牙数目、缺牙区牙槽骨的质和量、缺牙区对颌牙及邻牙情况等，需要根据具体情况来选择。

> **关键点** 牙周炎患牙拔除后，种植面临着牙槽骨骨量不足和易患种植体周围疾病的风险。Bicon® 短植体应用鳍式设计，最大限度地增加了同等长度植体与骨的接触表面积，同时还能避开对重要解剖结构等的损伤。其次，植体位于骨平面下，颈部的斜肩结构有利于牙槽骨在愈合期向植体冠方生长，有效地维持骨量。

■ 体会

①位点保存微创拔牙可保存牙槽窝的原有形态，尤其是牙槽骨的宽度。②本病例位点保存术利用缺失邻牙的黏膜，转带蒂瓣严密覆盖位点保存区牙槽窝的设计比较好，但要注意转瓣时松弛切口的位置及长度。③ Bicon® 短植体的自锁锥度链接基台的方式，能够提供良好的植体-基台封闭，更好地防止细菌侵入。此外，一体化基台冠因为在修复前去除了粘接剂，也降低了种植体周围炎的发病率。④黏膜表面敷塞治剂保护创面易脱落，采用碘仿纱条覆盖创面后用反包扎方法较好。

（孙俊毅　司薇杭　李美文）

病例 45　种植体周黏膜炎

病例概况

患者，女，50岁，公务员。因种植牙牙龈红肿、出血就诊。种植牙会得牙周病吗？

病 史

主诉　下前牙（种植牙）黏膜红肿、刷牙时牙龈出血3个月。

现病史　3个月来种植的下前牙黏膜红肿，刷牙或咬苹果时出血，偶有自发性出血，有口腔异味，未行任何治疗。

既往史　6年前下前牙因外伤脱落，于我院种植科行"种植义齿"修复。无拔牙史。

全身健康状况及过敏史　否认全身系统性疾病史及急慢性传染性疾病史；否认药物过敏史。

个人史　每天早晚刷牙各1次，竖刷法；种植牙未用牙间刷。

家族史　无特殊记载。

检 查

口内检查　牙列式：11-18、21-18、31-37、42-47（41缺失且无缺牙间隙）。

31、32烤瓷联冠修复，冠边缘密合，31种植体周黏膜及32牙龈充血水肿（图45-1A、B）；

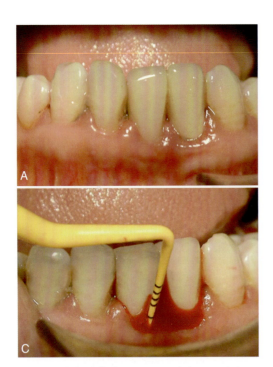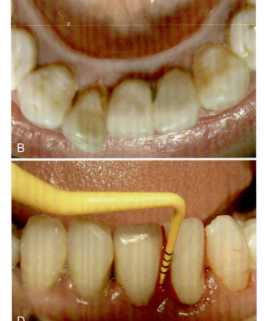

图45-1　初诊检查　31、32烤瓷联冠修复。A.唇侧；B.舌侧；C、D.轻探诊出血

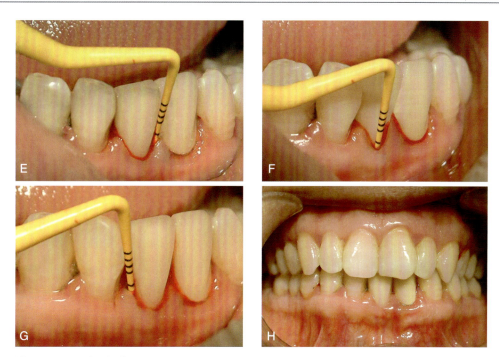

续图45-1 初诊检查 E. 31远中PD 4mm；F. 31正中PD 4mm；G. 31牙近中PD 4mm；H.其余牙牙龈红肿

31轻探诊出血（图45-1C、D），唇侧近中、正中、远中位点PD分别为：4mm、4mm、4mm（图45-1E~G）；32探诊出血，唇侧近中、正中、远中位点PD为：4mm、2mm、4mm，无松动。

口腔卫生状况：CI（1~2），DI（1），色素（+）；其余牙牙龈乳头微红，水肿；PD 2~3mm，BOP（+）；41缺失，无缺牙间隙，下前牙中线偏移（图45-1H）；咬合未见早接触，双侧关节无明显触痛及弹响，开口度正常。18、28伸长，无对𬌗牙。

影像学检查 X线片显示31种植体周围牙槽骨稀疏，骨嵴顶位于植体第二螺纹处（图45-2A），与6年前种植时牙槽骨嵴顶高度（基线时骨的水平）相比无变化（图45-2B）；32根管内可见高密度根充影像、恰填，根尖周未见明显异常，牙槽骨未见吸收。

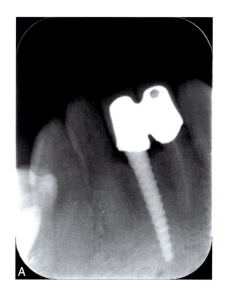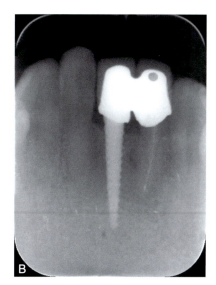

图45-2 31 X线片 A.初诊牙槽骨嵴顶状态；B.6年前种植时牙槽骨嵴顶状态

诊断

1. 31种植体周黏膜炎。
2. 慢性龈炎。
3. 牙列缺损（41缺失，牙列无缺牙间隙）。
4. 18、28无功能牙。

治疗

治疗计划

1. 告知患者所患疾病、治疗方法、治疗次数、治疗效果及费用等。
2. 牙周治疗常规血液检查。
3. 全口龈上洁治术。
4. 31种植义齿、32龈下刮治术和根面平整术。
5. 口腔卫生宣教、定期复查。
6. 18、28择期拔除。

治疗经过

1. 牙周治疗常规查血结果均未见明显异常。
2. 牙周基础治疗。

（1）0.2%氯己定含漱液含漱，0.5%碘伏消毒；全口牙（除31种植义齿）超声洁治器去除龈上牙石及软垢，抛光牙面；32用Gracey刮治器行龈下刮治，根面平整；全口3%过氧化氢液冲洗龈沟，置1%碘甘油。

（2）0.5%碘伏消毒31种植义齿周黏膜，手用塑料洁治器去除龈上牙石、软垢及种植体表面龈下牙石，出血多；3%过氧化氢液冲洗31种植体周软组织沟及32龈袋，袋内置盐酸米诺环素软膏（图45-3A~F）。

医嘱 维护口腔卫生，1周复诊。

3. 牙周基础治疗后，1周复诊。

患者述 牙龈出血好转。

检查 口腔卫生状况：CI（0），DI（0），色素（-）；31种植义齿周黏膜、32牙龈乳头红肿减轻，BOP（+）；其余牙牙龈色、形、质基本正常。

处置 0.2%氯己定含漱液含漱，0.5%碘伏消毒；用甘氨酸粉行31种植义齿、32龈下喷砂和根面平整术；0.2%氯己定冲洗31种植体周软组织沟、32龈沟，置盐酸米诺环素软膏。

医嘱 复方氯己定含漱液含漱，每日2次，1周复诊。

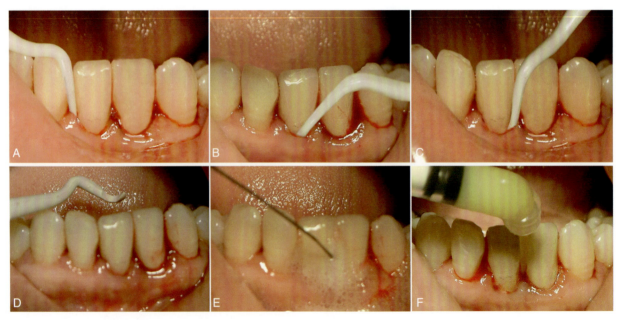

图45-3 31-32对症治疗 A.近中；B.正中；C.远中；D.塑料刮治器；E.冲洗种植体周袋；F.袋内注入盐酸米诺环素软膏

4. 牙周基础治疗后，2周复诊。

患者述　刷牙牙龈不出血。

检查　口腔卫生状况：CI（0），DI（0），31种植义齿周黏膜、32牙龈及乳头色、形、质基本正常；探诊有点状出血；其余牙牙龈色、形、质正常，部分位点BOP（+）。

处置　0.2%氯己定液冲洗31种植体周软组织沟及32龈沟，并置盐酸米诺环素软膏。

医嘱　维护口腔卫生，1周复诊。

5. 牙周基础治疗后，3周复诊。

患者述　无明显不适。

检查　口腔卫生状况：CI（0），DI（0），31种植义齿周黏膜、32牙龈及乳头色、形、质正常；BOP（-），其余牙牙龈色、形、质正常。

处置　3%过氧化氢液冲洗31种植体周软组织沟及32龈沟，并置盐酸米诺环素软膏。

医嘱　复方氯己定含漱液含漱，1个月复查。

定期随访

牙周基础治疗后1个月复查。

患者述　1个月来无牙龈红肿及出血。

检查　口腔卫生状况：DI（1），CI（1）。31种植义齿周黏膜、32牙龈色、形、质基本正常，BOP（-），PD 2~3mm；其余牙牙龈色粉红、无水肿、质韧，BOP（-），PD 1~3mm（图45-4）。

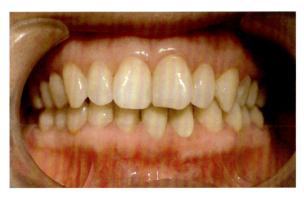

图45-4　牙周基础治疗后1个月复查

X线片显示31种植义齿牙槽骨密度比初诊时增高，牙槽骨嵴顶高度无明显变化（图45-5）。

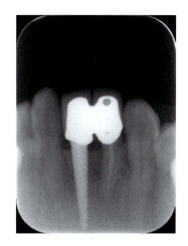

图45-5　31牙周基础治疗后1个月X线片

处置　3%过氧化氢液含漱，0.5%碘伏常规消毒；手用龈上洁治器去除全口牙石及软垢，抛光牙面；3%过氧化氢液冲洗龈沟并置1%碘甘油。

医嘱　①注意刷牙方法及时间，使用牙线和牙间刷；②3个月后复查（牙周检查及拍X线片）。

病例小结

■ 2018年牙周病及种植体周病新分类

种植体周疾病首次被列入牙周病新分类中，分为3种情况（种植体周健康、种植体周黏膜炎、种植体周炎），本病例是种植体周黏膜炎。

■ 诊断依据

31种植义齿周围黏膜充血水肿，探诊出血、探诊深度4mm，无骨丧失，因此可诊断为31种植体周黏膜炎。

■ 种植牙会得牙周病吗？

种植体由于菌斑微生物、负载过重、宿主易感因素等会发生种植体周组织疾病，类似于牙周病。包括种植体周黏膜炎和种植体周炎，前者炎症范围局限于种植体周软组织而未累及牙周支持骨组织，类似牙龈炎；后者种植体周软组织炎症并累及牙周支持骨组织，类似牙周炎。

■ 种植体周围组织疾病概述

种植体周围组织疾病是指种植体在达到骨结合稳定后，由于病原微生物的入侵和宿主自身免疫反应而出现的种植体周组织（包括黏膜、结缔组织、骨组织）的炎症反应性疾病。根据炎症累及的范围不同可分为两大类：种植体周黏膜炎和种植体周炎。大部分种植体周炎是由种植体周黏膜炎进展而来，但促使种植体周黏膜炎发展为种植体周炎的相关的危险因素目前尚不确定。种植体周黏膜炎与种植体周炎的发病率分别为19%~65%和1%~47%。如果本例患者不及时治疗，可导致种植体周炎。

■ 种植体周黏膜炎的临床表现

种植体周黏膜炎的主要临床特征是种植体周黏膜红肿，轻探诊出血或溢脓，无骨吸收。在种植体周黏膜炎时，由于肿胀或探诊阻力降低，常常可以观察到探诊深度的增加。

> **关键点** 在种植修复完成后，应对种植体周围组织的情况进行基线数据记录，包括种植修复完成后即刻的探诊深度和平行投照X线片，以便与复查时对种植体周组织状态的检查结果相对照。如复查结果显示牙周探诊深度较基线增加，且探诊出血阳性，伴或不伴牙龈溢脓，但无周围支持骨组织的丧失，可诊断为种植体周黏膜炎。

■ 体会

种植体周黏膜炎是种植体周疾病的早期阶段或早期表现，由于植体周组织的生物学特性，使炎症进展较牙周组织更迅速。牙周组织上皮下方结缔组织及牙周膜中含有大量血管，细菌入侵会产生较强的炎症防御反应。而种植体周的结缔组织内层基本无血管，外层含少量血管；种植体与周围骨组织直接接触、没有类似牙周膜的结构。因此，防御能力差，一旦细胞入侵突破了上皮封口，可直达骨面，破坏进展较快。所以，控制种植体周黏膜炎的关键在于早期发现并早期治疗。治疗以清除菌斑、牙石为主，使用专门的器械，与种植体同样硬度的钛刮治器、塑料刮治器；超声洁牙器械需用碳纤维工作尖；喷砂可用甘氨酸喷砂粉。需要强调的是要养成良好的口腔卫生习惯，定期使用复方氯己定含漱液含漱，正确刷牙，使用牙线、牙间刷和冲牙器（水牙线）。

种植义齿完成后，一定要叮嘱患者：①前半年1、3、6个月时定期复诊；②每半年至1年复诊一次，进行全面检查并拍X线片，必要时进行CT检查；③每半年至1年做一次洁治；④如果复诊时发现PD≥4mm，则需进行刮治，局部配合使用抗生素如0.12%氯己定含漱液。

（司薇杭　李美文　苟建重）

病例 46　种植体周炎 1

病例概况

患者，女，55岁，退休。因左下后牙（种植牙）烤瓷冠脱落，牙龈肿胀就诊。她问医生："种植牙掉了还能再装上吗？"

病　史

主诉　左下后牙（种植牙）烤瓷冠脱落2个月，牙龈肿胀2周。

现病史　2个月前左下后牙（种植牙）烤瓷冠脱落，近2周牙龈肿胀，未做任何治疗。

既往史　半年前于外地医院行左下后牙"种植义齿"修复，使用良好；种植手术前曾做过洁牙。

全身健康状况及过敏史　否认全身系统性疾病史及急慢性传染病史；否认药物过敏史。

个人史　每天早晚刷牙各1次。

家族史　无特殊记载。

检　查

口内检查　牙列式：11-17、21-18、31-35、36种植体、37、38、41-47。

口腔卫生状况：CI（1~2），DI（1），牙龈轻度肿胀；PD 2~6mm，BOP（+），部分牙松动Ⅰ度。

36未见修复冠，种植体周黏膜红肿；颊侧可见窦道口，溢脓（图46-1）；PD>4mm，BOP（+）。

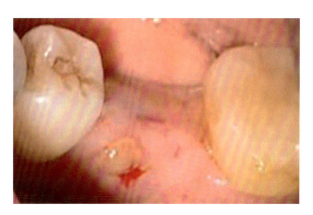

图46-1　初诊检查36种植体周黏膜

影像学检查　X线片显示36种植体颈部约3个螺纹周围可见低密度影（图46-2）。

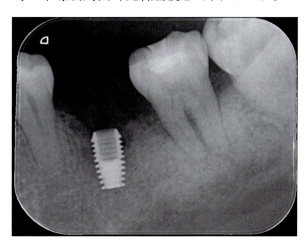

图46-2　初诊检查36种植体X线片

诊　断

1. 36种植体周炎（临时基台及修复冠脱落）。
2. 慢性牙周炎。
3. 牙列缺损（36缺失）。

治 疗

> **治疗计划**
> 1. 告知患者所患疾病、治疗方法、治疗次数、治疗效果及费用等。
> 2. 牙周治疗常规查血。
> 3. 全口龈上洁治术，36种植体龈下刮治术、Nd：YAG激光照射种植体周袋。
> 4. 局部使用氯己定含漱液。
> 5. 其余牙拍X线片，制定治疗计划，患者要求种植牙治疗后再进行。
> 6. 口腔卫生宣教，定期复查。

治疗经过

1. 牙周治疗常规查血未见明显异常。

2. 复方氯己定含漱液含漱，0.5%碘伏常规消毒；超声洁治器去除全口牙石及软垢，碳纤维刮治器刮除36种植体龈下菌斑、牙石，Nd：YAG激光照射种植体周袋；3%过氧化氢液冲洗种植体周袋，袋内置盐酸米诺环素软膏。

3. 1周复诊。

患者述 左下后牙（种植牙）黏膜肿胀稍缓解。

检查 口腔卫生良好，全口牙龈肿胀减轻，36种植体周黏膜红肿略减轻。

处置 复方氯己定含漱液含漱，0.5%碘伏消毒；Nd：YAG激光照射种植体周袋；3%过氧化氢液冲洗种植体周袋，袋内置盐酸米诺环素软膏。

医嘱 维护口腔卫生，1周后复诊。

4. 2周复诊。

患者述 左下后牙（种植牙）黏膜肿胀明显减轻。

检查 口腔卫生良好，36种植体周黏膜轻度肿胀。

处置 复方氯己定含漱液含漱，0.5%碘伏消毒；Nd：YAG激光照射36种植体周袋；3%过氧化氢液冲洗种植体周袋，袋内置盐酸米诺环素软膏。

医嘱 维护口腔卫生，1周后复诊。

5. 3周复诊。

患者述 左下后牙牙龈肿胀明显缓解。

检查 口腔卫生良好，36种植体周黏膜肿胀明显减轻。

处置 0.2%氯己定液冲洗36种植体周袋，袋内置盐酸米诺环素软膏。

医嘱 维护口腔卫生，5周后复诊。

6. 2个月复诊，酌情行36二期手术。

患者述 无不适。

检查 口腔卫生良好，36种植体周黏膜色粉红，质韧，窦道口愈合（图46-3）。

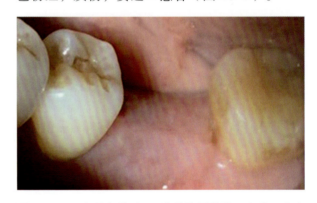

图46-3 2个月复诊时36种植体周黏膜，窦道口愈合

X线片显示36种植体颈部牙槽骨影像致密（图46-4）。

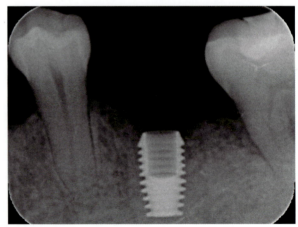

图46-4 2个月复诊36种植体X线片

治疗计划 36行种植二期手术。

处置 常规消毒、铺巾，阿替卡因肾上腺

素注射液行36种植体周黏膜局部浸润麻醉；切龈，翻开黏骨膜瓣，安装临时基台，缝合。

术后影像学检查　X线片显示36临时基台就位良好（图46-5）。

医嘱　复方氯己定含漱液含漱，1个月复诊。

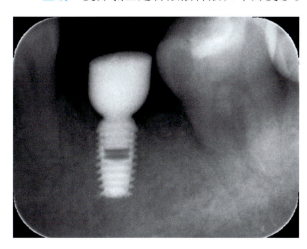

图46-5　36种植二期手术后X线片

7. 36二期手术1个月复诊。

检查　36临时基台周围黏膜愈合良好。

治疗计划　36取模，行烤瓷冠修复。

处置　36取修复模型，制作烤瓷冠。

8. 取模后2周复诊。

检查　36临时基台周黏膜色、形、质基本正常。

处置　去除36临时基台，龈袖口形态良好，安装Bicon无肩基台；试戴全瓷冠，就位顺利，邻接紧密，外形、颜色佳，调𬌗；粘固冠修复体。

定期随访

修复后3个月复查。

患者述　使用良好，无不适。

检查　口腔卫生状况：DI（1），CI（1）。36种植体周围黏膜色、形、质基本正常，PD 1~3mm（图46-6A~F）。

X线片显示36种植体周牙槽骨密度致密，种植体与骨结合良好（图46-7A、B）。

处置　常规全口龈上洁治术，去除菌斑及牙石。

医嘱　①种植牙用牙间刷和冲牙器维护；②半年复诊；③择期复诊治疗其余牙。

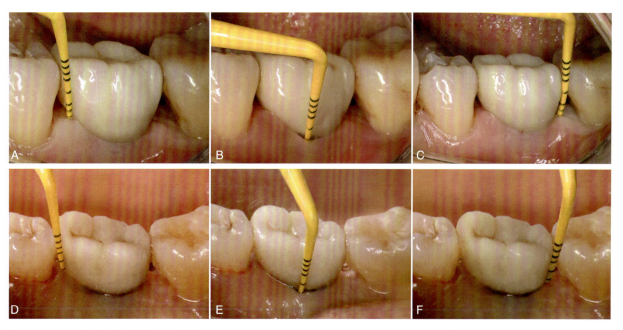

图46-6　36种植修复后3个月探诊检查　A.颊侧近中PD 1mm；B.颊侧正中PD 3mm；C.颊侧远中PD 1mm；D.舌侧近中PD 3mm；E.舌侧正中PD 3mm；F.舌侧远中PD 2mm

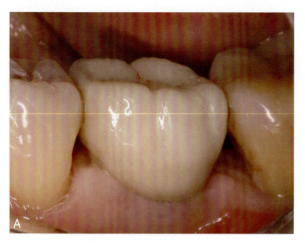
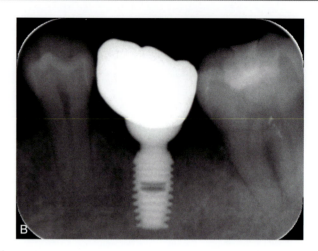

图46-7 36种植义齿修复后3个月 A.颊侧；B.X线片

病例小结

■ **2018年牙周病及种植体周病新分类**

在新分类中本病例为种植体周炎。

■ **诊断依据**

本病例中36种植体周黏膜红肿，颊侧瘘管溢脓；PD>4mm，BOP（+）；X线片示36种植体颈部3个螺纹可见骨吸收低密度影，因此可诊断为36种植体周炎。

> **关键点** 种植体周炎是指种植体周软组织发生炎症，黏膜红肿，探诊出血，并且累及种植体周围的牙槽骨，造成骨的吸收，形成种植体周袋、溢脓、窦道，甚至松动。由于种植体周围防御能力较弱，炎症进展较牙周炎快，可在短短数月造成种植体脱落。

■ **本病例种植牙掉了能装上吗？出现种植体周炎能长期保留吗？**

本病例烤瓷冠脱落，种植体并未脱落，后期可以重新冠修复。本例患者种植义齿患有种植体周炎，进行治疗去除菌斑、牙石，类似牙周基础治疗，获得了理想的治疗效果。但后期仍需要进一步牙周支持治疗，定期复诊，早发现早治疗，才能长期保留。

■ **种植体周炎的治疗**

种植体周围疾病分为种植体周黏膜炎和种植体周炎。文献报道种植体周黏膜炎会影响80%的患者和50%的种植体，而种植体周炎会影响28%~56%的患者和12%~43%的种植体。种植体表面菌斑聚集是形成种植体周围疾病的关键因素。治疗种植体周疾病的基本原则是持之以恒地彻底去除菌斑，控制感染，消除种植体周袋，阻止骨丧失，诱导骨再生。在进行种植体周疾病治疗前，应常规检查是否存在促进种植体周疾病的医源性因素，如过多的粘接剂、过高的修复体以及不恰当的种植位置，首先去除可能的医源性因素，方可进行种植体周疾病的治疗，包括非手术治疗和手术治疗。

非手术治疗：①机械清创，使用钛或塑料刮治器，若用超声洁治时应选用碳纤维专用工作尖去除牙石；橡皮杯抛光，甘氨酸或赤藓糖醇喷砂清除种植体表面。②局部药物治疗，首选氯己定，0.2%~0.5%袋内冲洗，或注入0.2%氯己定凝胶；机械清创后0.12%~0.2%氯己定每天含漱3次，用药1个疗程3~4周。局部还可用3%过氧化氢溶液、次氯酸钠溶液或生理盐水。③全身药物治疗，种植体周袋内有革兰阴性厌氧的牙周致病菌，在机械清创和应用氯己定的基础上进行抗感染治疗，联合用阿莫西林/甲硝唑、四环素/多西环素或环丙沙星，以减少或消除致病菌。此外还建议辅助利用光动力、半导体激光或Er-YAG激光来清除种植体的菌斑。

手术治疗：分为切除性和再生性手术。①切除性手术：在翻瓣清除肉芽组织之后进行种植体的处理。先用钛器械刮除菌斑及牙石，彻底清除种植体表面，用生理盐水反复冲洗或擦洗，以去除毒素，恢复生物相容性，并修整牙槽骨，将黏骨膜瓣复位、缝合。种植体表面处理还可用喷砂或激光。②引导性骨再生术：进行翻瓣清创后，需尽可能彻底清除暴露的种植体粗糙面上的菌斑微生物，清除的方法包括喷砂、激光、生理盐水反复冲洗或擦洗，在此基础上，进行引导骨组织再生术。引导骨组织再生术是将生物膜覆盖在骨缺损区的骨组织表面，作为一屏障将软组织与骨组织隔开，防止上皮细胞以及结缔组织来源的成纤维细胞长入骨缺损区，可有效保证生长较慢的骨细胞顺利增生并充满膜下方的骨缺损区。

■ **体会**

经临床检查发现，本例患者全口牙存在中、重度慢性牙周炎。种植术前仅进行了全口龈上洁治术，并未去除龈下菌斑、牙石，这可能是导致种植体周炎发生的原因。通过龈下刮治、根面平整术以及Nd：YAG激光治疗后，获得了较好的疗效。因此，种植术前如果患者有牙周疾病，一定要进行系统的牙周治疗，除了进行龈上洁治术，还需行龈下刮治术和根面平整术，同时可辅助进行激光等新技术进行治疗，甚至根据情况进行牙周手术。待治疗后达到以下标准才可进行种植二期治疗：PD ≤ 5mm，BOP阳性位点 ≤ 25%。

本病例36颊侧龈乳头未完全塑形，一方面叮嘱患者用牙间刷和冲牙器自行控制菌斑，另一方面预约患者定时复诊控制菌斑，刮治时切记要用专用器械。

（司薇杭　孙俊毅　李美文）

病例 47　种植体周炎 2

病例概况

患者，女性，39岁，教师。下前牙松动于外院拔除后，进行了种植义齿修复，近1个月自觉下前牙牙龈肿胀。是什么原因导致牙龈肿胀呢？要如何处理呢？

病　史

主诉　下前牙（种植牙）周围牙龈肿胀1个月。

现病史　1个月前自觉下前牙（种植牙）牙龈肿胀，未经治疗，今来我院要求诊治。

既往史　1年前曾因下前牙松动于外院拔除，后期行"种植义齿"修复。

全身健康状况及过敏史　否认全身系统性疾病史及急慢性传染病史；否认药物过敏史。

个人史　每日刷牙1~2次。

家族史　无特殊记载。

检　查

口内检查　牙列式：11-17、21-27、31-37、41-47（32-42全瓷桥，32、42种植义齿）。

口腔卫生状况：CI（1），DI（1）；32、42种植体周黏膜红肿，32 PD 2~3mm；42 PD 6~8mm，BOP（+）；全瓷桥无明显松动。其余牙牙龈红肿，牙龈退缩1~2mm，PD 3~7mm，BOP（+），部分牙松动Ⅰ度。

影像学检查　X线片显示42种植体周牙槽骨吸收10个螺纹，约7mm（图47-1）。

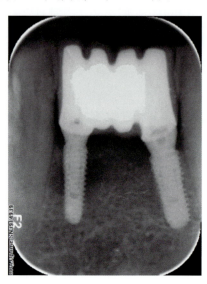

图47-1　32-42种植义齿X线片

诊　断

1. 42种植体周炎。
2. 慢性牙周炎。
3. 牙列缺损（32-42种植固定义齿）。

治　疗

> **治疗计划**
> 1. 告知患者所患疾病、治疗方法、治疗次数治疗效果及费用等。
> 2. 牙周治疗常规查血；全口龈上洁治术（32、42种植义齿使用专用器械）。

3. 洁治后进一步牙周检查，制定治疗计划。
4. 42种植义齿翻瓣术及植骨术。
5. 注意口腔卫生，定期复诊，维护种植义齿。

治疗经过

1. 牙周治疗常规查血未见异常，行全口龈上洁治术。

0.2%氯己定含漱液含漱，常规全口龈上超声洁治（碳纤维工作尖洁治32、42种植义齿），抛光牙面，3%过氧化氢液冲洗牙周袋，置1%碘甘油。

医嘱 维护口腔卫生；1周复诊。

2. 全口龈上洁治术后1周复诊。

患者述 无不适。

检查 全口牙龈红肿稍减轻，牙龈退缩1~3mm、BOP（+），PD 3~7mm，部分牙松动Ⅰ度；32种植体周PD 2~3mm，42种植体周PD 6~8mm，BOP（+）。

治疗计划

（1）建议11-17、21-27、33-37、43-47龈下刮治术、根面平整术；42种植义齿龈下局部清创；患者要求先处理种植义齿，拟行42种植义齿局部清创。

（2）42种植义齿翻瓣术及植骨术。

处置 0.2%氯己定含漱液含漱1min；42种植义齿使用碳纤维刮治器，清除种植体颈、种植基台、上部结构软组织面等部位菌斑、牙石、感染肉芽等；3%过氧化氢液冲洗种植体周袋，置盐酸米诺环素软膏。

医嘱 加强口腔卫生维护，1个月复诊。

3. 42种植义齿局部清创术后1个月复诊，拟行翻瓣术、植骨术。

患者述 无不适。

检查 口腔卫生状况：DI（1~2）；42种植义齿牙龈轻度肿胀，PD 5~8mm，BOP（+）（图47-2A）。

处置 术前谈话，告知患者麻醉风险、手术目的、手术方法、术后并发症、疗效及手术费用等，患者知情同意并签署牙周手术知情同意书。

手术步骤

（1）0.2%氯己定含漱液含漱，0.5%碘伏消毒口内黏膜，75%酒精消毒面部皮肤，常规铺巾；

（2）32-42阿替卡因肾上腺素注射液局部浸润麻醉，15号刀片行沟内切口；

（3）32-42骨膜分离器翻开黏骨膜瓣，见大量肉芽组织，42种植体周围牙槽骨吸收至植体根端1/3（图47-2B）；

（4）42碳纤维刮治器刮除种植体周炎性肉

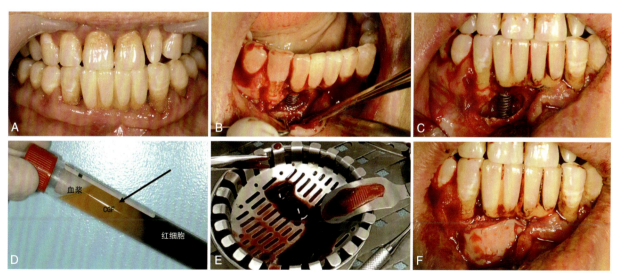

图47-2 42手术步骤 A.术前唇侧；B.术区翻瓣；C.术区清除植体周及累及螺纹的炎性肉芽组织；D.患者自体静脉血离心后；E.制备CGF膜；F.种植体表面植骨、盖CGF膜

芽组织，清理植体螺纹，修整龈瓣（图47-2C）；

（5）42种植体周围放置Bio-Oss®（骨颗粒）；

（6）抽取患者自体静脉血，制备CGF膜，将其覆盖到植骨区（图47-2D~F）；

（7）龈瓣复位，缝合。

R

阿莫西林　0.5g×1盒

用法：口服，0.5g，3/d，连用7d

地塞米松　0.75mg×1瓶

用法：口服，1.5mg，2/d，连用3d

复方氯己定含漱液　300mL×1瓶

用法：含漱，10ml，3/d

医嘱　①术后24h内局部冷敷；②术后24h内口内少量渗血是正常现象，若出现伤口开裂、骨粉暴露等情况随时复诊；③24h内不刷术区，可使用漱口水含漱；④术后2h后即可进食，手术当天宜吃温凉、稀软的食物；⑤2周复诊。

4. 42种植义齿翻瓣及植骨术后2周复诊。

患者述　术后无不适感。

检查　32-42术区创面清洁，创口愈合良好，无植入材料暴露，可见缝线（图47-3）。

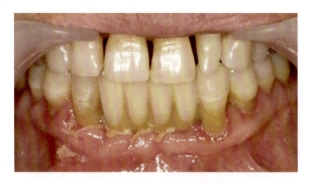

图47-3　42术后2周复诊，术区唇侧

影像学检查　X线片显示42种植体周高密度植骨材料影像（图47-4）。

处置　0.2%氯己定含漱液含漱，0.5%碘伏消毒32-42术区，拆除缝线。

医嘱　维护口腔卫生，定期0.2%氯己定含漱液含漱，正确刷牙，每餐后刷1次；1个月复诊。

5. 42种植义齿翻瓣及植骨术后1个月复诊，行11-17、21-27、33-37、43-47龈下刮治术、根面平整术。

患者述　种植牙术后无不适。

检查　32-42种植体周黏膜色、形、质基本正常。11-17，21-27，33-37，43-47牙龈轻度肿胀，牙龈退缩1~5mm，BOP（+），PD 4~7mm，部分牙松动Ⅰ度。

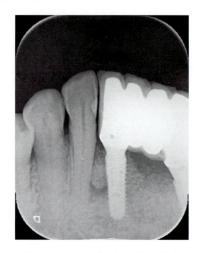

图47-4　42术后2周X线片

处置　0.2%氯己定含漱液含漱1min，0.5%碘伏消毒；11-17，21-27，33-37，43-47超声及手用刮治器龈下刮治、根面平整；3%过氧化氢液冲洗牙周袋，置盐酸米诺环素软膏。

医嘱　避免冷热刺激牙齿；1周复诊。

6. 11-17，21-27，33-37，43-47龈下刮治术、根面平整术1周后复诊。

患者述　无不适。

检查　口腔卫生状况：DI（1）；11-17，21-27，33-37，43-47牙龈肿胀稍减轻。

处置　11-17，21-27，33-37，43-47去除软垢，3%过氧化氢液冲洗牙周袋，置盐酸米诺环素软膏。

医嘱　使用牙线、冲牙器及牙间刷；1个月复诊。

定期随访

42种植义齿翻瓣及植骨术术后半年、11-17，21-27，33-37，43-47龈下刮治术、根面平整术后5个月复查。

患者述 种植牙及其他牙均无不适。

检查 口腔卫生状况：DI（1），42种植体周黏膜色粉红、质韧；PD 2~3mm，32-42种植全瓷桥无松动（图47-5A、B）；其余牙牙龈色粉红、质韧，牙龈退缩1~5mm，12-22龈乳头退缩，龈外展隙暴露；BOP（-），PD 2~4mm，个别牙松动Ⅰ度。

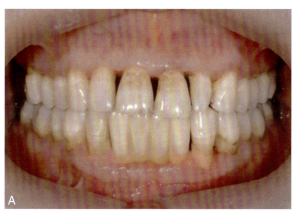

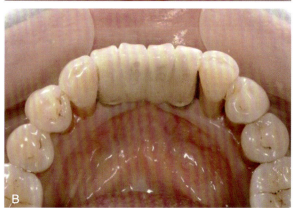

图47-5 42术后半年复查 A. 32-42唇侧及全口牙龈色、形、质；B. 32-42舌侧

影像学检查 X线片显示42种植体周牙槽骨高度、密度基本正常（图47-6）。

处置 0.2%氯己定含漱液含漱1min，0.5%碘伏消毒，手用锄形器刮除软垢，3%过氧化氢液冲洗龈沟，置1%碘甘油。

医嘱 口腔卫生宣教，6个月复查。

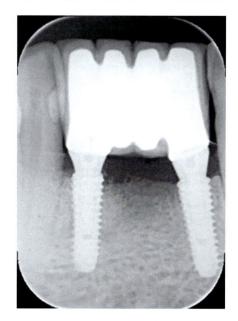

图47-6 42术后半年X线片

病例小结

■ **2018年牙周病及种植体周病新分类**

在新分类中本病例为种植体周炎。

■ **诊断依据**

种植体周炎除种植体周软组织炎症外，还有深袋形成及牙槽骨丧失。本例患者种植体周围黏膜红肿，BOP（+），PD 6~8mm。X线片显示42种植体周围牙槽骨有明显吸收。因此，诊断为种植体周炎。

■ **该患者下前牙种植牙周围牙龈肿胀是什么原因？需要进行什么治疗？**

本病例患者口腔卫生不良，菌斑滞留引起种植体周围黏膜的炎症，表现为黏膜肿胀，而且种植体周袋较深，X线片显示有牙槽骨吸收。因此，初期治疗用碳纤维刮治器去除菌斑，局部使用0.2%氯己定含漱液及袋内置盐酸米诺环素软膏。进一步通过翻瓣手术治疗，去除袋内感染的肉芽组织及种植体表面感染，并进行植骨手术。

■ **如何区别种植体周黏膜炎和种植体周炎？**

见表47-1。

表47-1 种植体周黏膜炎和种植体周炎鉴别要点

	种植体周黏膜炎	种植体周炎
病变部位	局限于黏膜，不累及骨组织（类似牙龈炎）	发生于黏膜和骨组织（类似牙周炎）
牙龈炎症	红、肿、质软，或少有溢脓	红、肿、质软，或溢脓
探诊后出血	轻探诊后有线状出血或溢出龈沟，及探诊后溢脓	探诊后明显出血，甚至溢脓
探诊深度	不加深，由于黏膜肿胀可加深	探诊深度较基线时加深；种植体周袋形成，黏膜边缘退缩
种植体松动甚至脱落	无	可有
影像学检查	种植初期骨改建时骨嵴顶水平有少量变化外，后期无骨丧失	与修复体完成1年时相比，有进展性骨丧失
治疗	基础治疗，PD ≤ 4mm 机械清除菌斑，但传统的金属刮治器不能用于种植体表面，可用钛刮治器、塑料器械，超声用碳纤维工作尖	基础治疗，药物治疗，手术治疗（翻瓣术、植骨术等）
预后	较好，适当治疗可转逆	早期治疗效果好，若种植体松动脱落，待骨组织致密后再次种植

> **关键点** 导致种植体周病发生的诸多危险因素包括：菌斑微生物、咬合负载过重、牙周炎病史、种植体义齿类型、骨的质和量、软组织附着类型、粘接剂残留、吸烟等。种植体上的菌斑微生物和负载过重是其主要致病因素。因此，在做种植修复前，一方面要通过牙周治疗控制菌斑，并教患者做好自我菌斑控制，在牙周感染控制后再行种植修复。另一方面，要防止负载殆力过重，如改良义齿的设计，增加种植体的数目，使殆力和种植体长轴一致等。

■ **体会**

对本例患者施行了翻瓣术及植骨术，目的为彻底清除种植体表面菌斑、牙石及肉芽组织，修整骨外形，并重新恢复种植体周围骨组织。手术成功的关键是彻底清除种植体表面的菌斑微生物及周围感染组织。对感染的种植体进行清创时，临床上一般采用钛、碳纤维等材质器械。这些材质质地较软，可以最大限度地减少对种植体表面结构的破坏。同时辅助使用喷砂、激光治疗，可以最大限度地清除种植体螺纹内的感染物质。术后一定要加强口腔护理。

（孙俊毅　贺龙龙　孟兆理）

第六部分

多学科联合治疗

病例 48　慢性牙周炎合并药物性牙龈肥大

病例概况

患者，女，49岁，自由职业。牙齿脱落戴假牙后，因牙龈肿大、出血，去除假牙1个月，仍未见好转。患者为什么会出现牙龈肿大呢？是因为假牙引起的吗？

病　史

主诉　全口牙龈肿大、出血约2个月。

现病史　2个月来自觉全口牙龈肿大、出血明显；1个月前在外院将修复体拆除，全口洁牙，但未见好转，要求治疗。

既往史　5年前因前牙和左下后牙脱落，做固定假牙。

全身健康状况及过敏史　高血压病史10年，近2年服用"硝苯地平"，血压稳定；否认其他全身系统性疾病史及急慢性传染性疾病史；"三黄片"、"牛黄解毒片"药物过敏史。

个人史　每天早上刷牙1次，近2个月牙龈肿大出血，不敢刷牙。

家族史　无特殊记载。

检　查

口内检查　牙列式：11、13-17、23-27、33-35、43-48；

口腔卫生状况：CI（1~2），DI（2），色素（+）；牙龈充血水肿、增生明显，BOP（+），PD 4~9mm，咬合关系不佳；11、23、24基牙预备型，冷诊不敏感；11唇侧、35舌侧移位明显，43近中倾斜，44、45近中移位；34、35松动Ⅲ度，46、47松动Ⅱ~Ⅲ度；11、15、24、25、43、44、48松动Ⅱ度，14、16、23、33、45松动Ⅰ度（图48-1A~E）。

影像学检查　X线片显示24-27、34、35、43-45、47及46远中牙槽骨水平吸收达根尖1/3，46根分叉及远中根根周低密度影；其余牙牙槽骨水平吸收达根颈1/3至根中1/3（图48-2A~G）。

诊　断

1. 慢性牙周炎。
2. 药物性牙龈肥大。
3. 牙列缺损（12、21、22、32-42、36、37缺失）。
4. 11、23、24牙体缺损（全冠基牙预备型）。

治　疗

治疗计划

1. 告知患者所患疾病、治疗方法、治疗次数、治疗效果及费用等。
2. 牙周治疗常规查血。
3. 余留牙龈上洁治术。
4. 复诊，牙周检查制定进一步治疗计划。
5. 口腔卫生指导，定期复查。
6. 择期修复23、24基牙及缺失牙。
7. 建议心血管内科定期检查治疗。

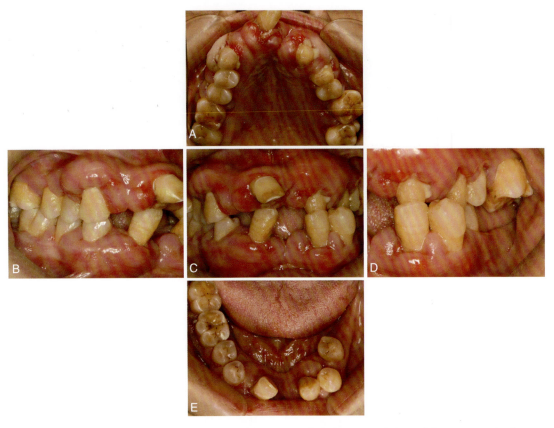

图 48-1 初诊检查　A.上颌牙；B.右侧后牙颊面；C.前牙唇面；D.左侧后牙颊面；E.下颌牙

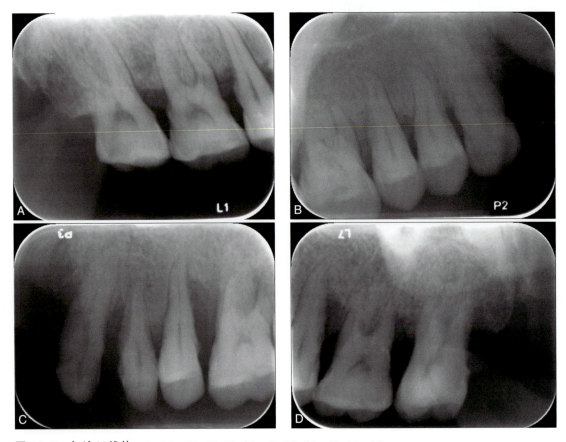

图 48-2 初诊 X 线片　A.16、17；B.13-15；C.23-25；D.26、27

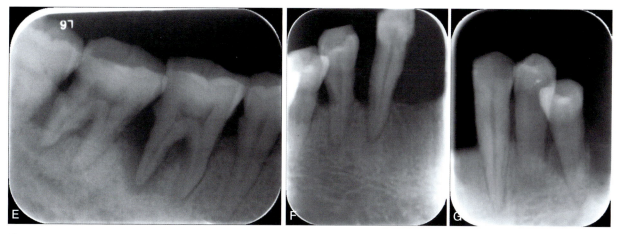

续图48-2 初诊X线片 E. 45-47；F. 43-45；G. 33-35

治疗经过

1.牙周治疗常规血液检查结果未见明显异常。余留牙常规龈上洁治术，常规医嘱。

2.龈上洁治术后1周复诊。

患者述 无牙齿敏感和牙龈出血。

检查 口腔卫生状况：DI（1~2）；牙龈红肿、增生稍有减轻；牙龈退缩、PD、BOP、松动度详见Florida探针牙周检查图表（图48-3）。

治疗计划

（1）拔除11、34、35、43、44、46、47。

（2）13-17、23-27、33、45、48牙龈切除术及翻瓣术。

处置 0.5%碘伏消毒，阿替卡因肾上腺素注射液局部麻醉下拔除11、34、35、43、44、46、47，搔刮牙槽窝肉芽组织，压迫止血，缝合。

医嘱 ①拔牙当天请勿漱口、刷牙。②拔牙2h后可进食温凉、稀软食物。③拔牙当天口内有少量血丝属正常现象，如有大量出血及时复诊。④拔牙后有明显肿痛或术后局部麻木，请电话咨询，必要时及时复诊。

3.龈上洁治术后2周、牙拔除术后1周复诊。

患者述 无明显出血及疼痛。

检查 牙列式：13-17、23-27、33、45、48。口腔卫生状况：DI（1~2），拔牙创愈合良好，缝线存留；牙龈红肿、增生。

处置 0.5%碘伏消毒11、34、35、43、44、46、47拔牙创，拆除缝线。

医嘱 ①维护口腔卫生；②若有牙齿敏感，可使用脱敏牙膏；③如有其他不适随时复诊。

4.龈上洁治术后4周，牙拔除术后3周复诊。

患者述 牙龈肿胀减轻，无其他不适。

检查 牙列式：13-17、23-27、33、45、48。口腔卫生状况：DI（1）；牙龈肿胀增生，牙龈退缩1~5mm，PD 2~9mm，部分位点BOP（+），15、24-27、48松动Ⅱ度，14、16、23、33、45松动Ⅰ度。

依治疗计划 13-17、23-27、33、45、48牙龈切除术及翻瓣术。

处置 术前谈话，告知患者手术目的、手术方法、麻醉风险、术中及术后可能出现的并发症、预后及费用；患者知情同意，并签署牙周手术知情同意书。

手术步骤：

（1）常规消毒、铺巾，13-17、23-27、33、45、48阿替卡因肾上腺素注射液局部浸润麻醉。

（2）13-17、23-27、33、45、48用11号刀片行内斜切口，切除增生牙龈，翻开黏骨膜瓣，刮除肉芽组织，刮除根面残余牙石及病变牙骨质，根面平整，修整牙槽骨及龈瓣。

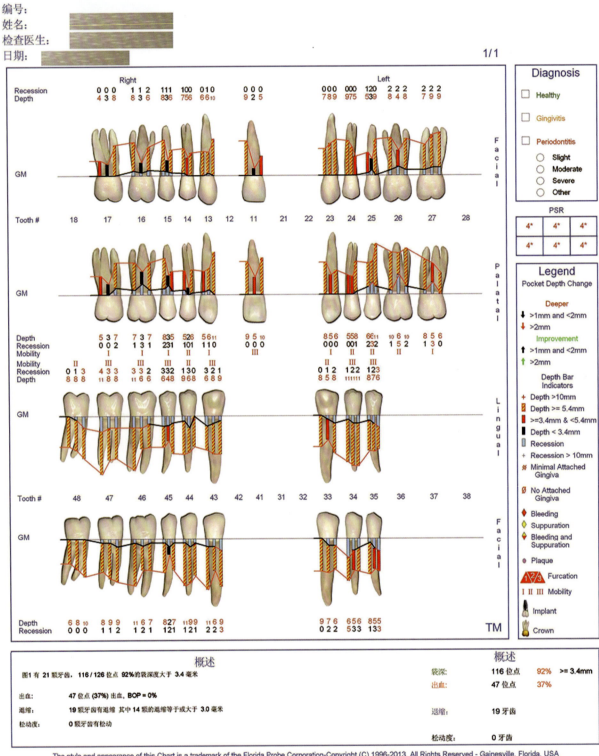

图 48-3 龈上洁治术后 1 周 Florida 探针牙周检查图表

（3）黏骨膜瓣复位，间断缝合。

R

阿莫西林 0.5g×24 片 ×1 盒

用法：口服，0.5g，4/d，连用 7d

甲硝唑 0.2g×21 片 ×1 盒

用法：口服，0.2g，3/d，连用 7d

复方氯己定含漱液 300ml×1 瓶

用法：含漱，10ml，3/d

医嘱 ①24h 内局部间断冷敷；②24h 内有少量渗血是正常现象，若出血不止随时复诊；③术区当天不刷牙，使用含漱液，非术区正常刷牙；④术后 2h 勿进食，当天宜吃温凉、稀软食物；⑤按时口服抗生素；⑥1 周复诊。

5. 牙龈切除术及翻瓣术后 1 周复诊。

患者述 术后无疼痛及不适感。

检查 13-17、23-27、33、45、48 缝线在，创面清洁。

处置 13-17、23-27、33、45、48 生理盐水冲洗创面，0.5% 碘伏消毒，拆除缝线。

医嘱 维护口腔卫生，2 个月复诊。

6. 牙龈切除术及翻瓣术后 2 个月复诊。

患者述 牙龈肿胀好转，无出血。

检查 牙列式：13-17、23-27、33、45、48。口腔卫生状况：DI（1）；牙龈色粉红，质韧，牙龈不同程度退缩 1~4mm；BOP（-），PD 2~4mm，松动Ⅰ~Ⅱ度，缺牙区牙槽黏膜粉红色、质韧，牙槽嵴丰满（图 48-4A、B）。

处置

（1）3% 过氧化氢含漱，0.5% 碘伏消毒，去除余留牙的牙面软垢，3% 过氧化氢冲洗牙周袋，棉球擦干龈缘，置 1% 碘甘油。

（2）23、24 行烤瓷联冠修复，藻酸盐取初印模，制取研究模型。基牙预备，硅橡胶取精模，临时联冠修复。1 周后烤瓷联冠试戴，就位良好，边缘密合，邻接良好；给予调磨、抛光，粘固烤瓷联冠（图 48-5）。

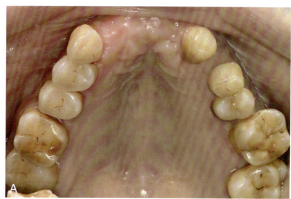

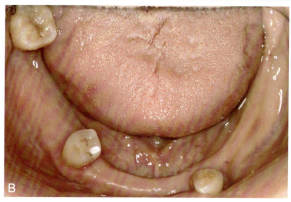

图 48-4 牙龈切除及翻瓣术后 2 个月　A. 上颌牙列；B. 下颌牙列

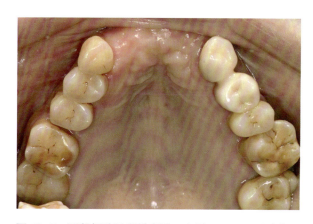

图 48-5 牙龈切除及翻瓣术后 2 个月　23、24 冠修复

（3）活动义齿修复，取模、咬合关系记录，制作活动义齿，排牙时发现 45 向近中移位，在 33-44 缺 6 颗牙，但只能排下 5 颗牙；在 45-48 缺 2 颗牙，但排了 3 颗牙，咬合基本正常。戴牙，调𬌗，义齿取戴顺利（图 48-6A~C）。

医嘱 ①维护口腔卫生；②若有牙齿敏感，可使用脱敏牙膏；③活动义齿如有不适随时复诊，戴义齿常规医嘱。④3~6 个月复诊。⑤定期心血管内科复诊。

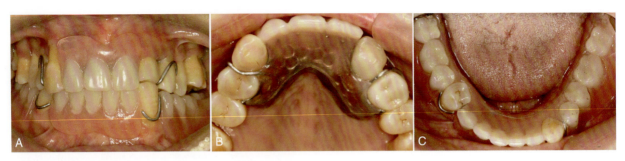

图 48-6 活动义齿修复　A.唇颊侧；B.上颌腭侧；C.下颌舌侧

定期随访

翻瓣术后6个月，义齿修复4个月复查。

患者述　活动义齿取戴顺利，咬合良好。

检查　口腔卫生状况：DI(1)，CI(1~2)；13-17、23-27、33、45、48牙龈不同程度退缩1~5mm，PD 2~4mm，16、17、26、27部分位点BOP(+)，其余牙位点BOP(-)。活动义齿固位良好，外形患者满意（图48-7A~E）。

处置　行余留牙常规龈上洁治术。

医嘱　加强口腔卫生，使用牙线及牙缝刷，6个月定期牙周维护。

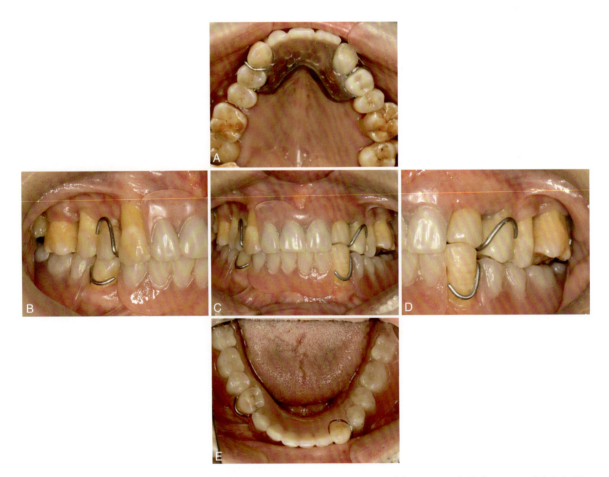

图 48-7　牙龈切除术及翻瓣术后6个月　A.上颌牙腭侧；B.右侧后牙颊面；C.前牙唇面；D.左侧后牙颊面；E.下颌牙舌侧

病例小结

■ **该患者为什么会牙龈增生呢？**

因为该患者有高血压病史10年，近2年服用硝苯地平。硝苯地平是一种钙通道阻滞剂类降压药，可引起牙龈增生。患者原有慢性牙周炎，长期服用此类药物会促使已有炎症的牙龈发生纤维性增生。

> **关键点** 多学科联合治疗
>
> 1. 对于不能保留的牙应该尽早拔除。
> 2. 牙周基础治疗：通过龈上洁治术、龈下刮治术清除菌斑、牙石，消除主要致病因素；指导患者严格控制菌斑。
> 3. 资料显示，此类患者经认真、细致的牙周基础治疗后无须停药牙龈肥大可消失。对牙周治疗后牙龈肥大改善不明显的患者，应建议与专科医师协商停止使用钙通道阻滞剂；或者与其他药物交替使用，以减轻副作用。
> 4. 手术治疗：对于牙龈增生明显、基础治疗后仍不能消退的患者，可行牙龈切除术和成形术。
> 5. 修复治疗一般在牙周基础治疗6~8周后进行。牙周手术后至少6周，甚至更长时间，当牙周炎症得到控制，口腔卫生良好的情况下开始修复治疗。此时，龈缘位置和牙位置稳定，牙周组织健康，可根据缺牙及余牙情况，选择合适的修复方式。

■ **体会**

对于需要长期服用抗癫痫药物（如苯妥英钠）、免疫抑制剂（如环孢素）、钙通道阻滞剂（如硝苯地平、维拉帕米）等药物的患者，应该在开始用药前先进行口腔检查，消除一切可能引起牙龈炎症的因素，并向患者宣教控制菌斑的正确方法。积极治疗原有的龈炎或牙周炎，能减少本病的发生。本病例患者血压高，术前应注意全身情况及监测血压，血压稳定时方可进行手术。患者既有牙龈肿大，又有牙周炎，外斜切口切除牙龈，需切除部分附着龈和牙龈上皮，手术创伤大；采用内斜切口有利于翻瓣术及伤口愈合，但难度大，因为需要兼顾牙龈的厚度。23、24间隙大，又是全冠基牙预备形，烤瓷联冠不但修复了基牙预备形，而且封闭了牙间隙。患者之前的23、24与33、34是反𬌗，义齿纠正了24与34年反𬌗，同时将23与33排成对刃𬌗；11、12、21、22缺失，因间隙不够，仅排了3颗牙（11，12，21），虽然中线有点偏，但咬合较好。

（苗辉）

病例 49　牙周-牙髓联合病变

病例概况

患者，男，54岁，高校教师。曾因右下后牙有洞、疼痛行根管治疗和牙冠修复。近半年牙龈反复肿胀、疼痛、流脓。不知与治疗过的牙有关系吗？

病　史

主诉　右下后牙牙龈反复肿胀、疼痛半年。

现病史　半年来自觉右下后牙牙龈反复肿胀、疼痛、流脓，2周前因牙龈肿胀口服阿莫西林和甲硝唑好转；2d前又复发，今日就诊。

既往史　4年前因右下后牙有洞且疼痛，曾在外院做根管治疗及全冠修复。

全身健康状况及过敏史　否认全身系统性疾病史及急慢性传染性疾病史；否认药物过敏史。

个人史　每日刷牙2次（早晚刷）；不吸烟。

家族史　无特殊记载。

检　查

口内检查　牙列式：11-17、21-27、31-37、41-47。

口腔卫生状况：CI（1~2），DI（1），色素（+）。

46颊侧牙龈充血肿胀，退缩2mm，BOP（+）；可探及龈下牙石，根分叉正中位点PD 6mm，颊舌向水平PD 5mm，颊舌侧未穿通；叩痛（-），松动Ⅰ度。烤瓷冠修复，冠边缘不密合，冷诊无反应；颊侧近龈缘和根尖区各见一窦道，轻压可见脓性分泌物溢出。

其余牙龈颜色和质地基本正常，31、41牙龈退缩约1mm，个别位点BOP（+），PD 2~3mm，无明显松动；其他牙牙体组织及口腔黏膜未见明显异常。

影像学检查　X线片显示46近远中牙槽骨高度基本正常，牙周膜间隙增宽，骨硬板消失；根分叉区、近中根尖及近中根周大面积低密度影。冠部及髓室可见全冠及充填物高密度影像，牙冠远中修复体下方高密度影像（疑似牙本质钉）；根管内可见高密度根充影像，近中根近根尖孔区约3mm高密度影像与根充影像不连续且超出根尖孔（疑似器械分离）；远中根管内高密度影像与根管壁密合并达根尖，根尖周低密度影（图49-1）。

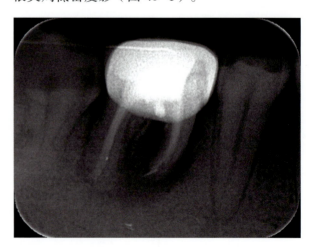

图49-1　初诊检查46 X线片

诊 断

1. 46牙周-牙髓联合病变（根管治疗后）。
2. 46根分叉病变（Ⅱ度）。
3. 46近中根尖区器械分离（可疑）。

治 疗

治疗计划

1. 告知患者所患疾病、治疗方法、治疗次数、治疗效果、近中根可疑器械分离的处理方案及治疗费用等。
2. 46拆除全冠。
3. 牙周治疗常规查血。
4. 牙周基础治疗（全口龈上洁治术、46龈下刮治术和根面平整术）。
5. 牙周手术治疗：
   方案一 46近中根根管再治疗、翻瓣术、取出分离器械、植骨术或引导性组织再生术；
   方案二 46翻瓣术、牙半切术（近中）、取出分离器械。
6. 口腔卫生宣教、自行口腔卫生维护，定期复查（1、3、6、9、12个月，每年）。
7. 46酌情重新全冠修复。

治疗经过

牙周治疗常规查血结果未见异常。

与患者沟通，同意治疗计划及牙周手术治疗方案一。

1. 46拆除全冠，牙冠预备形、冠短、棕褐色、远中邻龈大面积银汞充填物密合，根分叉暴露，无根柱。
2. 常规全口龈上洁治术、46龈下刮治术和根面平整术，牙周袋置盐酸米诺环素软膏。
3. 牙周基础治疗1周复诊。

患者述 右下后牙牙龈肿胀、流脓好转。

检查 全口牙龈色、形、质基本正常，BOP（-），46颊侧窦道消失，PD：颊侧近中、正中、远中：3mm、3mm、3mm，舌侧近中、正中、远中：2mm、3mm、2mm，根分叉颊舌侧未穿通（图49-2A~G）。

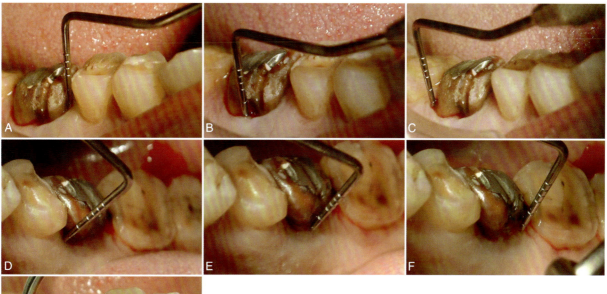
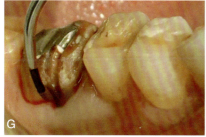

图49-2 46探诊检查 A.颊侧近中位点；B.颊侧正中位点；C.颊侧远中位点；D.舌侧近中位点；E.舌侧正中位点；F.舌侧远中位点；G.根分叉水平探诊

4. 46根管再治疗。去除咬合面近中充填物，氯仿溶解近中二根管充填物，3%过氧化氢液冲洗根管，根管预备，干燥后碘仿糊剂加大锥度牙胶尖根充，玻璃离子垫底，银汞合金充填。

影像学检查 X线片示46根管再治疗后近中2根管内高密度根充影像恰填密合，疑似高密度器械分离影像位于根尖周组织中（图49-3）。

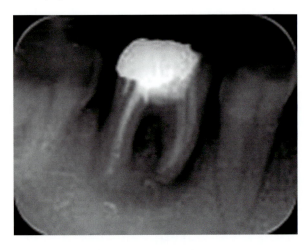

图49-3 46根管再治疗后X线片

5. 依治疗计划行46翻瓣术和植骨术。

术前谈话告知患者麻醉风险、手术目的、手术方法、术中及术后并发症、预后及费用等，患者表示知情同意并签署牙周手术知情同意书。

手术步骤

（1）常规消毒、铺巾、2%利多卡因2.5ml行右下颌下牙槽、舌、颊神经阻滞麻醉。

（2）44-47颊侧行内斜切口、沟内切口；44近中轴面角处从龈缘至龈颊沟做垂直切口；翻开黏骨膜瓣，见46根分叉、近中根颊面及邻面大量肉芽组织，远中牙槽骨吸收至根中1/3（图49-4A）。

（3）挖匙刮除根分叉、近中根颊面及邻面肉芽，无根柱；近中根完全暴露，二壁骨袋；根分叉牙槽骨吸收，颊舌侧根分叉未穿通（图49-4B~D）；根尖周刮出分离器械5mm，色黑（告知患者），根面锉平整根面，修剪颊侧龈瓣内侧壁肉芽组织。

（4）隔湿、擦干根面、小棉球蘸17%EDTA处理暴露的牙根面5min，生理盐水冲洗。

（5）刺激根分叉区牙槽骨出血，植入Bio-Oss® Collagen（骨胶原），充满整个骨缺损区（图49-4E）。

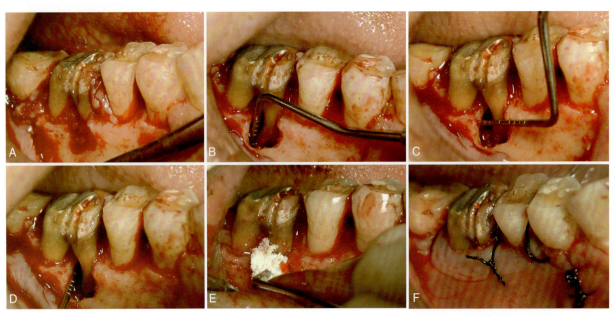

图49-4 46翻瓣术和植骨术 A.翻开黏骨膜瓣；B.刮除肉芽；C.二壁骨袋；D.颊舌侧根分叉未穿通；E.Bio-Oss® Collagen（骨胶原）植入；F.龈瓣复位、缝合

（6）龈瓣复位，46悬吊缝合，44垂直切口间断缝合（图49-4F）。

（7）创面覆盖碘仿纱条，敷塞治剂。

医嘱　①术后24h内，间断性局部冷敷；②口服抗生素1周，疼痛时可口服芬必得或其他止疼药；③勿用患侧咀嚼；④术后2h勿进食，手术当天宜吃温凉、稀软食物；⑤注意维护口腔卫生，使用漱口水，手术当天不刷术区；⑥创面保护剂脱落及时就诊，2周复诊。

R

阿莫西林　$0.5g \times 24 \times 1$ 盒

用法：口服，0.5g，4/d，连用7d

甲硝唑　$0.2g \times 21 \times 1$ 盒

用法：口服，0.2g，3/d，连用7d

地塞米松片　$0.75mg \times 20 \times 1$ 瓶

用法：口服，1.5mg，2/d，连用3d

西帕依固龈液　$100ml \times 1$ 瓶

用法：含漱，适量，3/d

6. 46翻瓣术和植骨术后2周复诊。

患者述　术区无明显疼痛及不适。

检查　44-47术区塞治剂存，叩痛（-）。

处置　44-47去除塞治剂，生理盐水棉球擦拭创面；0.5%碘伏消毒，拆除缝线，牙龈愈合良好（图49-5）。

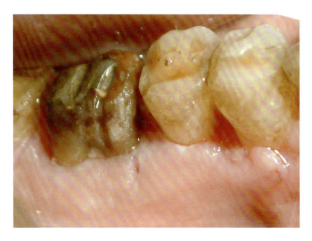

图49-5　术后2周复诊　拆线后创口愈合良好

医嘱　维护口腔卫生，正确使用牙刷、牙线、牙缝刷，1个月复查。

定期随访

1. 46根管再治疗及牙周手术后1个月复查。

患者述　偶有刷牙出血。

检查　口腔卫生状况：DI（1），CI（1），色素（++）；44-47牙龈颜色、质地基本正常；46牙牙龈退缩1.5mm，根分叉外露，颊舌向水平探入3mm。

处置　3%过氧化氢液含漱；手工龈上洁治器去除龈上牙石及软垢；3%过氧化氢溶液冲洗龈沟，置1%碘甘油。

医嘱　继续保持口腔卫生，采用Bass刷牙法；2个月后复诊。

2. 46根管再治疗及牙周手术后3、6、9个月复查。

患者述　无不适。

检查　口腔卫生状况：CI（0），DI（1），色素（-）；44-47牙龈粉红色，质韧；46牙龈退缩1~2mm，PD 1~2mm，BOP（-），根分叉水平探入0.5mm（图49-6A、C、E）。

影像学检查　X线片显示46根尖及根分叉区及近中根近远中邻面骨密度有所增高，但仍可见少量低密度影像（图49-6B、D、F）。

处置　3%过氧化氢溶液冲洗44-47龈沟，置1%碘甘油。

医嘱　维护口腔卫生，使用冲牙器；3个月复诊。

3. 46根管再治疗及牙周手术后1年、1年半及2年复查。

患者述　无不适。

检查　46牙龈颜色、质地正常，无窦道。根分叉牙龈质韧，BOP（-）。

影像学检查　X线片显示术后1~2年内46根周骨密度未见进一步增加（图49-7A~C）。

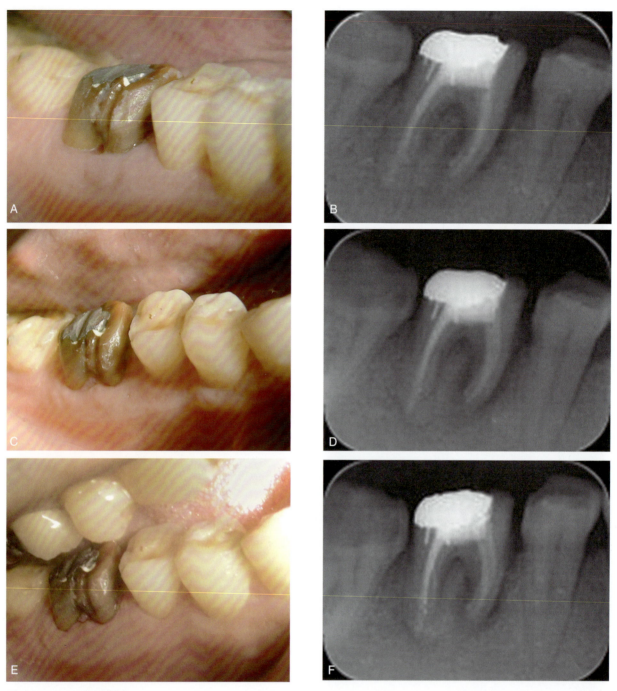

图 49-6　46 术后复诊　A. 3 个月颊侧；B. 3 个月 X 线片；C. 6 个月颊侧；D. 6 个月 X 线片；E. 9 个月颊侧；F. 9 个月 X 线片

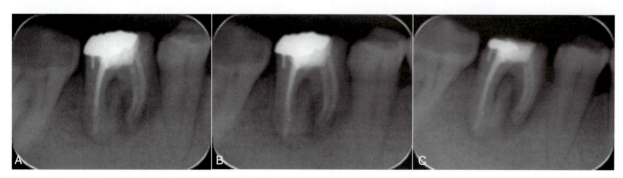

图 49-7　46 术后 1~2 年 X 线片　A. 术后 1 年；B. 术后 1 年半；C. 术后 2 年

医嘱　46 观察，不适随诊。

4. 46 根管再治疗、翻瓣术及植骨术后 3 年复查。

患者述　右下后牙牙龈起脓包 1 月余。

检查　46 颊侧根尖区可见窦道，轻压有脓液溢出，叩痛（±）。

影像学检查　X 线片显示 46 近中根尖周低密度影像范围扩大（图 49-8A）。

治疗计划

（1）46 试行近中根根管再治疗术。告知患者第二次根管再治疗，由于管壁薄，牙冠缺损大，可能导致冠折或冠根裂，此牙无法保留。患者表示知情同意，接受治疗。

（2）46 择期冠修复。

处置　46 去除咬合面充填物，氯仿溶解近中根管内原有充填物，测长（图 49-8B），根管消毒、根管充填，玻璃离子充填窝洞。

医嘱　①维护口腔卫生；②避免使用患牙咬过硬、过黏食物。

5. 46 第二次根管再治疗后 3 个月复查。

患者述　右下后牙咬合痛 1 周。

检查　46 咬合面近中颊舌向裂纹达龈下，颊侧根尖区窦道未愈合，叩痛（++）。牙龈轻度红肿，PD 4~10mm。

影像学检查　X 线片显示 46 近中根管腔高密度充填材料影像与根管近中壁间存在低密度影达根尖区，根尖周低密度影（图 49-8C）。

诊断　46 冠根裂（近中根）

治疗计划

（1）牙周治疗常规查血，全口龈上洁治术。

（2）46 牙半切除术（近中）。

（3）46 择期修复。

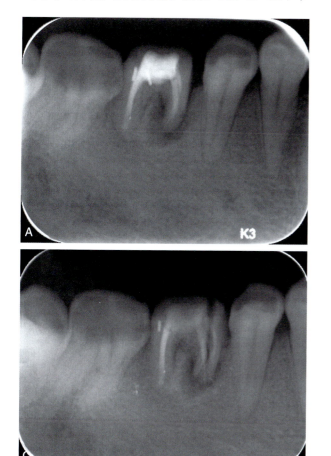
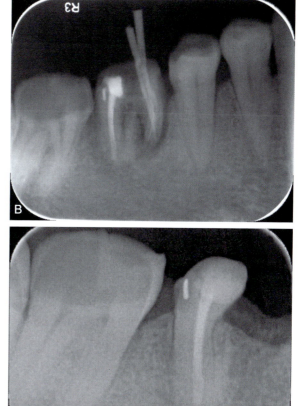

图 49-8　46 术后 3 年 X 线片　A. 近中根尖区低密度影像范围扩大；B. 试尖片；C. 第二次根管再治疗后 3 个月；D. 牙半切除术后 3 个月

处置

（1）牙周治疗常规查血正常，常规全口龈上洁治术，常规医嘱。

（2）46牙半切除术，常规术前谈话。手术步骤：2%利多卡因行右侧下牙槽神经、颊神经、舌神经阻滞麻醉；消毒，铺巾；行沟内切口，翻开黏骨膜瓣，充分暴露根分叉区，用金刚砂钻将患牙从根分叉处分为近、远中部分；拔除近中牙体组织，刮除牙槽窝肉芽组织；修整远中牙体外形；龈瓣复位，缝合。

医嘱　常规术后医嘱。

6.46牙半切术后1周复查。

患者述　无明显不适。

检查　46缝线完好，创面愈合良好，可见少量软垢。

处置　46创面生理盐水棉球擦拭，锄形器去除软垢，0.5%碘伏消毒创面，拆线。

医嘱　加强口腔卫生维护，3个月复查。

7.46牙半切术后3个月复查。

患者述　无明显不适，牙龈无肿胀。

检查　口腔卫生良好，46近中黏膜色粉红，质韧，牙槽骨丰满，远中牙龈色、形、质正常，BOP（−）。

影像学检查　X线片显示46近中根拔牙窝骨密度增高（图49-8D），远中根未见异常。

医嘱　建议择期修复治疗。

8.46修复治疗。

检查　46牙龈正常，无松动，近中黏膜粉红，质韧，颌间距正常。

处置　46远中牙体全冠基牙预备，45𬌗面远中备支托窝，取模；1周试戴46全冠，就位顺利，邻接良好，边缘密合；全冠近中𬌗支托也顺利就位，贴合于45远中支托窝，粘接修复体。

医嘱　认真刷牙；定期复查。

9.46全冠修复后2年复查。

患者述　戴牙后无不适，使用良好。

检查　46牙龈色、形、质正常，PD 2~3mm，BOP（−），无明显松动；46全冠颊侧烤瓷面，舌侧及咬合面金属面，边缘均密合；全冠咬合面近中附加𬌗支托与45远中支托窝边缘密合（图49-9 A~C）。

影像学检查　X线片显示46远中牙槽骨及近中修复体下方牙槽骨密度均匀一致，远中根管高密度充填影像与根管壁及根尖孔密合，根尖周未见明显异常（图49-9D）。

医嘱　保持口腔卫生，定期复查。

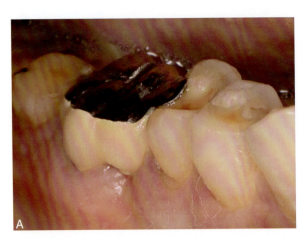
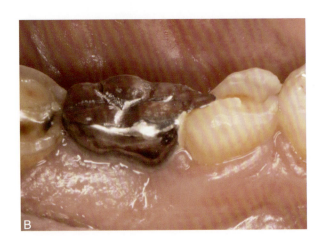

图49-9　46修复后2年复诊检查　A.颊侧；B.舌侧

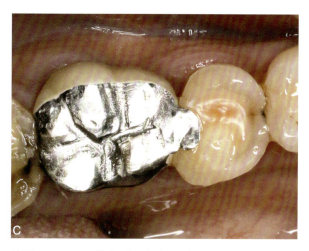
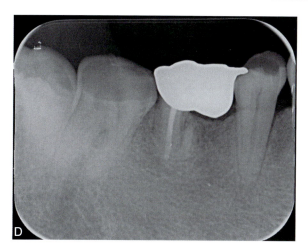

续图 49-9 46 修复后 2 年复诊检查 C. 殆面；D. 修复后 X 线片

病例小结

■ 本病例患牙初次就诊时已经做过根管治疗 4 年，为什么还会反复出现牙龈肿胀、流脓和疼痛的症状？第一次根管再治疗后 3 年，为什么再次出现牙龈窦道？并随后出现冠根裂？

本病例患者初次就诊时，因为牙疼已经做过根管治疗，X 线片显示近中根尖 1/3 区有分离的器械。这种根管内分离的器械阻碍了根管的成形和器械的根向通路，会影响对根尖区的预备和清创，因此根尖 1/3 部位并不能进行彻底的根管清理和消毒，根管内尚残留有感染物质；同时根管充填不密合和长度不足都可引起根管微渗漏，造成根管系统的再感染。在根管治疗结束后的一段时间，该患牙近中根根尖 1/3 部位的感染进一步扩大、形成脓液，穿通骨组织及骨膜，达到黏膜下，引起牙龈的肿胀、疼痛，进而穿通黏膜出现牙龈流脓。

对于患牙 46 首次根管治疗不完善、根管内有器械分离，导致了牙龈的肿胀、流脓，虽然经过根管再治疗后牙龈肿胀等症状消失，但 3 年后再次出现了牙龈窦道，考虑可能的原因是两次根管治疗对根管壁组织的切削，导致近中根可能已经出现隐裂，所以 X 线片显示 46 近中根根周低密度影并未完全改善；并且第二次根管再治疗后，根管壁再次受到切削使得牙根隐裂明显，之后出现冠根裂情况。

■ 本例患者就诊后，对患牙进行了根管再治疗并进行了牙周手术，为什么没有及时进行冠修复？而且在二次根管再治疗、牙齿半切后为什么采用 46 全冠修复，并在 45 远中设计殆支托的方式来进行修复？

本病例患者因牙龈肿胀、流脓就诊，进行了根管再治疗和牙周基础治疗、牙周手术治疗，术后窦道消失，自觉无不适，定期复查，但 X 线片显示 46 近中根尖周低密度影，在牙周手术 6 个月后未见改善，所以暂未进行冠修复。

对于牙半切除术后的剩余牙齿，一般修复多采用双端固定桥或者联冠修复的方法，可以明显减小各基牙的牙周膜内应力，使应力分布更均匀、更合理。对于此患牙来说，46 近中根因为根裂进行了牙半切术，只保留了远中牙体组织，最合理的修复方法是将 46 远中牙体组织和 45 作为基牙进行双端固定桥的修复。但患者不接受磨除 45 部分牙体组织及戴冠，因此采用了 46 全冠修复并设计了 45 远中殆支托支持 46 全冠近中的修复方法，但这种 45 远中殆支托的方法容易导致 45 殆面远中发生龋坏。此修复方法是不规范的，但患者自愿接受。告知患者是一种尝试性修复方法，患者表示完全知情同意，同时指导和要求患者做好菌斑控制。经2年观察，46牙周菌斑及牙周炎症控制较好，全冠密合，咬合良好。

> **关键点**　多学科联合治疗
> 1. 牙周基础治疗，控制46牙周炎症。
> 2. 根管再治疗，消除46近中根管内感染。
> 3. 翻瓣术及植骨术，去除46根尖周的分离器械及根周炎症组织，并诱导新骨形成。
> 4. 牙半切除术，去除46冠根裂的近中牙体组织及根周炎症组织。
> 5. 修复治疗，恢复46功能与美观。

■ **体会**

根管治疗的目的在于对根管系统的清创和避免再次被感染，因此根管治疗术中发生的器械分离、根管穿孔、根管偏移、出现台阶等问题都会影响根管治疗的成功率。所以我们应尽量避免医源性的失败，通过完善的根管治疗，将失败率降到最低。一旦出现根管治疗的失败，应仔细分析原因并选择相应有效的治疗方案。尤其涉及多学科的问题，应加强多学科之间的沟通和协作，以期达到治疗的成功。

因本病例患者有强烈保留患牙的欲望，并且依从性好（9年），也为医生采取更合适的治疗方案提供了空间。最终通过牙体-牙髓联合治疗、牙周基础治疗、牙周手术治疗及修复治疗，保留了部分患牙，恢复了一定的功能。后期还要密切观察患牙的咬合情况及预防45的龋病发生。

（刘瑾　姬小婷　苟建重）

病例 50 牙周-牙髓联合病变合并牙根纵裂

病例概况

患者，男，46岁，工人。因右下后牙咬合痛就诊，医生告知需要做根管治疗和牙半切除术。患者询问："为什么要把一半牙切除呢？后期如何镶牙呢？"

病 史

主诉 右下后牙咬合痛4个月。

现病史 4个月来自觉右下后牙咬合痛，未曾治疗，现来我科就诊。

既往史 1年前右下后牙咬硬食物后牙齿劈裂，无疼痛不适。

全身健康状况及过敏史 否认全身系统性疾病史及急慢性传染病史；否认药物过敏史。

个人史 每日刷牙2次。无吸烟史。

家族史 无特殊记载。

检 查

口内检查 牙列式：11-18、21-27、31-38、41-48。

口腔卫生状况：CI（0），DI（0），色素（-）；46颊侧牙冠缺损，近中牙冠裂纹；颊侧牙龈轻度红肿，BOP（+），PD 3~5mm，根分叉区可水平探入5mm；冷诊无反应，叩诊（-），正常生理动度（图50-1A）。其余牙牙龈色粉红，质韧，部分牙龈退缩约1~2mm；BOP（+），PD约2~3mm，正常生理动度。

影像学检查 X线片显示46残冠髓室内及根管内低密度影，近中根根颈1/3至根尖区根管腔增宽；近中牙槽骨吸收至根尖1/3，根分叉及根周低密度影；远中牙周膜间隙增宽，硬板消失（图50-1B）。

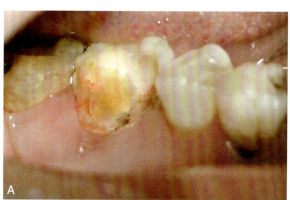
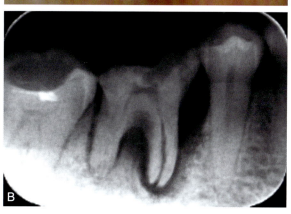

图50-1 46初诊检查　A.颊侧牙冠缺损；B.X线片

诊 断

1. 46牙周-牙髓联合病变合并牙根纵裂（近中根）。
2. 46牙体缺损（隐裂）。

治 疗

治疗计划

1. 告知患者所患疾病、治疗方法、治疗次数、治疗效果及费用等。
2. 牙周治疗常规查血。
3. 全口龈上洁治术。
4. 46远中根根管治疗。
5. 46牙半切术（近中）。
6. 口腔卫生宣教，定期复查。

治疗经过

1. 牙周治疗常规查血结果未见异常。常规行全口龈上洁治术。

2. 行46远中根根管治疗。

处置　46开髓，无出血、无疼痛、无异味。去髓顶，远中根管拔髓，牙髓不完整，疏通根管，测长，根管预备，消毒，充填，一次完成根管充填，玻璃离子充填（图50-2）。

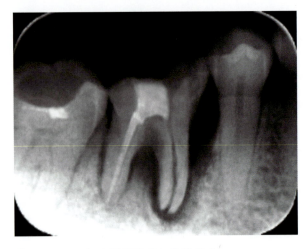

图50-2　46远中根管治疗一次性完成

医嘱　①患牙勿咬硬物。②1周复诊，行46牙半切除术。

3. 46远中根根管治疗后1周复诊，46行牙半切除术。

患者述　根管治疗后无疼痛。

检查　46充填物完好，叩诊（-），牙龈轻度肿胀。

处置　术前谈话，告知患者麻醉风险，手术目的、手术方法及术中、术后可能出现的并发症，手术预后以及手术费用；患者表示知情同意并签署手术知情同意书。

手术步骤

（1）2%利多卡因行右侧下牙槽神经、颊神经、舌神经阻滞麻醉，46根尖区行局部浸润麻醉，常规消毒铺巾；

（2）46颊侧PD分别为：根分叉水平探诊6mm，近中3mm，正中5mm，远中3mm（图50-3A~D），牙龈轻度肿胀（图50-4A）；

（3）45、46、47颊侧行内斜切口及沟内切口，45近中行垂直切口；

（4）45、46翻开黏骨膜瓣，见根分叉区及颊侧大量肉芽组织（图50-4B），刮除肉芽组织，颊、舌侧根分叉相通，颊侧远中牙槽骨吸收至根颈1/3，近中牙槽骨吸收至根尖；近颊根管口颊侧有折裂线延伸至根分叉；

（5）高速加长裂钻在𬌗面偏近中，将牙冠及根分叉区颊舌向磨开分为近、远中两半，拔除近中牙体，近颊根见裂纹，磨改远中牙冠外形类似前磨牙形态；牙槽窝清创、锉光根面、黏骨膜瓣复位，压迫止血，间断缝合（图50-4C~H）。

R

阿莫西林　0.5g×24粒　×1盒

用法：口服，0.5g，3/d，连用7d

甲硝唑　0.2g×21片　×1盒

用法：口服，0.2g，3/d，连用7d

西帕依固龈液　100ml×1瓶

用法：含漱，适量，3/d

医嘱　①术后24h内术区相应面部间断冷敷；②术后有少量渗血是正常现象，若出血不止随时复诊；③注意口腔卫生，使用含漱液；④术后2h勿进食，手术当天吃温凉、稀软食物；⑤术区保护剂脱落及时就诊，10d复诊。

4. 46牙半切除术后10d复诊。

患者述　无疼痛及不适感。

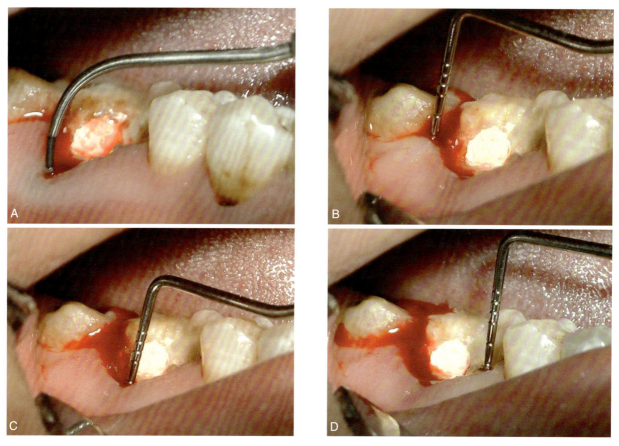

图50-3 46术前牙周探诊检查 A.颊侧根分叉区水平探诊6mm；B.颊侧远中PD 3mm；C.颊侧正中PD 5mm；D.颊侧近中PD 3mm

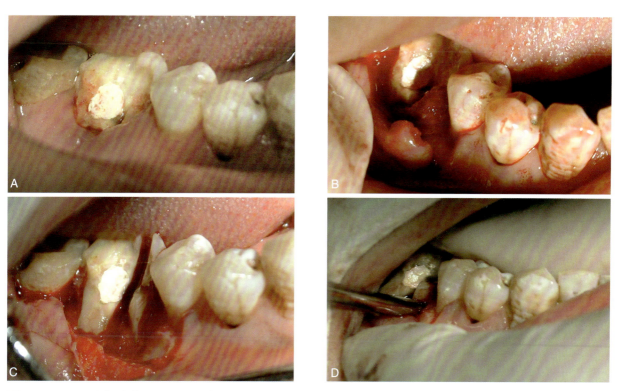

图50-4 46牙半切除术 A.牙龈轻度肿胀；B.翻开黏骨膜瓣；C.分开近远中牙冠；D.拔除近中牙体

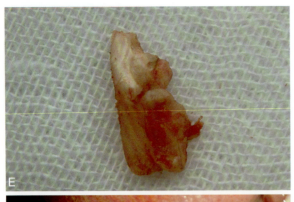
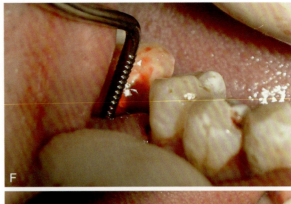
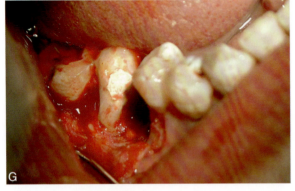
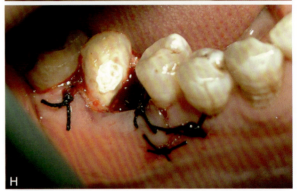

续图50-4　46牙半切除术　E.半切的近中牙根可见纵裂纹；F.锉光远中根面；G.修整远中牙冠外形；H.间断缝合

检查　45、46手术缝线存，牙龈颜色正常，轻度水肿。

处置　生理盐水清洗创面，0.5%碘伏消毒，拆除缝线，伤口愈合良好（图50-5A）。

影像学检查　X线片显示46近中根牙槽窝低密度影，远中根分叉区根面光滑，无悬突（图50-5B）。

医嘱　保持口腔卫生，2个月后复诊。

5. 术后50d复诊。

患者述　无疼痛及不适感，要求镶牙。

检查　46牙颈部有软垢形成，近中黏膜色粉红，质韧，牙槽嵴丰满（图50-6A），BOP（-），PD 1~2mm，叩痛（-），无明显松动。

处置

（1）常规消毒，手工龈上洁治器去除软垢，3%过氧化氢液冲洗龈沟，擦干龈缘，置1%碘甘油，再次行口腔卫生宣教；

（2）45、46行桩冠桥修复。

1）46制备桩道，取铸造桩硅橡胶印模。

2）45、46牙体预备，粘固铸造桩核，取模，

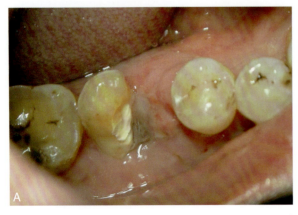
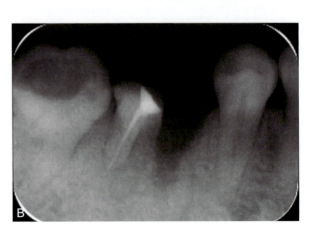

图50-5　46牙半切除术后10d复诊　A.46拔牙创愈合良好；B.远中根X线片

292

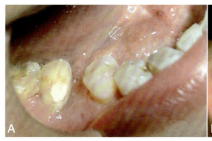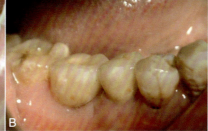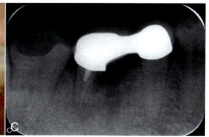

图 50-6 46 牙半切除术后 50d 复诊 A. 46 近中牙槽嵴丰满，黏膜正常；B. 45、46 桩冠桥修复；C. 45、46 修复后 X 线片

制作烤瓷桩冠桥。2 周后试戴。

3) 45、46 烤瓷桩冠桥试戴，就位良好，患者对修复体满意并认可后粘固（图 50-6B）。X 线片示 46 近中根牙槽窝可见骨密度增高影（图 50-6C）。

医嘱　维护口腔卫生，认真清洁固定义齿，使用冲牙器，勿用患牙咬过硬食物；定期复诊，不适随诊。

病例小结

■ 为什么要把一半牙切除？牙半切除术后如何进一步修复呢？

本病例 46 牙周-牙髓联合病变、近中根牙根纵裂、根分叉病变不能治愈，但远中根根周牙槽骨尚可，符合近中牙半切术的适应证。

牙半切术后一般可进行单冠修复法、单端固定桥法、连冠修复法、双端固定桥法修复。单冠修复或单端固定桥修复因存在较大的转动力矩，易导致失败。采用双端固定桥或联冠修复，可明显减小各基牙的牙周膜内应力，使应力分布更均匀、合理。因此，临床上常采用后两种修复方法。

■ 牙根纵裂的病因、临床表现及治疗方法

目前认为𬌗创伤（咬合异常、偏侧咀嚼、喜硬食及夜磨牙）、牙体不均匀过度磨耗和牙周组织的破坏是牙根纵裂的主要病因。另外还与年龄、牙根发育缺陷、牙根预备过度等因素有关。牙根纵裂的临床表现缺乏特异性，多数病例有长期咬合不适症状。因病变程度不同，可出现牙髓炎、根尖周炎甚至牙龈反复肿痛、深牙周袋等牙周炎的表现。治疗方法主要有截根术、牙半切术及拔除。对牙周组织破坏较小的上颌磨牙可行截根术，下颌磨牙可行牙半切除术去除折裂牙根。对牙周组织破坏严重或松动明显的患牙则拔除。

> **关键点**　多学科联合治疗
> 1. 根管治疗，消除 46 牙髓、根尖周感染。
> 2. 牙周手术，46 牙半切除术去除折裂的近中根，保留远中根。
> 3. 修复治疗，46 保留的远中根与 45 采用联冠修复，有效恢复了咀嚼功能。

■ 体会

本病例根管治疗时，仅需治疗保留的远中根管。手术过程分牙并拔除近中根，因患牙近中牙根纵裂，需注意牙槽窝内不能留有断根。修整剩余牙体时，尤其要注意根分叉区要完全修整平滑。否则此处易于堆积软垢、菌斑、异物，进而造成牙周炎症。

另外，剩余牙冠亦要求减小颊舌径，呈前磨牙形态，以适应单根的支持力。术后修复中采用双端冠桥修复，优于单端冠桥修复，虽然需多磨一个牙体，但可获得更大的牙周支持力，两端力量也较平衡。若采用后者，使用时剩余牙根多为侧向受力，不利于长时间使用。

（姬小婷　南茜　潘洋）

病例 51　冠根折正畸牵引后合并增生性龈炎

病例概况

患者，女，22岁，大学生。因上前牙外伤冠根折，于外院行全口牙固定矫治，1个月前发现上、下前牙牙龈覆盖矫治器的托槽，正畸科医生建议牙周治疗。本病例患者牙外伤后为什么要进行正畸治疗？

病史

主诉　上、下前牙牙龈增生1个月。

现病史　近1个月来发现上、下前牙牙龈增生覆盖托槽，正畸科建议牙周科进一步诊治。

既往史　1年前因上前牙外伤导致冠根折断，于外院行上前牙"根管治疗"，下前牙不整齐，进行了全口牙矫治。

全身健康状况及过敏史　否认全身系统性疾病史及急慢性传染病史；否认药物过敏史。

个人史　每天刷牙3次，饭后刷牙。

家族史　无特殊记载。

检查

口内检查　牙列式：11-17、21-27、31-37、41-47。

全口正畸固定矫治器。口腔卫生状况：DI（2），CI（1），个别牙色素（+）；牙龈边缘粉红，水肿；13-23，33-43唇侧牙龈增生，覆盖托槽边缘，质韧（图51-1A~I）；BOP（+），PD 3~6mm。

11、21牙冠暗灰，舌面窝有白色充填物；11牙冠近中切角缺损，21牙冠切1/3缺损。

影像学检查　曲面体层片示12、22远中牙槽骨水平吸收至根颈1/3，其余牙牙槽骨未见明显异常；11、21根管内高密度根充影像，达根尖部，与根管壁密合，根尖周无异常；38、48近中阻生，无对𬌗牙（图51-2）。

诊断

1. 慢性龈炎（增生性）。

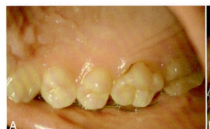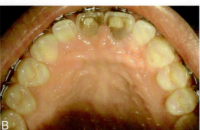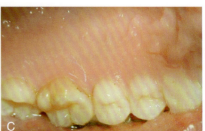

图51-1　初诊牙周检查　A.右上后牙腭侧；B.上前牙腭侧；C.左上后牙腭侧

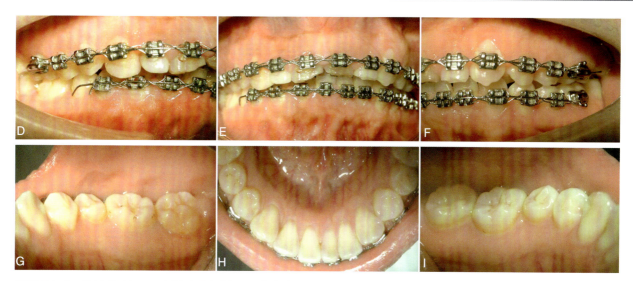

续图 51-1　初诊检查　D.右侧后牙颊侧；E.前牙唇侧；F.左侧后牙颊侧；G.右下后牙舌侧；H.下前牙舌侧；I.左下后牙舌侧

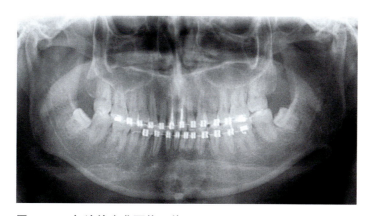

图 51-2　初诊检查曲面体层片

2. 12、22 慢性牙周炎。

3. 11、21 牙体缺损（根管治疗后）。

4. 38、48 近中埋伏阻生。

治　疗

治疗计划

1. 告知患者所患疾病、治疗方法、治疗次数、治疗效果及费用等。

2. 牙周治疗常规查血。

3. 全口龈上洁治术，12、22 龈下刮治术和根面平整术，酌情行 13-23，33-43 牙龈切除术和牙龈成形术。

4. 正畸结束后 11、21 粘接纤维桩及烤瓷冠修复。

5. 38、48 择期拔除。

6. 正畸治疗中定期复诊，进行牙周维护。

7. 口腔卫生宣教。

治疗经过

1. 与患者沟通并经患者知情同意，拆除上下颌正畸弓丝。

2. 牙周治疗常规查血结果未见异常；依治疗计划常规全口龈上洁治术（图 51-3A、B），12、22 行龈下刮治术和根面平整术。

3. 牙周基础治疗后 3 周复诊。

患者述　无不适，在当地医院已去除正畸托槽。

检查　唇侧牙面无正畸托槽。口腔卫生状况：DI（1），CI（0）；多数牙牙龈色、形、质基本正常，12-22、32-42 唇侧牙龈仍覆盖

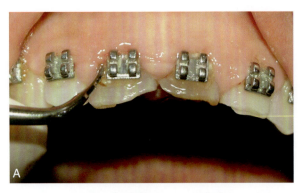
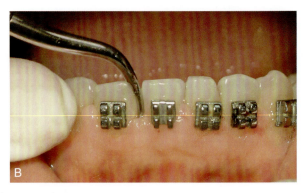

图51-3 全口龈上超声洁治 A.超声洁治上前牙；B.超声洁治下前牙

牙颈部1/3，龈乳头肿胀、圆钝，BOP（+）；11、21腭侧龈乳头轻度红肿，PD 3~5mm，BOP（+）（图51-4A~I）。

处置 行12-22、33-42牙龈切除术及牙龈成形术。

与患者术前谈话，告知手术麻醉风险、手术目的及方法、手术后牙龈退缩或再次增生以及手术费用等，患者表示知情同意并签牙周手术知情同意书。

手术步骤 12-22、33-42行牙龈切除术及牙龈成形术。

（1）0.5%碘伏消毒口内黏膜，酒精消毒面部皮肤，常规铺巾；

（2）12-22阿替卡因肾上腺素注射液局部浸润麻醉（图51-5A）；

（3）12-22印记镊牙龈定点（图51-5B）；

（4）12-22依据定点位置用12D手术刀片做内斜切口切除增生牙龈（图51-5C）；

（5）锄型器去除被切下的增生牙龈（图51-5D）；刮除肉芽组织，根面平整。

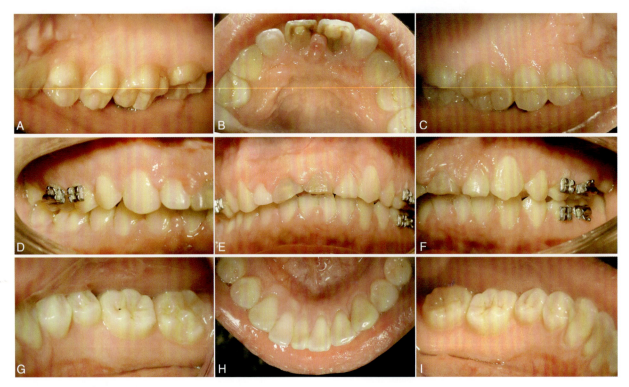

图51-4 牙周基础治疗后3周牙周检查 A.右上后牙腭侧；B.上颌前牙腭侧；C.左上后牙腭侧；D.右侧后牙颊侧；E.前牙唇侧；F.左侧后牙颊侧；G.右下后牙舌侧；H.下颌前牙舌侧；I.左下后牙舌侧

（6）12、23小弯剪修整牙龈外形（图51-5E）；

（7）33-42局部麻醉下行牙龈切除术及牙龈成形术（同12-22牙步骤）（图51-5F）；

（8）生理盐水冲洗创面，纱布压迫止血，创面敷塞治剂。

医嘱　维护口腔卫生，24h内术区不能刷牙，局部0.12%氯己定含漱，1周复诊。

4. 12-22、33-42牙龈切除术及牙龈成形术后10d复诊。

患者述　术后无疼痛及不适感。

检查　12-22、33-42塞治剂部分脱落，创面清洁；11、12牙龈乳头微红，BOP（+）。

处置　12-22、33-42去除余留塞治剂，生理盐水冲洗创面；创面愈合良好，牙龈色、形、质基本正常（图51-6A、B）。

医嘱

①维护口腔卫生，采用正确刷牙方法，使用正畸牙刷；②继续正畸科矫治，矫治时定期牙周检查；③1个月复诊。

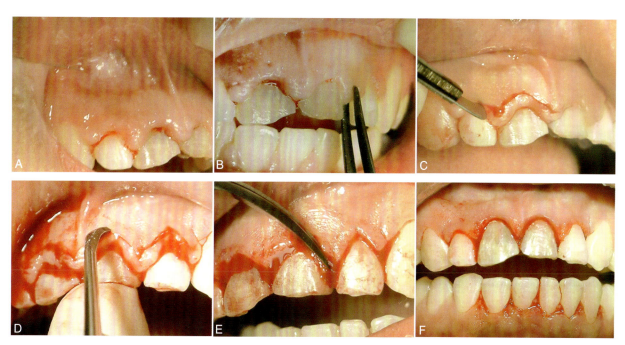

图51-5　手术步骤　A.局部浸润麻醉；B.印记镊定点；C. 12D刀片切除增生牙龈；D.去除切下的牙龈组织；E.小弯剪修整牙龈外形；F.上下前牙术后的牙龈形态

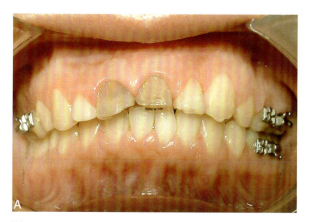
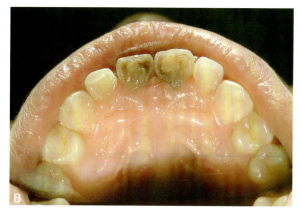

图51-6　12-22、33-42牙龈切除成形术后10d　A.唇侧；B.腭侧

定期随访

1. 1个月未按时复查，经电话随访患者无不适，正在进行正畸治疗。

2. 牙龈切除术后3个月复查。

患者述 牙龈好转，正畸结束，修复牙冠。

检查 11、21牙龈色、形、质正常，PD 2~3mm，BOP(−)；生理动度，下前牙中线偏移。

处置 11、21根管内粘接纤维桩，烤瓷单冠修复。咬合未见早接触，颜色、外形与邻牙协调美观（图51-7A、B）。

医嘱 维护口腔卫生，定期复查。

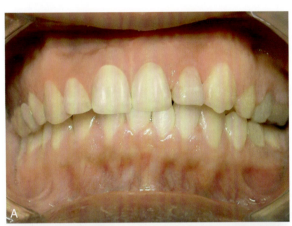

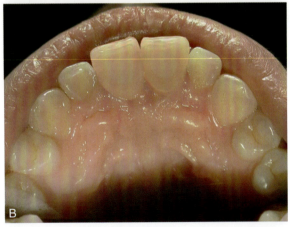

图51-7 11、21牙冠修复后 A.唇侧；B.腭侧

病例小结

■ **牙外伤后为什么要进行正畸治疗？**

当牙外伤后牙齿断缘位于龈下，需通过牙冠延长术或正畸牵引术增加临床牙冠重建生物学宽度，以利于后续修复治疗。但牙冠延长术后会出现龈缘与邻牙不协调，尤其影响前牙美观，此时更适合正畸牵引术。一般经过完善的根管治疗术后，观察1~2周无不适，便可进行正畸牵引术。

■ **戴固定矫治器的正畸患者为什么有的会牙龈增生？**

因为正畸患者没有掌握菌斑控制的正确方法，或没有持之以恒地进行良好的菌斑控制。因此，造成戴有固定矫治器的牙面菌斑堆积，引发或加重牙龈的炎症，甚至出现牙龈增生。

> **关键点** 多学科联合治疗
>
> 1. 根管治疗，11、21冠根折可导致牙髓发炎或牙髓坏死，需要进行根管治疗。
>
> 2. 正畸牵引，重建11、21因冠根折断破坏的生物学宽度。
>
> 3. 牙周基础治疗，控制全口牙的细菌及菌斑，消除牙龈炎症。
>
> 4. 牙周手术，去除增生牙龈，改善牙龈的外形。
>
> 5. 修复治疗，烤瓷桩冠修复，恢复11、21的美观和功能。

■ **体会**

①在正畸过程中一定要指导患者加强菌斑控制，使用正畸专用牙刷、水牙线、牙缝刷。②无论是在正畸治疗前、治疗中还是治疗后，都要定期进行牙周检查和评估，及时进行相应的治疗和维护。③一位患者治疗的成功可能需要多个学科的相互配合，需要不同专业医生的相互协作。④牙周科医生更是有着重要的职责，"健康口腔，牙周护航"。

（谷冬华　贺望虹　王宝彦）

第七部分

其他牙周治疗技术

病例 52　Nd：YAG 激光辅助治疗慢性牙周炎

病例概况

患者，男，32岁，教师。刷牙时牙龈出血，在外院洁牙后牙龈出血好转。近 2 周刷牙又出现牙龈出血，同时下前牙遇冷热敏感。患者询问："是什么原因，需要怎样治疗？"

病　史

主诉　刷牙时牙龈出血 4 个月。

现病史　4 个月前刷牙时牙龈出血，无自发出血；2 个月前曾洁牙，牙龈出血缓解；近 2 周刷牙时牙龈仍出血。下前牙冷敏感。

既往史　半年前因 15、25 颊侧错位拔除。无其他口腔疾病史。

全身健康状况及过敏史　否认全身系统性疾病史及急慢性传染性疾病史，否认药物过敏史。

个人史　每日刷牙 2 次。

家族史　无特殊记载。

检　查

口内检查　牙列式：11-14、16-18、21-24、26-28、31-38、41-48。

口腔卫生状况：CI（1），DI（1~2），色素（+）；部分牙牙龈轻度红肿，BOP（+），PD 2~7mm，可探及龈下牙石，根面粗糙；31、32、41、42 舌侧牙龈退缩 1~2mm，机械刺激敏感，冷刺激敏感，松动Ⅰ度，无早接触。

影像学检查　曲面体层片（半年前于外院检查）显示 16 远中、17 近中、26 远中、27 近中、35 远中、36 近远中、37 近中、46 近远中、47 近中牙槽骨水平吸收至根颈 1/3，46 根分叉区低密度影，其余部分牙牙槽嵴顶吸收（图 52-1）。

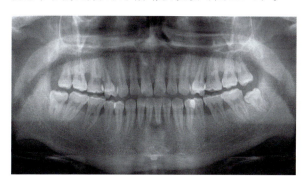

图 52-1　初诊检查　曲面体层片

诊　断

1. 慢性牙周炎。
2. 31、32、41、42 牙根面敏感。

治　疗

治疗计划

1. 告知患者所患疾病、治疗方法、治疗次数、治疗效果及费用等。
2. 牙周治疗常规查血。
3. 全口龈上洁治术。
4. 牙周检查，制定进一步治疗计划。
5. 31、32、41、42 激光脱敏治疗。
6. 口腔卫生宣教，定期复查。

治疗过程

1. 全口龈上洁治术。

牙周治疗常规查血结果未见异常。

3%过氧化氢液含漱1min，0.5%碘伏消毒，超声龈上洁治去除全口牙面软垢、色素、牙石等；橡皮杯蘸抛光膏，抛光牙面；3%过氧化氢液冲洗牙周袋，袋内置1%碘甘油。

2. 全口龈上洁治术后1周复诊。

患者述 刷牙牙龈出血减轻，偶有出血。

检查 口腔卫生状况：DI（0~1）；牙龈红肿减轻；16、36 PD 5~8mm，BOP（+）（图52-2A~D）；其余牙 PD 2~4mm，部分位点BOP（+）。

治疗计划

（1）11、12、16、21、22、26、27、31、32、36、37、41-43、46、47行龈下刮治术和根面平整术。

（2）16、36 PD≥5mm位点的牙周袋使用Nd:YAG激光杀菌消炎。

（3）31、32、41、42使用Nd:YAG激光脱敏治疗。

处置

（1）3%过氧化氢液含漱1min，0.5%碘伏消毒；11、12、16、21、22、26、27、31、32、36、37、41-43、46、47 PD>3mm位点行龈下刮治术和根面平整术。

（2）16、36 Nd:YAG激光照射PD≥5mm位点的牙周袋（图52-3A~D）。

设置 Nd:YAG激光参数：频率15Hz，功率1.5W，时间10s。

操作步骤 将光纤头伸到袋底，启动激光，呈Z字提拉，每侧牙周袋10s，重复3次；术中如有肉芽组织被光纤头带出，注意随时用生理盐水棉球将光纤头擦拭干净。

（3）31、32、41、42使用Nd:YAG激光脱敏治疗。

设置Nd:YAG激光参数：频率10Hz，功

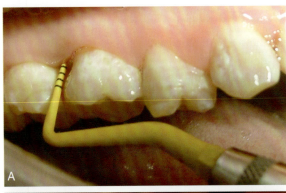
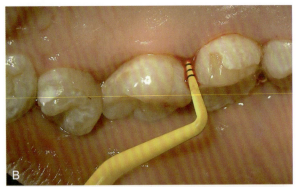
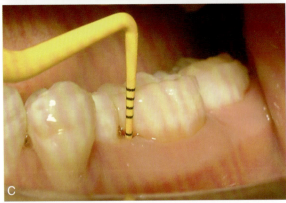
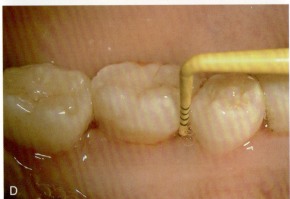

图52-2 牙周探诊 A. 16颊侧远中PD 7mm；B. 16腭侧远中PD 8mm；C. 36颊侧近中PD 5mm；D. 36舌侧近中PD 5mm

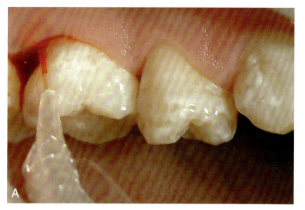
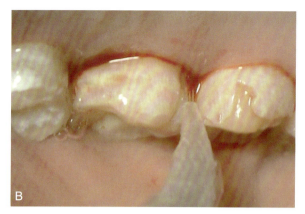
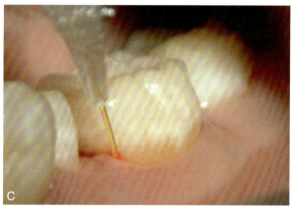
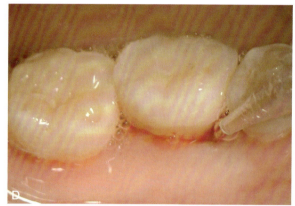

图 52-3　Nd：YAG 激光照射牙周袋　A. 16 颊侧远中牙周袋；B. 16 腭侧远中牙周袋；C. 36 颊侧近中牙周袋；D. 36 舌侧近中牙周袋

率 1W，时间 6s。

操作步骤　①清洁牙颈部过敏部位，吹气观察敏感反应；②在敏感部位涂上 1% 碘甘油；③激光作用于涂有碘甘油区，从远到近，开始距离 >3mm 照射 1~2 次，然后距离 0.5~1mm 照射 2~3 次（每次 6s）；④照完之后，等待 60s，冷刺激观察患者反应，严重者可多照 2~3 遍；⑤清理敏感部位的碘甘油，涂一层脱敏剂，再照射 2~3 遍。操作过程中医生和患者佩戴专用防护镜。

定期随访

1. 牙周基础治疗后 6 周复查。

患者述　刷牙无牙龈出血。

检查　口腔卫生状况：DI（1）；全口牙龈无红肿，PD 1~4mm，16、17、37 牙颈部可探及软垢，BOP（+）；31、32、41、42 松动 Ⅰ 度。31、32、41、42 机械刺激及冷刺激反应正常。

治疗计划

（1）16、17、37 局部冲洗上药。

（2）牙周支持治疗。

处置　16、17、37 常规消毒，去除软垢，3% 过氧化氢液冲洗牙周袋，置 1% 碘甘油。

医嘱　3~6 个月复查。

2. 牙周基础治疗后 1 年复查。

患者述　刷牙牙龈出血好转。

检查　口腔卫生状况：DI（1）；牙龈色、形、质基本正常，PD 1~4mm；31、32、36、41、42、46、47 牙颈部可探及软垢，BOP（+），31、41 松动 Ⅰ 度。31、32、41、42 机械刺激及冷刺激反应正常。

影像学检查　曲面体层片显示 16 远中、17 近中、36 近远中、37 近中较治疗前牙槽骨密度增高，26 远中、27 近中、35 远中、46 近远中及根分叉、47 近中较治疗前牙槽骨高度、密度增加；其余部分牙牙槽嵴顶高度无明显改变，较治疗前密度增高，边缘整齐（图52-4）。

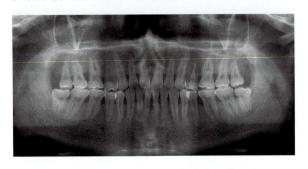

图52-4　牙周基础治疗后1年复查曲面体层片

治疗计划

（1）31、32、36、41、42、46、47局部冲洗上药。

（2）牙周支持治疗。

处置　31、32、36、41、42、46、47去除软垢，3%过氧化氢液冲洗牙周袋，置1%碘甘油。

医嘱　加强口腔卫生维护。3~6个月复查。

病例小结

■ 通过龈上洁治术治疗后，为什么牙龈仍然出血，而且牙齿会遇冷热刺激敏感？

龈上洁治术只是去除了龈上及浅的龈下菌斑和牙石，但深层的龈下菌斑、牙石等刺激因素未完全去除，且与组织表面紧密接触，会继续引起组织的炎症反应，所以牙龈仍然出血。

龈上洁治术去除了牙颈部的菌斑、牙石，由于牙龈退缩使根面牙本质暴露于口腔，温度、机械、化学刺激就会直接通过牙本质小管传递到牙髓，产生敏感症状。

关键点　激光治疗

随着激光技术在口腔领域的发展，在牙周病治疗及牙本质敏感症治疗方面有了广泛应用。Nd：YAG激光照射牙周袋可杀灭细菌，并凝固及气化炎性肉芽组织，对组织愈合起到促进作用。有研究表明，龈下刮治术、根面平整术后激光进行牙周袋内照射，可达到减小牙周袋深度、减轻牙龈炎症的效果。

Nd：YAG激光脱敏是通过照射牙本质表面产生的光热效应，瞬间使牙本质小管表面熔融和结晶，封闭牙本质小管，降低牙本质小管的通透性。同时，蒸发牙本质小管内的液体成分，会使牙本质小管内的神经变性，辅助镇痛。

■ **体会**

本例患者使用超声器械、手工器械行龈下刮治术、根面平整术，去除龈下菌斑、龈下牙石及肉芽组织，然后使用Nd：YAG激光进行牙周袋内杀菌消炎。术后6周复诊时，牙龈炎症减轻，PD 1~4mm。1年复诊时，牙龈色、形、质基本正常，PD 1~4mm。临床资料和基础研究都证明了激光在治疗牙周炎中的积极作用。但是在临床治疗中，龈下刮治术、根面平整术仍然是牙周基础治疗不可取代的方法。激光治疗仅可作为一种辅助治疗的方法，提高疗效。

在使用Nd：YAG激光进行脱敏时，应注意将激光照在牙根面，先远后近，每遍照射后应稍有停顿，勿连续照射，避免一个位点热量过于集中，刺激牙髓造成术后不适。最后涂上脱敏剂照射，可延长保持脱敏的时间。有研究认为，激光与脱敏剂联合使用，效果优于单独使用激光或脱敏剂。

（司薇杭　李昂）

病例 53　Er:YAG 激光切除牙龈瘤

病例概况

患者，男，4岁5个月。患儿上前牙唇侧牙龈渐进性肿大6个月，父母带其前来就诊，要求治疗。这么小的儿童也会长牙龈瘤？该如何处理呢？

病　史

代主诉　患儿上前牙区牙龈渐进性增大6个月。

现病史　6个月前父母发现患儿上前牙区牙龈肿大，并逐渐增大，且近期患儿经常用手按压肿大牙龈。

既往史　无其他口腔疾病史。

全身健康状况及过敏史　家长述患儿体健；否认全身系统性疾病史及急慢性传染病史；否认药物过敏史。

个人史　患儿很少刷牙，无口呼吸习惯。

家族史　无特殊记载。

检　查

口内检查　牙列式：51-55、61-65、71-75、81-85。

口腔卫生状况：DI（2）；61、62间唇侧牙龈乳头呈半球形，覆盖牙冠1/2，质略韧，有蒂，大小 7mm×7mm，BOP（-）（图53-1A、B）；62略腭倾，61、62邻接关系不良；51、61近中邻面吻合龋、61远中邻面龋，62近中邻面龋，冷刺激稍敏感，探痛（-）（图53-1C）。

影像学检查　X线片显示61、62牙槽骨未见明显吸收；51牙冠近中、61牙冠近远中、62牙冠近中邻面低密度影（图53-1D）。

诊　断

1. 61、62牙龈瘤。
2. 51、61中龋，62浅龋。

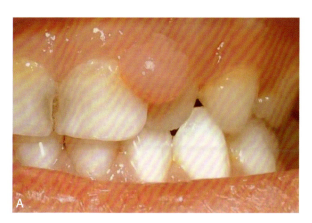 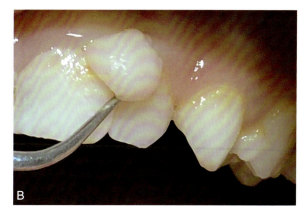

图 53-1　初诊检查　A. 61、62唇侧牙龈增生物；B. 牙龈增生物有蒂

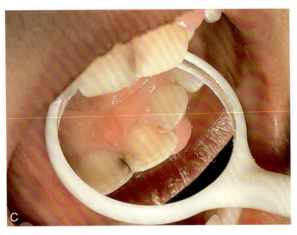
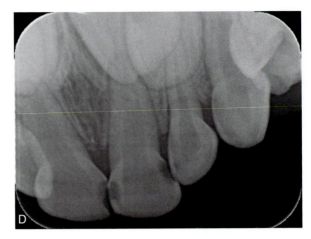

续图 53-1 初诊检查　C. 51、61 邻面可见吻合龋；D. X 线片

治 疗

治疗计划

1. 告知患儿监护人（父、母）患儿所患疾病、治疗方法、治疗次数、治疗效果及费用等。
2. 1 个月前幼儿园查血常规、乙肝及丙肝正常。
3. 清洁口腔卫生。
4. 61、62 行牙龈瘤切除术并送病检。
5. 51、61、62 择期充填术。
6. 向患儿家长进行口腔卫生宣教，定期复查。

治疗经过

告知患儿家长治疗中可能出现患儿不配合等引发的术中出血、组织损伤等问题；牙龈瘤术后易复发等情况，家长知情同意并签署手术知情同意书。

（1）去除软垢，生理盐水棉球擦拭龈缘，0.5% 碘伏消毒龈缘及牙面，手工全口龈上洁治术，抛光牙面，3% 过氧化氢液冲洗龈缘。

（2）行 61、62 牙龈瘤切除术并送病检。

处置　调节 Er:YAG 激光牙龈切除的参数（图 53-2A）。61、62 龈瘤周围阿替卡因肾上腺素注射液行局部浸润麻醉（图 53-2B）。Er:YAG 激光行 61、62 牙龈瘤切除（图 53-2C），切除的瘤体置于 4% 甲醛固定液送病检（图 53-2D）。61、62 牙龈翻瓣，搔刮根面

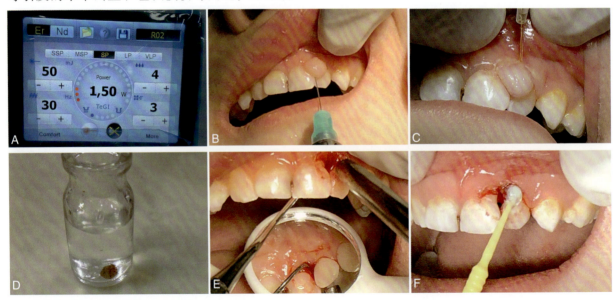

图 53-2　61、62 牙龈瘤激光切除术　A. 调节激光参数；B. 局部麻醉；C. 采用激光沿瘤体基底部周围的正常组织上切除；D. 切除的瘤体固定；E. 翻瓣，搔刮根面及牙槽骨；F. 术区涂抹腔治捷®透明质酸钠凝胶

及牙槽骨（图53-2E），生理盐水冲洗，龈瓣复位；创面区涂抹腔治捷®透明质酸钠凝胶保护创面（图53-2F）。

医嘱 ①如出现明显牙龈自发性出血请及时复诊；②饭后使用生理盐水棉签擦拭创面；③1周复诊。

定期随访

61、62牙龈瘤切除术后9d复查。

患儿父母代述 患儿术区无出血等不适。病理报告61、62纤维型牙龈瘤（图53-3）。

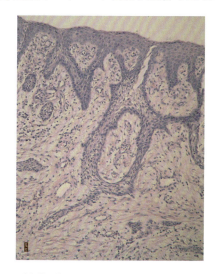

图53-3 纤维型牙龈瘤组织学图像（苏木精-伊红染色）

口内检查 口腔卫生状况：DI（1），61、62创面愈合良好（图53-4）。

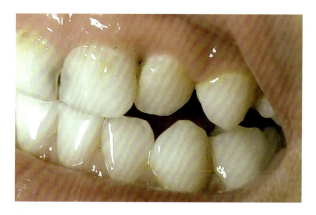

图53-4 61、62牙龈瘤切除术后9d

医嘱 加强口腔卫生维护（家长帮助和指导患儿刷牙等）。

病例小结

■ 牙龈瘤好发年龄

牙龈瘤常发于中、青年，女性患者较多。乳牙列发生牙龈瘤十分罕见，特别是该患儿只有4岁5个月。这就提示我们，牙龈瘤也可发生在年龄较小的儿童，但发生概率较低。

■ 儿童患牙龈瘤该如何处理呢？

手术切除是牙龈瘤的主要治疗方法，切除时必须彻底，否则容易复发。手术时应在瘤体基底部周围正常组织上做切口，将瘤体组织连同骨膜完整切除。特别注意要刮除相应的牙周膜，防止复发。

本病例患儿年龄较小，不易配合，因此选择Er:YAG激光切除牙龈瘤。其优点是创伤小，创面出血少，操作时间短，痛苦小，比较安全，可以减轻儿童恐惧心理，患儿及家长易接受。

> **关键点** 针对儿童的治疗，应消除其恐惧心理，取得配合，尽量采用患儿及家长更宜接受的方法。

■ 体会

牙龈瘤切除术后一般采用塞治剂覆盖术区，用以保护创面，压迫止血、止痛，但有异物感。本病例患儿年龄较小，采用透明质酸钠凝胶保护创面，其成分具有抗菌、促愈合作用，而且只需在创面涂布一薄层，不存在异物感，患儿也不存在误吞咽风险。患儿术后9d复诊，创面无感染，愈合良好。

（肖刚 孙俊毅 司薇杭）

病例 54　光动力疗法辅助治疗慢性牙周炎

病例概况

患者，女，36岁，公务员。上前牙牙龈肿胀、流脓，并发现牙齿松动。很担心这颗牙齿掉了以后，会影响自己的形象，咨询医生要怎么治疗。

病　史

主诉　上前牙牙龈肿胀、流脓，牙齿松动2周。

现病史　2周来上前牙牙龈肿胀、流脓，牙齿松动，未治疗。

既往史　无其他口腔疾病史。

全身健康状况及过敏史　否认全身系统性疾病史及急慢性传染病史；否认药物过敏史。

个人史　每日早晚刷牙各一次，竖刷法。

家族史　否认有家族遗传病史及牙周病史。

检　查

口内检查　牙列式：11-17、21-28、31-38、41-47。

口腔卫生状况：CI（1~3），DI（1~2），色素（+~++），牙龈充血水肿，11、12，21、22，33-43龈乳头圆钝（图54-1A）；11牙周袋溢脓，PD 6~8mm，可探及龈下牙石，BOP（+），松动Ⅱ度，12、14-17、22、24-26、31、32、34-36、41、42松动Ⅰ度。

影像学检查　11近中牙槽骨吸收Ⅰ度，远中牙槽骨吸收Ⅲ度，牙周膜间隙增宽；12、21、22牙槽骨吸收Ⅰ~Ⅱ度；12-22根尖周未见明显异常（图54-1B）。

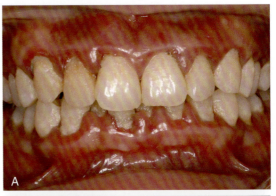

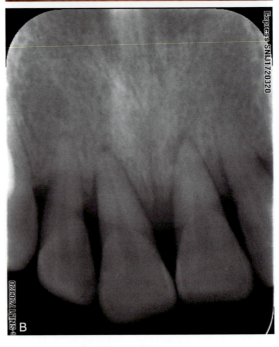

图54-1　初诊牙周检查　A.前牙唇侧；B.12-22X线片

诊 断

1. 慢性牙周炎。
2. 11 牙周脓肿。

治 疗

治疗计划

1. 告知患者所患疾病、治疗方法、治疗次数、治疗效果及费用等。
2. 牙周治疗常规查血。
3. 拍全口曲面体层片（患者要求择期检查）。
4. 全口龈上洁治术。
5. 牙周检查制定进一步治疗计划。
6. 口腔卫生宣教、自我控制菌斑、定期复查。

治疗经过

1. 牙周治疗常规查血结果未见明显异常。
2. 全口龈上洁治术。

处置 常规全口龈上洁治术，3%过氧化氢液冲洗牙周袋，置1%碘甘油，11牙周袋置盐酸米诺环素软膏。

医嘱 常规医嘱，1周复诊。

3. 全口龈上洁治术后1周复诊。

患者述 牙龈肿胀减轻，上前牙牙龈仍溢脓。

检查 口腔卫生状况：DI（1），牙龈红肿略有减轻；11牙龈红肿，可探及龈下牙石，BOP（+），探痛明显，可见脓液自牙龈缘溢出，叩痛（+）。

4mm ≤ PD ≤ 5mm：24、33-37、42-47；PD ≥ 6mm：11-17、21-23、25-27、31、32、41；BOP（+）：11-17、21-27、32、34-37、41-47；松动Ⅰ度：12、14-17、22、24-26、31、32、34-36、41、42；松动Ⅱ度：11、21。

据全口牙周检查制定进一步牙周治疗计划：

（1）11-17、21-27、31-37、41-47龈下刮治术和根面平整术；

（2）11-17、21-23、25-27、31、32、41复诊，酌情行牙周手术治疗；

（3）保持口腔卫生、定期复诊。

处置 3%过氧化氢液漱口，0.5%碘伏消毒；11-17、21-27、31-37、41-47阿替卡因肾上腺素注射液局部麻醉下行龈下刮治术和根面平整术；3%过氧化氢液冲洗牙周袋，棉球擦干龈缘，牙周袋内置盐酸米诺环素软膏。

医嘱 加强口腔卫生维护；1个月复诊。

4. 全口龈下刮治术和根面平整术后1个月复诊。

患者述 牙龈肿胀明显减轻。

检查 口腔卫生状况：DI（2），部分牙龈轻度肿胀，4mm ≤ PD ≤ 5mm：13、14、22、23、25、35-37、45、46、47；PD ≤ 6mm：11、12、15、16、21、26、27、31、41；部分位点BOP（+）；个别牙齿松动Ⅰ~Ⅱ度；其中11唇侧牙龈肿胀，溢脓，PD 5~7mm，BOP（+），松动Ⅱ度（图54-2A~F）。

处置 3%过氧化氢液含漱，11唇、腭侧0.5%碘伏消毒，再次行龈下刮治术和根面平整术。

使用PAD™ PLUS 光动力治疗仪（Denfotex, UK），光敏剂为甲苯胺蓝，光源为红光。11棉卷隔湿，将0.2ml光敏剂注入牙周袋底部，从底部向冠方填充至满溢，温和搅动，静置60~90s，照射60s；操作过程中医生和患者佩戴专用防护镜（图54-3A~D）。12、12、16、21、26、27、31、41治疗同11。

医嘱 若有不适随诊，3个月复查。

定期随访

光动力辅助治疗3个月后复查。

患者述 刷牙时无牙龈出血，上前牙无龈肿胀、溢脓，牙齿松动好转。

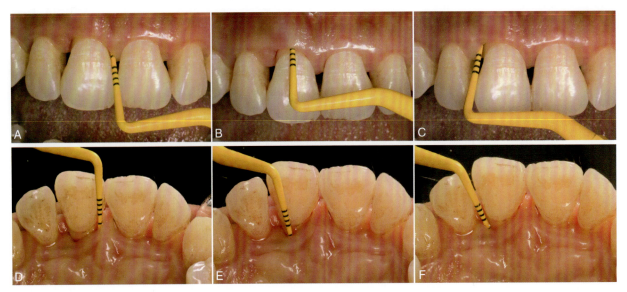

图54-2 洁治和刮治1月11牙周探诊检查 A.唇侧近中位点5mm；B.唇侧正中位点7mm；C.唇侧远中位点7mm；D.腭侧近中位点5mm；E.腭侧正中位点5mm；F.腭侧远中位点7mm

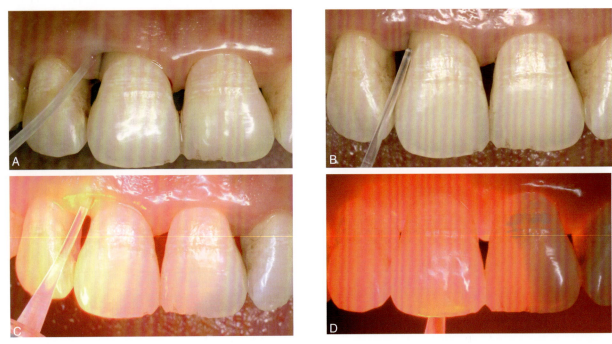

图54-3 11牙周光动力治疗 A.光敏剂注于牙周袋内；B.光动力仪导光头置于牙周袋内；C.唇侧牙周袋内照射；D.腭侧牙周袋内照射

检查 口腔卫生状况：DI（0~1）；牙龈色、形、质基本正常。11 PD 3~5mm，牙周袋无溢脓（图54-4A~F），BOP（-），松动Ⅰ度。余牙PD 2~4mm，个别位点BOP（+），牙齿松动不明显。

医嘱 加强口腔卫生维护，使用牙线、牙缝刷、冲牙器、漱口水；定期复查，不适随诊。

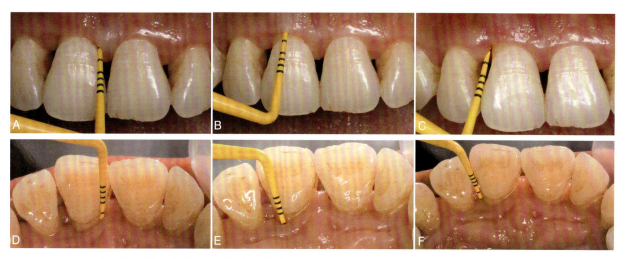

图54-4 11光动力治疗后3个月11牙周探诊检查　A.唇侧近中位点3mm；B.唇侧正中位点3mm；C.唇侧远中位点4mm；D.腭侧近中位点5mm；E.腭侧正中位点5mm；F.腭侧远中位点3mm

病例小结

■ **牙松动了要怎样治疗？**

本病例患者因为牙周炎发展到牙槽骨吸收，出现了牙齿松动。首先，要进行牙周基础治疗以去除致病因素，控制牙周的炎症。因此对该患者进行了龈上洁治术、龈下刮治术和根面平整术，以及光动力疗法。通过治疗，患者牙周炎症减轻，牙齿松动缓解，咬合无不适。建议患者定期复查，酌情制定进一步治疗计划。如果牙齿仍然松动并妨碍咀嚼或有不适，以及牙齿进行性松动时，则可进行松牙固定，如牙周夹板、联冠等治疗。

■ **为什么要用光动力疗法？**

牙周病基础治疗方法主要是指通过龈上洁治术、龈下刮治术和根面平整术去除菌斑、牙石和感染组织来控制疾病的发展。但由于一些特殊的牙体解剖及较深的牙周袋等因素，很难彻底清创。因此，需要新的方法来解决这一问题。光动力疗法（PDT）可通过杀灭牙周致病菌，获得比较理想的辅助牙周治疗效果。其确切作用机制仍处于研究之中，但激光激活光敏剂（PS）与其他分子作用产生自由基，是现阶段比较被认可的机制。

> **关键点**　PDT治疗牙周炎的优点：①选择性地杀伤细菌，而对细菌周围的正常牙周组织没有破坏作用，损伤小；②对大部分牙周致病菌以及刺激和破坏牙周组织的细胞因子有抑制作用；③能够对传统器械进行牙周治疗难以到达的区域进行辅助治疗；④可多次重复治疗，不会引起细菌的耐药性和药物的各种不良反应。

■ **体会**

PDT可以作为辅助牙周基础治疗的一种新方法。操作时，将光敏剂注入牙周袋后可能会有光敏剂溢出，应去除多余光敏剂；此外，照射后应用生理盐水冲洗去除残余光敏剂，防止出现光敏反应。在治疗后患者应在室内暴露于柔和光线，起到脱敏作用。

（朱春晖　李娜　潘洋）

病例 55　正畸结扎丝联合复合树脂夹板松牙固定

病例概况

患者，女，56岁，教师。下前牙松动，咀嚼无力，影响说话，十分苦恼，到牙周科就诊。患者询问："松动的牙齿还能想办法保留吗？"

病 史

主诉　下前牙松动半年。

现病史　近半年自觉下前牙松动加重，影响咀嚼和说话，要求治疗。

既往史　2年前曾因牙龈自发出血、牙齿松动行洁牙治疗，出血缓解，但牙齿松动逐渐加重；无其他口腔疾病史。

全身健康状况及过敏史　否认全身系统性疾病史及急慢性传染性疾病史，否认药物过敏史。

个人史　每日早、中、晚刷牙各一次。

家族史　无特殊记载。

检 查

口内检查　牙列式：11-17、21-27、31-37、41-47。

口腔卫生状况：CI（0），DI（1）；牙龈轻度肿胀；BOP（+），PD 4~6mm。31、41牙龈退缩约4mm，松动Ⅲ度，32、42牙龈退缩约1.5mm，松动Ⅱ度（图55-1）。

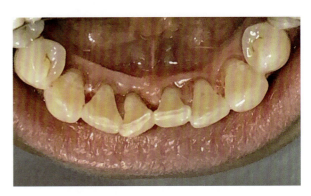

图 55-1　下前牙舌侧

诊 断

慢性牙周炎。

治 疗

治疗计划

1. 告知患者所患疾病、治疗方法、治疗次数、治疗效果及费用等。
2. 拍全口曲面体层片（患者要求择期拍片）。
3. 牙周治疗常规查血。
4. 全口龈上洁治术。
5. 33-43试行松牙固定术。
6. 全口牙周探诊检查，制定进一步治疗计划（患者要求假期检查，先固定松动牙）。
7. 口腔卫生宣教。
8. 定期复查。

治疗经过

1. 牙周治疗常规查血未见异常，常规全口龈上洁治术及喷砂抛光治疗，使牙面光洁，利于树脂的粘接。

2. 33-43 松牙固定术。

（1）治疗前详细告知患者松牙固定的目的、方法、需要的时间、费用及术后的注意事项。患者选择金属结扎丝联合复合树脂夹板的方法。

（2）使用直径 0.2mm 或 0.25mm 正畸结扎丝，选择 33、43 为基牙。结扎丝从 33 远中牙间隙穿过，两端紧贴被固定牙的唇面和舌面，在每个牙间隙触点根方打结（图 55-2A），直至 43 远中（图 55-2B）。结扎丝位于邻面接触点根方，舌隆突冠方（图 55-2C），唇舌单排结扎（图 55-2D）。为使结扎更牢固，可按相同方法返回每牙间隙再次打结，到达 33 近中，将舌侧端结扎丝绕 33 远中至近中唇侧，在 33、32 之间扭结（图 55-2E），并剪断多余结扎丝，最后将断端弯于牙间隙内，防止损伤黏膜组织（图 55-2F），同时将两排结扎丝并拢。

（3）使用复合树脂覆盖加固。隔湿、全酸蚀处理结扎丝表面及附近约 4mm 宽的牙面，冲洗，吹干牙面，涂布粘接剂，光固化（图 55-3A）。再用复合树脂将钢丝覆盖（图 55-3B），刚好遮盖钢丝不露颜色，不宜太厚。注意邻面不要压迫龈乳头、不形成悬突。修整外形，表面光滑利于自洁，最后光固化。

（4）松牙固定后，调整咬合，消除早接触，修形抛光（图 55-4）。

（5）松牙固定完成（图 55-5）。

医嘱　正确方法刷牙，使用牙间刷及冲牙器；假期复诊行全口牙周检查及治疗。

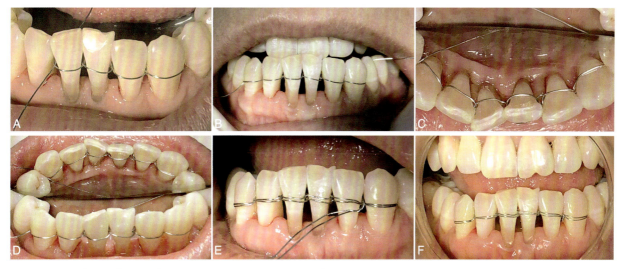

图 55-2　正畸丝结扎　A.每个间隙打结；B.结扎丝 33 远中至 43 远中；C.结扎丝位于触点根方舌隆突冠方；D.唇舌单排结扎；E.完成结扎于 32、33 之间扭结；F.断端弯于 32、33 牙间隙内

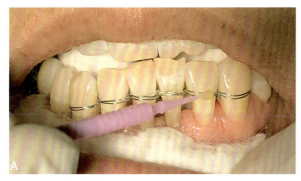
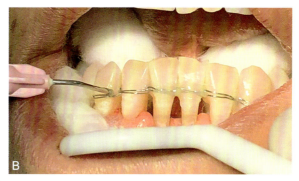

图 55-3　复合树脂加固　A.全酸蚀后涂布粘接剂；B.涂布树脂，保留原邻间隙

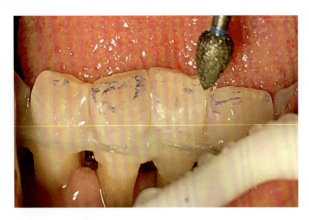

图 55-4 调整咬合 金刚砂车针调磨早接触点

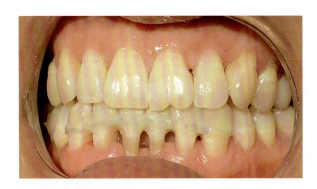

图 55-5 松牙固定完成

病例小结

■ 松动牙影响咀嚼还能保留吗？

临床上一部分松动的牙齿可以通过松牙固定术来保留。它是通过牙周夹板将松动的患牙连接，并固定在健康稳固的邻牙上，形成一个咀嚼单位。松牙固定术包括暂时性夹板固定和永久性夹板固定。暂时性夹板固定包括：纤维带、金属结扎丝或尼龙丝结扎联合光敏复合树脂夹板、复合树脂粘合夹板等。永久性夹板包括固定或活动修复体制作的夹板。

> **关键点** 操作时应注意结扎丝位于舌隆突冠方，触点根方。并根据牙间隙近远中宽度确定扭结多少，长度应恰好占据牙间隙，以防止牙向近远中移位。若牙间隙正常只打单结，最后结束打扭结。双排结扎丝在牙面尽量平行靠拢排列。在用复合树脂覆盖钢丝时，厚度以能遮盖住钢丝为佳，不宜太厚，以免光固化不完全或妨碍咬合。同时要保证邻面不要压迫龈乳头、不形成悬突，使外形美观光滑，然后光照固化，调𬌗，抛光。

■ 体会

本病例下前牙松动，影响患者咀嚼，并易产生继发性𬌗创伤。而松牙固定术使用牙周夹板将松动牙和健康稳固的邻牙进行固定，分散患牙承受的𬌗力，可促进牙周组织修复，是牙周治疗的重要辅助方法。

本病例中使用正畸结扎丝将松动牙与健康邻牙结扎。金属结扎丝易于操作，结实牢固，可随时修补或拆除，但金属色不美观，临床上目前已很少单纯使用，将金属结扎丝与复合树脂覆盖加固相结合，不仅外形美观，还更加牢固，延长了使用时间。

（孙俊毅）

病例 56　尼龙丝联合复合树脂夹板松牙固定

病例概况

患者，男，68岁，退休。因为下前牙松动，影响咀嚼，要求立即解决牙松动的问题。

病　史

主诉　下前牙松动2年。

现病史　2年来下前牙松动，牙龈出血，反复肿胀。并且牙齿松动越来越明显，有一颗牙向外移动，出现牙间隙，影响吃饭。要求治疗松动牙。

既往史　曾拔过后面大牙。

全身健康状况及过敏史　"糖尿病"10年（空腹血糖8.6~10mmol/L，餐后血糖12.3~15.8mmol/L；口服"二甲双胍"和注射"胰岛素"治疗后空腹血糖6.5~7.3mmol/L）；否认全身其他系统性疾病史及急慢性传染病史；否认药物过敏史。

家族史　父母戴假牙。

个人史　每天刷牙1次，偶尔不刷牙；不吸烟。

检　查

检查　牙列式：11-16、21-26、31-35、37、41-45、47。

口腔卫生状况：CI（1~3），DI（2），色素（+）；牙龈红肿，质软，BOP（+），PD2~5mm；31、32、41牙间隙增宽，41唇向远中移位；41松动Ⅲ度，31松动Ⅱ度，32、42松动Ⅰ度。17、27、36、46缺失。

诊　断

1. 慢性牙周炎。
2. 牙列缺损（17、27、36、46缺失）。

治　疗

治疗计划

1. 告知患者所患疾病、治疗方法、治疗次数、治疗效果及费用等。
2. 拍全口曲面体层片（患者要求择期拍片）。
3. 牙周治疗常规查血。
4. 全口龈上洁治术。
5. 43-33松牙固定术（患者要求立即固定松牙）。
6. 全口牙周探诊检查，制定进一步治疗计划。
7. 择期义齿修复缺失牙。
8. 口腔卫生宣教，定期复查。

治疗过程

1. 牙周治疗常规查血均未见异常。
2. 常规全口龈上洁治术。
3. 行33-43尼龙丝联合复合树脂松牙固定。松牙固定前检查：32-42唇侧牙龈退缩2~4mm，33-43舌侧牙龈退缩2~5mm（图56-1A、B）；31、41松动Ⅲ度，32、42松动Ⅱ度，33、43生理动度。

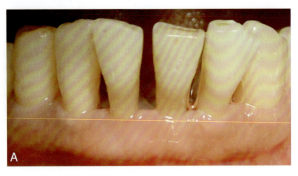
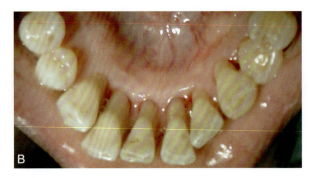

图56-1 33-43松牙固定前检查 A.唇侧牙龈退缩,牙间隙增宽;B.舌侧牙龈退缩

(1)尼龙丝结扎部位于牙冠舌隆突的冠方,接触点的根方。

(2)取直径0.25mm,长15~20cm的尼龙丝以33远中开始,分别在33、32近中打单结;31与41间隙中连续打多结,防止牙齿移位;41、42、43远中仍打单结。

(3)再从43返回,在41-43近中及31、32远中,尼龙丝末端两头于每牙第一次结的根方(下方)颊舌交叉穿过,在第一次结的切方(上方)打单结藏于接触点的根方。

(4)最后一个结打在33近中,尼龙丝唇侧端从33唇侧近中绕33远中到舌侧近中,从第一次单结根方穿出回到唇侧,与尼龙丝舌侧端在第一次结的切方打双结留2mm烫断,藏于接触点的根方。

(5)常规全酸蚀,涂粘接剂,光固化;尼龙丝表面覆盖复合树脂,修整树脂外形;调𬌗并抛光(图56-2A~D)。

医嘱 ①维持口腔卫生,使用正确的刷牙方法,使用牙间刷。②1周复诊拍摄全口曲面体层片,牙周检查并制定进一步治疗计划。

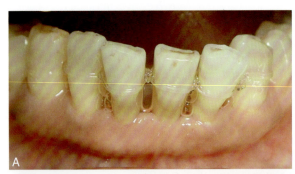
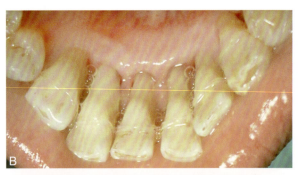
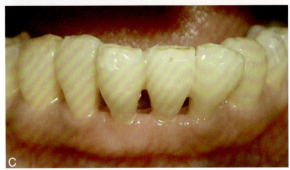
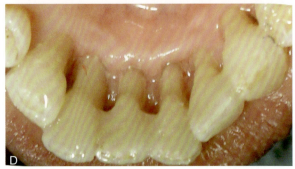

图56-2 33-43覆盖光敏复合树脂 A.结扎后唇侧;B.结扎后舌侧;C.树脂覆盖后唇侧;D.树脂覆盖后舌侧

病例小结

■ **牙齿松动可以立即通过牙周治疗来解决吗？**

本病例患者牙齿松动是因慢性牙周炎牙槽骨吸收造成，而且动度较大，建议先行松牙固定辅助治疗，防止治疗中脱落。治疗前应与患者做好沟通，让患者了解松牙固定术的目的和程序。如果经评估在洁治中患牙可能脱落，可先去除大块牙石，不影响结扎即可，用结扎丝临时固定，防止牙齿在治疗中脱落，洁治完成后重新行松牙固定。但一般在固定松动牙之前要消除病因，减轻炎症，使部分牙齿松动减轻。而且牙齿表面覆盖菌斑、牙石、色素，影响结扎丝结扎和复合树脂的粘接，因此在松牙固定术之前首先进行龈上洁治术，并在松牙固定术后进一步全口牙周检查，酌情行龈下刮治术、根面平整术，甚至牙周手术。

尼龙丝联合复合树脂夹板颜色与牙色协调。而且该患者下前牙间隙增宽，尼龙丝容易打结，可打多个结以占据牙间隙宽度防止牙齿移位。但是尼龙丝不耐磨，不耐水，必须要有复合树脂覆盖。一般2mm左右厚度的复合树脂覆盖，不影响患者的舒适度和美观。本病例患者有牙间隙和牙移位，用复合树脂不但固定了松动牙，同时还修复了牙间隙，患者对治疗效果非常满意。

> **关键点** 操作注意事项：①结扎时一定要注意结扎丝部位，太靠近牙冠切缘会导致尼龙丝结扎时尖牙向切方滑脱；如果在舌隆突的根方，因为颈部缩窄，可能会导致尼龙丝结扎时向根方滑脱，甚至滑到龈沟或牙周袋内。因此要置于邻面接触点的根方，舌隆突冠方。②覆盖复合树脂时不但要注意外形美观，还需注意勿把复合树脂填充到龈外展隙内；因为复合树脂填进龈乳头区，会压迫牙龈导致牙龈进一步退缩。③注意按调𬌗原则进行规范调𬌗，防止降低咬合。

■ **体会**

在去除牙石后，牙齿松动会加重，一定要在治疗前告知患者。牙周夹板可有效地保留患牙或延长患牙的使用寿命，避免了拔牙，减轻了患者的痛苦。对老年患者保存牙齿和保持牙列的完整起到了辅助治疗的作用，但一定要配合牙周基础治疗，必要时，还需手术治疗。而年轻患者如果牙齿松动Ⅲ度，牙槽骨吸收达根尖，则建议尽早拔牙，使牙槽骨吸收停止。这样更有利于牙槽骨的恢复，为义齿修复或种植牙奠定基础。

另外，尼龙丝联合复合树脂牙周夹板将多个牙连在一起，自洁作用降低。因此要告知患者加强口腔卫生维护，使用牙间刷和水牙线清洁牙间隙，有效地控制菌斑。

（姬小婷）

病例 57　百强纤维联合复合树脂加自体离体牙夹板松牙固定

病例概况

患者，男，59岁，公务员。就诊时拿着1颗脱落的牙齿对医生说："我的牙掉了，赶快给我种上吧。"医生该怎么处置呢？

病　史

主诉　下前牙松动脱落1d。

现病史　1d前吃饭时左下前牙自动脱落（自带32离体牙），要求将脱落牙种上。

既往史　近1年来自觉下前牙松动，未曾诊治。

全身健康状况及过敏史　否认全身系统性疾病及急慢性传染病病史；否认药物过敏史。

家族史　父母牙齿状况不佳。

口内检查　牙列式：11-18、21-28、31、33-38、41-48。

口腔卫生状况：CI（1~2），DI（1）；全口牙龈红肿，质软，牙龈退缩2~4mm；PD 3~5mm，BOP（+）；41松动Ⅲ度，31松动Ⅱ度，42松动Ⅰ度。32缺失，牙槽窝凝血块。

诊　断

1. 慢性牙周炎。
2. 牙列缺损（32缺失）。

治　疗

治疗计划

与患者沟通，由于牙齿脱落时间较长，牙周炎已导致牙槽骨吸收，已不能行牙再植术，但可以用脱落牙齿和邻牙做半永久性松牙固定。

1. 告知患者所患疾病、治疗方法、治疗次数、治疗效果及费用等。
2. 拍全口曲面体层片（患者要求择期拍X线片）。
3. 牙周治疗常规查血（1个月前体检报告未见异常）。
4. 全口龈上洁治术；33-43松牙固定术（加入

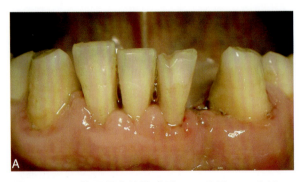 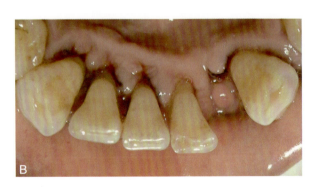

图57-1　下前牙龈上洁治术后　A.唇侧；B.舌侧

32自体离体牙）。

5.全口牙周检查，制定进一步治疗计划。

6.口腔卫生宣教，定期复诊。

治疗过程

患者要求：先行33-43松牙固定术（加32自体离体牙）；择期拍全口曲面体层片检查，并进行牙周系统治疗。

处置

1. 31，33-38，41-48常规龈上洁治术，牙龈出血较多，3%过氧化氢液、生理盐水交替冲洗，止血（图57-1A、B）。

2. 32行自体离体牙根管治疗，截除部分牙根，修整牙冠外形（图57-2）。

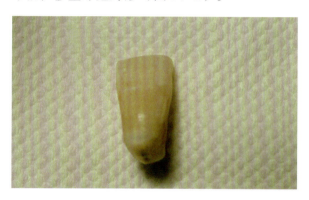

图57-2　32行体外根管治疗后截根

3. 33-43松牙固定。

（1）31、33-43及32自体离体牙舌面中1/3区全酸蚀，冲洗，吹干，涂布粘接剂，光照，用流动树脂将百强纤维条粘固于33-43舌隆突冠方，将32自体离体牙排入相应缺牙区（图57-3）。

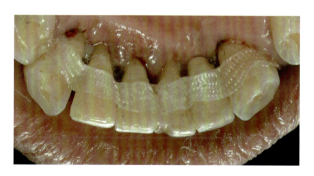

图57-3　百强纤维条带粘接于下前牙舌侧

（2）流动树脂将32自体离体牙粘接于32缺失区的百强纤维条带上，并在33-43百强纤维条带表面覆盖复合树脂，修形，抛光（图57-4）唇面美观，无附加物（图57-5）。

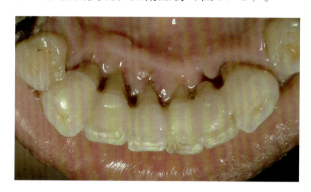

图57-4　复合树脂覆盖纤维条表面

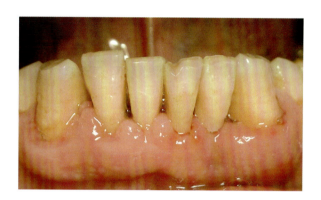

图57-5　松牙固定后唇面

（3）调整咬合，抛光。

医嘱　勿咬过硬食物，加强口腔卫生维护。1周复诊按治疗计划进行牙周检查和治疗。

病例小结

■ **牙齿松动脱落还能再种上吗？**

本例患者所指的种牙是牙再植。牙再植是将完全脱位的患牙植回到牙槽窝内，在复位后进行适当的固定，以促进再植牙的愈合。

该患者因为严重的牙周病变造成牙根周围的牙槽骨吸收，牙齿松动明显，吃饭时受力牙齿自行脱落。患牙已无完整的牙槽窝，牙周膜基本被破坏，而且脱落1d已无有活性的牙周膜细胞，无法重建牙周组织，因此不适合进行牙再植。但患者强烈要求保留患牙，可通过松牙固定术来解决，将脱落的牙齿和邻牙及纤维条带粘接固定在一起，恢复一定的美观和功能要求。但一定要告知患者这是一种暂时性固定，是一种姑息治疗，最终还要观察固定牙牙周恢复情况，否则松动牙要拔除，与脱落牙同时义齿修复。

> **关键点** 松牙固定术的时机最好是在牙周基础治疗后进行，但是为防止治疗中牙齿脱落，可先行正畸结扎丝暂时性结扎固定。对于一些美观要求高的患者，可以用百强纤维联合复合树脂夹板固定。此纤维条带柔软，能完全随牙弓形态贴附在牙面并通过树脂粘固于牙面上。其具有牢固的化学结合能力和很高的抗挠曲强度。该材料能使松动牙稳固，唇侧没有附加物，外形美观。

■ 体会

本病例松动患牙采用了百强纤维条进行松牙固定。固定前纤维条带长度的测量，及其位置的放置都很重要。覆盖树脂时不宜太厚，以免光固化不完全或妨碍咬合。同时要保证邻面不要压迫龈乳头、不形成悬突，使外形美观光滑。

松动严重的牙齿固定后，存在个别牙齿轻微移位现象，因此需要检查咬合情况，及时消除𬌗干扰。同时要加强口腔卫生指导，教会患者松牙固定术后进行菌斑控制的方法，并建议勿咬过硬的食物等。本病例利用患者自体离体牙临时修复了缺损的牙列，最终取得了令患者满意的效果。

（南茜）

病例 58　3D 打印牙周夹板模板辅助松牙固定

病例概况

患者，男，35 岁，公司职员。近 1 年来自觉多颗牙齿松动，影响咀嚼，非常苦恼。咨询医生："有什么好的治疗方法？"

病　史

主诉　牙齿松动 1 年余。

现病史　近 1 年来自觉牙齿松动，日益加重，从未行牙周治疗，今来我科就诊。

既往史　无其他口腔疾病史。

全身健康状况及过敏史　否认全身系统性病史及急慢性传染性病史；否认药物过敏史。

个人史　每日早晚刷牙各一次，否认吸烟、饮酒、夜磨牙等不良习惯。

家族史　无家族遗传性病史。

检　查

口内检查　牙列式：11-18、21-28、31-37、41-48。

口腔卫生状况：CI（3），DI（2）；牙龈边缘充血水肿，部分牙位牙周袋溢脓，牙龈退缩 2~4mm；PD 3~9mm，可探及龈下牙石，BOP（+）；11、14、16、21、23、24、31、33、42、43、48 松动Ⅰ度，22、32、44 松动Ⅱ度，12、41、45 松动Ⅲ度。12 伸长，早接触。

影像学检查　全口曲面体层片（自带）显示 12、41、45 牙槽骨吸收至根尖，余牙牙槽骨水平吸收达根中 1/2 至根尖 1/3。

诊　断

侵袭性牙周炎（广泛型）。

治　疗

治疗计划

1. 告知患者所患疾病、治疗方法、治疗次数、治疗效果及费用等。
2. 12、41、45 治疗效果不佳，建议外科拔除，择期修复；患者要求试治疗。少量多次调𬌗。
3. 牙周治疗常规查血。
4. 全口龈上洁治术。
5. 牙周检查后制定进一步治疗计划。
6. 加强口腔卫生维护，定期复查。

治疗经过

1. 牙周治疗常规查血结果未见异常，行全口龈上洁治术。

处置　3% 过氧化氢液含漱 1min，0.5% 碘伏消毒；超声去除全口牙面软垢和牙石，抛光牙面；3% 过氧化氢液冲洗牙周袋，棉球擦干牙面，置 1% 碘甘油。

医嘱　①纠正用手摇动牙齿的不良习惯，勿用前牙咬硬食物；②术后勿饮食易着色食物，如咖啡、茶等；③饮食时避免冷热酸甜刺激，如出现冷热酸甜敏感，可使用脱敏牙膏；④如出现明显牙龈自发性出血请及时复诊；⑤维护口腔卫生，使用正确的刷牙方法，使用牙线、牙间隙刷。

2. 全口龈上洁治术后1周复诊。

患者述 牙龈红肿、牙周溢脓明显好转。

检查 口腔卫生状况：DI（2），牙龈红肿略有减轻。

PD、BOP、松动度检查结果如下：

4mm ≤ PD ≤ 5mm：27、31、34、35；

PD ≥ 6mm：11-17、21-26、32、33、36、37、41-48；

BOP（+）：11-16、22-27、31-34、36、37、41-46；

牙松动Ⅰ度：11、14、16、21、23、24、31、33、42、43、48；

牙松动Ⅱ度：22、32、44；

牙松动Ⅲ度：12、41、45。

牙髓电活力检查显示，12、45牙髓活力正常、41牙髓无活力。

依据牙周检查结果制定进一步牙周治疗计划：

（1）12、41、45治疗效果不佳，建议外科拔除后择期修复，患者要求继续试治疗；

（2）11-17、21-27、31-37、41-48龈下刮治术、根面平整术；

（3）11-17、21-26、32、33、36、37、41-48复诊，酌情行牙周手术治疗；

（4）保持口腔卫生，定期复诊。

处置 3%过氧化氢液漱口，0.5%碘伏消毒；11-17、21-27阿替卡因肾上腺素注射液局部麻醉下行龈下刮治术、根面平整术；3%过氧化氢液冲洗牙周袋，袋内置盐酸米诺环素软膏。

医嘱 ①牙周上药后2h内勿漱口、进食；②加强口腔卫生维护，使用牙线，牙缝刷；③不适随诊。

3. 按约复诊，行31-37、41-48龈下刮治术、根面平整术

患者述 上次治疗后无不适。

检查 11-17、21-27牙龈炎症消退，DI（1）。

处置 3%过氧化氢液漱口，0.5%碘伏消毒；31-37、41-48阿替卡因肾上腺素注射液局部麻醉下行龈下刮治术、根面平整术；3%过氧化氢液冲洗牙周袋，袋内置盐酸米诺环素软膏。

医嘱 ①牙周上药后2h内勿漱口、进食；②加强口腔卫生维护，使用牙线，牙缝刷；③不适随诊。

4. 按约复诊，行41根管治疗术，33-43松牙固定术，17-27，37-48牙周袋内置盐酸米诺环素软膏。

患者述 无不适。

检查 口腔卫生状况：DI（1）；33-43牙龈红肿明显好转；31、33、42、43松动Ⅰ度，32松动Ⅱ度，41松动Ⅲ度。

处置

（1）41开髓，一次性吸引器吸引隔湿，探查根管口；1根管牙：10#，15#K锉疏通根管，使用根管测长仪测定长度，根长20mm，髓腔和根管内置放17% EDTA根管润滑剂，Protaper镍钛器械行根管预备，扩至S1，3%过氧化氢液及生理盐水冲洗根管；消毒髓腔，试尖，拍RVG、确认主尖适合；AH-PLUS糊剂+大锥度牙胶尖充填根管，锌汀垫底，复合树脂充填，调𬌗。

（2）33-43行正畸结扎丝（直径0.25mm）结扎松牙固定术，咬合检查并调𬌗。

（3）3%过氧化氢液冲洗17-27、37-48牙周袋，袋内置盐酸米诺环素软膏。

医嘱 ①牙周上药后2h内勿漱口、进食；②加强口腔卫生维护，使用冲牙器、牙线、牙缝刷；③1周复查，不适随诊。

5. 按约复诊，17-27，37-48 牙周袋内继续置盐酸米诺环素软膏。

患者述 无不适。

检查 口腔卫生状况：DI（1）；17-27、37-48 牙龈色、形、质基本正常，部分位点 BOP（+）。

处置 17-27、37-48 3% 过氧化氢液冲洗牙周袋，袋内置盐酸米诺环素软膏。

医嘱 ①牙周上药后 2h 内勿漱口、进食；②加强口腔卫生维护，使用牙线、牙缝刷；③6~8 周复查，不适随诊。

6. 牙周基础治疗后 6 周复诊，行 3D 打印牙周夹板模板辅助 13-23 松牙固定术。

患者述 无不适。

检查 口腔卫生状况：DI（1）；13-23 牙龈颜色、质地基本正常。

处置 Mimics Research 19.0 软件处理 CBCT 数据。3D 打印制备 13-23 树脂牙周夹板模板，夹板与唇侧牙面间隙要求：宽度 0.6mm，唇侧复制 13-23 牙冠中 1/3 区的牙面形态；唇侧夹板封闭设计要求：夹板根方及 13、23 远中位置设计封闭区，14、24 设计辅助固位装置（图 58-1A~F）。

3D 打印树脂牙周夹板模板，辅助 13-23 唇侧松牙固定术：13-23 唇侧牙冠中 1/3 全酸蚀，涂布粘接剂，粘固百强纤维条带，利用 3D 打印树脂牙周夹板模板充填复合树脂，光固化，去除模板，修形（图 58-2A~F）。咬合检查并调𬌗。

医嘱 加强口腔卫生维护，注意刷牙时间及刷牙方法；定期复查，不适随诊。

7. 牙周基础治疗后 7 周复诊，行 33-47 松牙固定术。

患者述 无不适。

检查 口腔卫生状况：DI（1）；33-47 牙龈颜色、质地基本正常；41、45 松动Ⅱ~Ⅲ度，31-33、42-44、46、47 松动Ⅰ~Ⅱ度。

处置 3D 打印制备 33-47 树脂牙周夹板模板（方法同前）；33-43 唇、舌侧牙冠中

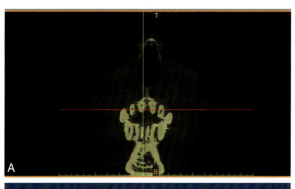
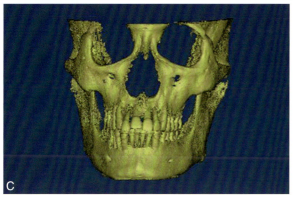
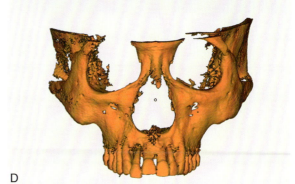

图 58-1 软件设计及 3D 打印 13-23 树脂牙周夹板模板
D. 提取上颌骨信息

A~C. Mimics Research 19.0 软件处理患者 CBCT 数据；

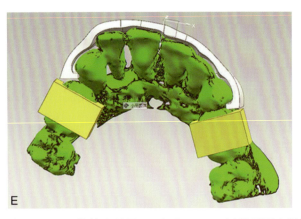
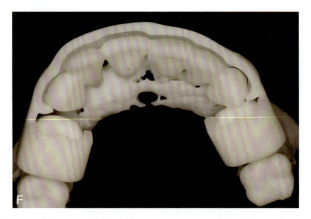

续图58-1 软件设计及3D打印13-23树脂牙周夹板模板　E.唇侧形态复制及提取；F. 13-23唇侧夹板设计、打印完成

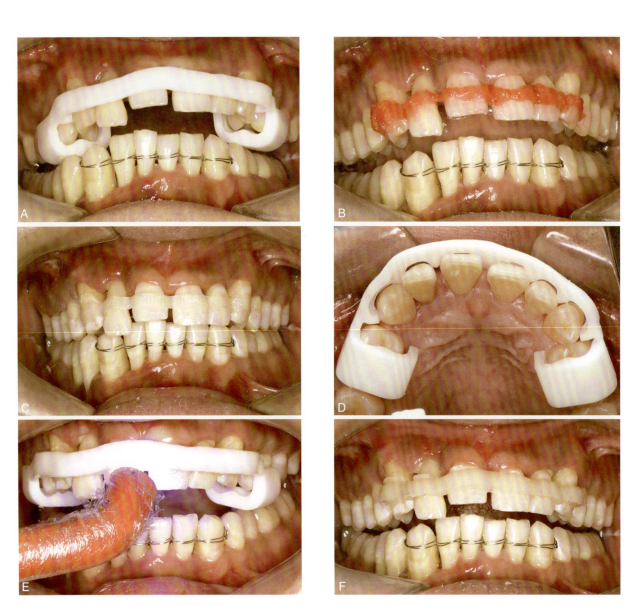

图58-2　3D打印树脂牙周夹板模板辅助13-23松牙固定术　A.模板口内试戴；B.唇侧全酸蚀；C.粘固百强纤维；D.复合树脂充填模板间隙；E.光固化；F.去除模板

1/3全酸蚀，涂粘接剂；利用3D打印树脂牙周夹板模板充填复合树脂，光固化，修形。44-47颊侧牙冠中1/3全酸蚀，涂粘接剂，粘固百强纤维；利用3D打印树脂牙周夹板模板充填复合树脂，光固化，修形，调𬌗抛光（图58-3A~F）。13-23唇侧，33-43唇舌侧、44-47颊侧牙周夹板外形美观，表面光洁，易自洁（图58-3G、H）。

医嘱 ①加强口腔卫生维护；使用冲牙器，牙缝刷，漱口水；②定期复查，不适随诊。

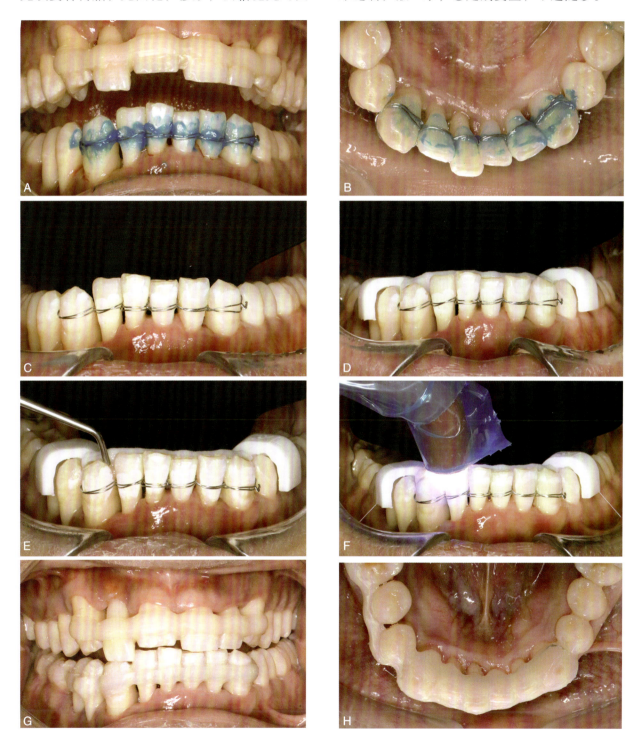

图58-3 3D打印树脂牙周夹板模板辅助33-47松牙固定术 A. 33-43唇侧酸蚀；B. 33-43舌侧酸蚀；C.酸蚀后唇侧；D.舌侧模板口内试戴；E.光敏复合树脂充填舌侧模板间隙；F.光固化；G.修型后唇侧；H.修型后舌侧

定期随访

3D打印牙周夹板模板辅助松牙固定术后3个月复查

检查　口腔卫生状况：DI（1）；13-23、33-47牙龈颜色、质地基本正常，牙周夹板稳固不松动（图58-4A~I）。

医嘱　①加强口腔卫生维护；②使用牙线、牙缝刷、冲牙器；③定期复查，不适随诊，酌情手术治疗。

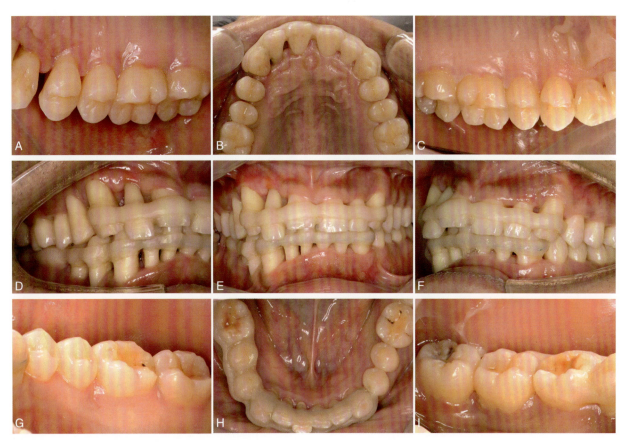

图58-4　3D打印牙周夹板模板辅助松牙固定术后3个月　A.右上后牙腭侧；B.上前牙腭侧；C.左上后牙腭侧；D.右侧后牙颊侧；E.前牙唇侧；F.左侧后牙颊侧；G.右下后牙舌侧；H.下前牙舌侧；I.左下后牙舌侧

病例小结

■ 多数牙齿松动影响咀嚼，有什么舒适一些的松牙固定方法吗？

本病例患者因侵袭性牙周炎出现多数牙齿松动，这些牙齿牙周支持组织已减少，虽经治疗但松动无明显改善，且当受力时，易引起殆创伤，因此可进行牙周夹板固定。因松动牙齿较多，传统松牙固定耗时、耗力，我们采取了CBCT收集牙齿信息，在口外设计3D打印模板，进行口内松牙固定的方法，使治疗期间患者舒适度更高，更节省时间。

> 关键点　采用3D打印上下前牙牙周夹板模板，完全复制了唇、舌侧牙面形态。利用夹板模板进行树脂塑形，厚薄均一，表面光滑，外形美观，还可避免树脂压迫牙龈，而且一次成型，操作简单，缩短患者治疗时间。这一技术的推广应用将为松牙固定治疗提高临床操作效率。

■ **体会**

以往进行松牙固定术时，由于在口内操作视野小，且手工塑形树脂，往往耗时耗力。此外，在治疗过程中如未充分考虑唇颊、舌腭侧树脂的薄厚及形态，或操作不熟练，会增加患者的异物感，既不美观又不舒适。如树脂压迫龈乳头，则不易自洁，还会给牙周组织带来健康隐患。因此，临床上需要一种在口外设计好模板，口内快速、舒适地进行唇、舌侧树脂塑形的技术来完成牙周夹板的操作。

3D打印牙周夹板模板辅助松牙固定操作应注意：①利用3D打印需要进行CBCT检查，并通过软件提取、处理CBCT数据，以往经验发现牙石产生的伪影会降低CBCT图像的质量，从而影响到数据处理的准确性，因此，CBCT检查前需要先进行龈上洁治术；②为保证模型的精确，避免CBCT检查后可能出现的牙齿移位，从而导致数据出现偏差，经暂时性结扎固定松动牙后进行CBCT检查；③本病例中前牙区唇侧树脂充填的设计只覆盖了结扎丝周围宽约4mm的范围，后期改进设计将唇侧导板延伸至近切缘，以提升前牙区的美观；④本病例33-47松动牙均需固定，但因43与44处于牙弓转弯处，夹板易断裂，且44-47牙冠突度大，结扎丝容易滑脱，需要在牙面磨出固位沟，对牙体有损伤，故分为33-43、44-47两组牙分别固定；⑤44-47选用百强纤维联合复合树脂夹板松牙固定，只做颊/唇或舌/腭单侧就可以起到固位作用（后牙舌侧不好隔湿）；⑥33-43采用结扎丝联合复合树脂夹板松牙固定，在原有结扎丝表面唇、舌双侧均覆盖复合树脂，33-43也可以在舌侧做百强纤维联合复合树脂夹板松牙固定，唇侧无任何固定材料，既舒适又不影响美观。

（朱春晖　仇冬冬　李昂）

附录

牙周手术知情同意书

患者姓名		性别		年龄		联系方式	
病历号						全身疾病	

疾病介绍和治疗建议：
　　医生已告知我患有＿＿＿＿＿＿＿＿＿＿，需行①牙龈切除、成形术；②翻瓣术；③骨成形术；④引导性组织再生术；⑤膜龈手术；⑥＿＿＿＿＿＿＿＿＿＿手术。
　　根据手术中的实际情况，可能会调整方案或终止手术，例如①拔除无法保留的患牙；②切除部分牙根使患牙得以保留；③软组织的处理。

手术潜在风险和对策告知：
　　1.手术需在局部麻醉下进行，但任何麻醉都存在风险。
　　2.任何所用药物都可能产生副作用，包括轻度恶心、皮疹等，严重的过敏，甚至休克、危及生命。
　　3.医生已告知此治疗可能发生的风险及对策：
　　（1）可能存在药物、材料过敏和麻醉意外，极个别严重的可能会危及生命。
　　（2）可能出现明显患牙松动，术后出现的暂时性松动、咀嚼不适、冷热敏感等症状可自行改善。
　　（3）可能发生术区疼痛、肿胀，偶有吞咽困难等，必要时及时就诊。
　　（4）如果发生术后感染可能会伤口愈合不良，需及时复诊、局部换药、服用抗生素等，必要时需要再次手术治疗。
　　（5）手术牵拉可能会有口角区红肿或糜烂，口腔黏膜溃疡，会有几天或几周开口受限、说话受影响。
　　（6）手术植入的生物材料在体内可能会被排斥、不能或不能完全自体化，导致愈合不良或移植失败，医生会根据具体情况采取必要的治疗措施，比如取出生物材料。
　　（7）有时牙周手术无法成功兼顾保存牙齿功能和美观。如术后牙龈退缩（感觉牙齿变长、牙间隙宽）、牙龈形态不佳及牙本质过敏；必要时若需要二期手术，所产生的费用自理。
　　（8）牙周手术或麻醉药物可能导致并发症：例如局部疼痛或耳、颈和头部的牵涉痛感染、水肿、出血、淤青、牙损伤或牙髓失活、邻近的软组织损伤、暂时或永久的上腭、唇、舌、下颌或牙龈的麻木及颞下颌关节功能的紊乱。
　　4.若患者有不稳定的高血压病、心脏病，以及糖尿病、肝肾功能不全、静脉血栓等疾病，或有吸烟史、精神异常、瘢痕增生、出血倾向、传染病、严重感染等疾病，可能会加大手术风险，例如在术中或术后病情加重或发生心脑血管意外甚至死亡；或在月经期、妊娠期、哺乳期应谨慎选择牙周手术。

患者知情同意：
　　1.我的医生已告知我将要进行的手术过程，并且解答了我关于此次手术的相关问题，理解此次手术的必要性和术后可能发生的并发症和风险。
　　2.我并未得到手术操作百分之百成功的许诺；我同意医生在操作中可以根据我的病情对预定的操作方式作出调整。
　　3.我理解我的操作需要多位医生共同完成；同意医生在治疗过程中照相、录像以及收集各种有关资料进行学术交流和研究，但不公开身份。
　　4.我授权医师对取出的组织或标本进行处置，包括病理学检查、细胞学检查、医疗废物处理等。
　　5.我同意在手术中植入生物材料及/或自体细胞。
　　6.医生已向我详细介绍整个治疗过程所需的时间和费用，我认为是合理的医疗服务费，可以接受。
　　7.我已如实告知医师我的全身健康状况。
　　8.我遵守医嘱（含口头医嘱），若出现异常情况，立即通知或到医院复诊，以便得到及时处理。
　　　　　　　　　　　　患者签名/授权亲属签名：＿＿＿＿＿＿＿＿　　签名日期：＿＿＿＿＿＿＿＿

医生陈述：
　　我已告知患者将要进行的治疗方式，此次治疗及治疗后可能发生的并发症和风险，可能存在的其他治疗方法，并且解答了患者关于此次治疗的相关问题。
　　　　　　　　　　　　　　　　　　　　　　医生签名：＿＿＿＿＿＿＿＿　　签名日期：＿＿＿＿＿＿＿＿